跟名师学临床 系列丛书

徐宜厚

徐宜厚 著

中国医药科技出版社

内 容 提 要

本书系徐宜厚老中医几十年临床之皮肤病经验概要，突出反映了徐氏在皮肤病方面的独到诊疗经验，其辨治方法细致精当，处方用药独具匠心，临证每收良效。全书内容丰富，言简意赅，可直接指导临床，适合广大中医临床工作者参考阅读。

图书在版编目（CIP）数据

徐宜厚 / 徐宜厚著 . –2 版 . 一北京：中国医药科技出版社，2013.1（2025.3重印）
（跟名师学临床系列丛书）
ISBN 978 –7 –5067 –5726 –3

Ⅰ . ①徐…　Ⅱ . ①徐…　Ⅲ . ①中医学 – 临床医学 – 经验 – 中国 – 现代
Ⅳ . ① R249.7

中国版本图书馆 CIP 数据核字（2012）第 257285 号

美术编辑　陈君杞
版式设计　郭小平

出版　中国医药科技出版社
地址　北京市海淀区文慧园北路甲 22 号邮编 100082
电话　发行：010–62227427　　邮购：010–62236938
网址　www.cmstp.com
规格　710 × 1020 mm¹/₁₆
印张　15½
字数　304 千字
初版　1998 年 1 月第 1 版
版次　2013 年 1 月第 2 版
印次　2025 年 3 月第 2 版第 2 次印刷
印刷　河北环京美印刷有限公司
经销　全国各地新华书店
书号　ISBN 978-7-5067-5726-3
定价　**52.00 元**

本社图书如存在印装质量问题请与本社联系调换

再 版 前 言

　　中医药是我国的国粹之一，也是我国最具世界影响的文化标志，为人类的健康保健做出了卓越的贡献，其主要特点是讲究经验与传承。但随着岁月的流逝，名老中医的医学经验正面临失传的危险。1996 年 7 月，人事部、卫生部、国家中医药管理局联合印发了《全国老中医专家学术经验继承工作管理办法》，决定"九五"期间在全国开展老中医药专家学术经验继承工作。随后，各地也纷纷出台了相应的老中医学术经验继承和保护计划。为配合此项工作，我社于1998 年推出了《全国著名老中医临床经验丛书》。

　　本套丛书选取了邓铁涛、周仲瑛、焦树德、何任、张琪等国家第一批名老中医中的 30 余人，由其本人或亲传弟子收集整理他们在临床各科病证方面的独到辨治经验，尤其是立法、处方、用药经验；突出反映了这些著名老中医在中医药临床方面的精深造诣。丛书一经推出，便受到了广大读者的喜爱，并于 2001 年获得了第十届全国优秀科技图书奖三等奖。

　　此后十余年间，读者对本套丛书的关注有增无减，尤其近几年，中医药热如火如茶，读者的询问更是日益增多。有鉴于此，我们决定再版本套丛书。首批精选了 13 种反响最大的著作，在尽量保持原作风貌的基础上进行修订，并根据丛书特点，更名为《跟名师学临床系列丛书》。于此春暖花开之际推出，以飨读者。

中国医药科技出版社

2010 年 5 月

目　录

守拙杂谈

目

录

医学论述

滋阴十法在皮肤科的临床应用

滋阴疗法是指生津增液、补血、滋填精髓的治疗方法。在以往医论中，从内科杂病、温热病方面阐述较多，然而，许多皮肤病的发生、发展与阴虚、血亏、精乏有关。《证治准绳·疡医》中有："疮疡之作，皆由膏粱厚味、醇酒、炙煿，房劳过度，七情郁火，阴虚阳凑，精虚气竭，命门火衰，不能生土，荣卫虚弱，外邪所袭，气血受损而为患。"《疡科心得集》亦有："邪之所凑，其气必虚。阴虚者，邪必凑之。"《外科证治全书》在论述"白疕"时，不仅描述典型的临床证候，而且指明发病原因与治疗大法："多患于血虚体瘦之人，生血润肤饮主之；用猪脂搽之。"综观上述文献说明，阴、血、精、液的虚损确为许多皮肤病的主要病因之一。因此，滋阴法乃是治疗皮肤病必不可少的重要法则。现结合不同种类皮肤病，分别施予滋阴十法。

一、滋阴宣解法

六淫外邪侵犯人体，皮毛首当其冲，特别是风、暑、燥、火皆为阳邪，更易伤津耗液。吴鞠通说："热之所过，其阴必伤。"凡是素体阴虚，阳邪客于肌腠，尚未波及营血阶段均可投以本法。主症：突然发生大小不等的红色风团，遍布全身，或如地图，或如点滴，偶见眼睑或口唇宣浮肿胀；自觉灼热刺痒，发热，轻微咳嗽，咽干喉痛，口干喜饮，脉浮数重按无力，舌质红苔少或光苔或苔花剥。常见病：急性荨麻疹、急性点滴状银屑病、中毒性红斑、酒性红斑、风疹、传染性红斑、颜面丹毒等。代表方剂：银翘散去豆豉，加丹皮、生地、大青叶，倍玄参方加减。药用：银花、连翘、桔梗、荆芥、防风、炒牛蒡子、大青叶、生地、玄参、丹皮、绿豆衣、赤芍、甘草。

二、滋阴清气法

《温病条辨》有曰："热之炽甚，津液立见消亡，则非白虎不可。"可见凡邪热客于气分，并有向营血波及倾向的气血两燔阶段可用本法施治。主症：周身或某一部位发生大片弥漫性红斑，手压则红晕呈暂时性消退，或在红斑上迅即出现针帽大小的丘疹、丘疱疹和血疱等；伴有壮热，烦渴，食少，全身乏力，小便短赤，大便秘结；脉洪大有力，舌质红微绛，苔黄微干。常见病：麻疹样与猩红热样药疹、夏季皮炎、光毒皮炎、植物－日光皮炎、离心性环状红斑、系统性红斑狼疮（活动期）、红皮病（初期）等。代表方剂：化斑汤加减。药用：生石膏、寒水石、知母、生地、麦冬、沙参（西洋参）、紫草、红花、凌霄花、炒槐花、山药。偏于毒热损心加犀角（现均重用水牛角代替）；偏于毒热损肝加羚羊角。

三、滋阴凉血法

《血证论》曰："血由火生，补血而不清火，则火终亢而不能生血，故滋血必用清火诸药。"凡邪热波及血分，致使血热沸腾，逼迫血溢于肤之症，惟以甘寒滋其阴，火伏则血宁。主症：四肢常能成批出现大小不一的红斑、针帽状紫癜；或者对称性发生丘疹、风团、水疱、血疱等皮损，严重时还会累及黏膜；兼有轻重不等的发热、关节痛，周身困倦乏力，或见咯血、咳血、便血、衄血等；脉细数，舌质红绛苔少。常见病：猩红热红斑、漆性皮炎、变应性亚败血症红斑、多形红斑、过敏性紫癜等。代表方剂：凉血地黄汤加减。药用：生地、黄连、炒山栀、玄参、黄芩、甘草、炒丹皮、赤小豆、白薇、炒白芍、寒水石。

四、滋阴除湿法

湿邪有内因、外因之不同，然其内湿之生，皆由元气虚弱，故适用于阴虚生湿阶段，是因"壮水补阴，则真水运行而邪湿必无所容"之故。主症：皮肤上除常见的多形性皮疹外，还能见到浸淫流水，遍布全身，甚则迁延日久难愈；或者经常反复，使之皮肤肥厚，状如苔藓；自觉剧痒不适，伴有低热、烦渴，手足心热，小便短少，午后上述诸症有明显加重的趋向，脉濡细数，舌质红苔少或无苔。常见病：湿疹、遗传过敏性皮炎、阴囊湿疹等。代表方剂：滋阴除湿汤加减。药用：生地、炒白芍、当归、玉竹、炒丹皮、茯苓、泽泻、赤小豆、沙参、黄柏、石斛、泽兰等。

五、滋阴润肤法

燥邪伤人，变证多端。"燥于外，则皮肤皲揭；燥于内，则精血枯涸；燥于上，则咽鼻干燥；燥于下，则便溺闭结"。故凡是阳实阴虚，精血衰耗所致的皮肤病咸宜适用。主症：皮肤干燥多屑，甚则粗糙，皲裂；毛发枯槁焦黄，失去润泽；眼口鼻以及外阴等孔窍干涩；自觉瘙痒，入夜尤重。兼有咽干唇燥，心烦易怒，小便短黄，脉弦细数，舌质红少津或有裂纹，苔少或无苔。常见病：老年性瘙痒病、毛发红糠疹、鱼鳞病、干燥综合征等。代表方剂：滋燥养荣汤加减。药用：熟地、生地、炒白芍、当归、甘草等。燥在外加天冬、麦冬、沙参、玉竹、五味子；燥在内加枸杞、首乌、山药、苁蓉、鹿角胶；燥在上加玄参、麦冬、天花粉；燥在下加桃仁、郁李仁、火麻仁等。此外，人乳、牛乳、梨汁、蔗汁等甘柔濡润之品，时时服用，更有利于生津润燥，促使机体的康复。

六、滋阴通络法

又称甘寒通络法。人之体质有阴、有阳、有平。然其素为阴虚之体，复被六淫外邪所袭，或从热化，或过服辛热之药，皆能损伤阴气。阴气少，阳气多，病气胜，阳乘阴，故经络痞塞而化生内热。治宜滋阴通络。主症：在皮里膜外常能扪及大小不等的结节或肿块，色泽淡红或暗红，或者肤色鲜红，有的痛不能忍，手难接近，得凉痛减，遇热痛增，严重时痛如刀割；有的酸痛相兼。若日久不解，蕴化毒热，毒蚀蛀肉而成溃疡、坏死。伴有低热、五心烦热、口干喜饮，周身乏力，夜寐欠安。脉细数或沉涩，舌质红暗或挟瘀点，苔薄黄或少苔。常见病：红斑性肢痛症、皮肤变应性血管炎、硬红斑、结节性多动脉炎等。代表方剂：凉血五根汤加减。药用：茜草根、栝楼根、板蓝根、白茅根、生地、丝瓜络、海桐皮、忍冬藤、白薇、玄参、川牛膝、炒丹皮等。

七、滋阴降火法

火之为病，其害甚大，其变迅速，其势甚显，其气甚暴。然实火为病者，十不过三四；虚火为患者，十常有六。因而滋阴降火是应用广泛的重要法则之一。主症：口唇、外阴等处反复发生糜烂或溃疡；兼有双目发赤或干涩，口苦，心烦失眠，声音嘶哑，自觉燥痒不适，脉细数，舌质红苔花剥或少苔。常见病：白塞综合征、复发性口疮、黏膜扁平苔藓、皮肌炎（亚急性期）、亚急性系统红斑狼疮等。代表方剂：滋阴降火汤加减。药用：生地、熟地、当归、炒白芍、天冬、麦冬、炒白术、知母、黄柏、生甘草、玄参、炒丹皮等。

八、滋阴平肝法

肝主藏血。血燥则肝急，肝血不足，肾气不荣，筋失濡养，肤表则疣赘丛生。主症：在颜面、手背和足跗等处，发生形如针帽至黄豆大，乃至樱桃大的斑丘疹，或扁平丘疹，有的表面光滑，有的粗糙，拨之丝状物，状如莲蓬；或在肛门四周发现多少不一、状如菜花样的疣赘，色泽灰白乌晦；或在颜面出现暗褐色角质增殖，伴有面部烘热，皮肤燥痒，心烦易怒，咽燥口干，脉弦数，舌质红苔黄微干。常见病：扁平疣、寻常疣、老年角化病、尖锐湿疣、血管角化瘤等。代表方剂：化疣软坚汤加减。药用：生龙骨、生牡蛎、代赭石、生薏苡仁、玄参、茯苓、当归、赤白芍、柴胡、焦山栀、生地、首乌、炒白术等。

九、滋阴熄风法

邪热久羁不解，累及肝肾，灼伤癸水，致使真阴欲竭，虚风内旋，出现邪少虚多的证候。急予填补真阴而静虚风的方药。主症：壮热不退，面赤，双目上视或斜视；烦躁不安，筋惕肉晦，或手足蠕动与抽搐，交替出现，进而神疲无力，表情淡漠，昏睡不醒，时有欲脱之兆。脉虚弱，舌质红绛少苔或无苔。常见病：系统性红斑狼疮（脑病期）、大疱性表皮松解萎缩坏死型药疹、白塞综合征（精神症状）、天疱疮（后期）等。代表方剂：大定风珠加减。药用：生白芍、阿胶、生龟板、生地、五味子、生牡蛎、麦冬、羚羊角、茯神、高丽参、炒丹皮、鳖甲、钩藤。

十、滋阴补肾法

凡肾阴不足，精不化血，以致肾之外华的毛发缺乏营养来源，因此，从毛发的生长荣枯，可以窥测肾气的盛衰。主症：中老年人头发花白，焦枯而不润泽，头部或眉部可见进行性斑块状毛发脱落，或有灰白色细小鳞屑，犹如麸皮，日久头发也逐渐稀疏脱落。伴有头晕眼花，失眠健忘，腰膝酸软，神疲乏力。脉细弱，舌质红苔少。常见病：虚性斑秃、白发、皮脂缺乏症、干性皮脂溢出等。代表方剂：七宝美髯丹加减。药用：首乌、茯苓、怀牛膝、当归、枸杞、菟丝子、生地、枣皮、女贞子、旱莲草、桑椹子等。

十一、讨论

滋阴法创于仲景，扬于丹溪，发挥于天士。叶天士在《临证指南医案》一书中，提出与皮肤病关系密切的基本原则："九窍不和，都属胃病，阳土喜柔，偏恶刚燥。"在皮肤病的滋阴诸法中，最重要的莫过于脾胃之阴。如病在阳明的斑；在太阴的丘疹、水疱、渗出、糜烂；在少阴的发枯、肤燥等无不与脾胃之阴的生化有关。因此，只要胃能柔润，脾能升降，中州健运，在外能御六淫之邪的侵袭；在内有利于脏腑功能的协调。更何况土生金，金生水，肾气自足，气血中和，机体自能康复。

滋阴法在皮肤科的临床运用，往往是寓于汗、下、和、清、补五法之中，从而达到既治本又顾标，标本兼治的目的。但滋阴药品以甘寒、咸寒居多，性偏滋腻，故凡是木火体质，病程较长以及各种阴、精、血、液匮乏之类所致的皮肤病，均可应用。然湿热之证，则非所宜，否则有恋滞病邪，胶着难解之咎。

滋阴并不排除扶阳，要善于处理阴阳相引的关系。一般而论，新发——病位在表、在阳或半表半里的皮肤病，阴药与阳药之比为6：4，选用辛味气薄的阳药为宜，如防风、荆芥、藿香、佩兰、羌活、炒牛蒡子等。久病——病位在里、在阴的皮肤病，阴药与阳药之比为7：3，选用辛热味纯的阳药为佳，如制附片、肉桂、仙茅、仙灵脾等。如果不懂得阴阳相抱，阴阳生化之理，言滋阴，只知用一派甘寒、咸寒柔润之品；言扶阳，单纯用大量辛热刚燥之品，其结果必然是"阳遇阳，则为焦枯；阴遇阴，则为寂灭"。

皮肤病用药述要

高锦庭在《疡科临证心得集》里说："夫外疡之发也，不外乎阴阳、寒热、表里、虚实、气血、标本，与内证异流而同源者也。其始或由六淫之气所感，或内被七情所伤。"高氏之论，可谓是业疡医者必须牢记的第一要义。笔者在近40年的临床实践中，深感外疡用药既有与内证相同的一面，更有别于内证又颇具特色的另一面。

一、审因用药

皮肤病的致病因素主要包括六淫、七情、饮食不节诸方面。精细审因，往往是辨证准确的先导，能为立法遣药提供可靠的依据。

审因用药，首先要分辨致病因素的阴阳属性，如六淫之中，风、暑、燥、火属阳；寒、湿属阴。前者病位多在肤腠，宜疏、宜凉、宜透；后者病位或在经络，或在脏腑，宜温、宜化。如因风而致瘙痒，偏于热者，选用浮萍、薄荷、防风、牛蒡子；偏于寒者，选用麻黄、桂枝、威灵仙、白芷等。因湿而致瘙痒，依据受邪的浅深，可分三个层次用药：一是芳香化湿，如藿香、佩兰、砂仁等，适用于初病，渗出液不多，痒感不重，小儿和老年患者；二是辛温散湿，如苍术、海桐皮、赤石脂等，适用于潜在性丘疱疹居多，剧痒难忍，病在肌腠者；三是淡渗利湿，如茯苓、泽泻、滑石等，适用于湿邪下趋，病位在阴部或下肢等处。此外，还要掌握变法，如滋阴除湿、燥湿同治、散风驱湿等。由此可见，同一种瘙痒证，因病因不同而用药殊异。

七情致病重点在肝、心、脾三脏。选方遣药，既要照顾本脏的特性，又要舒达情思。病在肝时，选用合欢皮、百合、夜交藤等条达安神；病在心时，选用莲子心、柏子仁、琥珀等清心镇静；病在脾时，选用山药、玉竹、人参、玫瑰花等扶脾理气，以达到肝舒、心清、脾润的目的。

饮食不节主要指暴食鱼、虾、蟹之类动风之物，酿致食毒而发斑或肤痒，治疗时除用消食导滞之品外，适时加入专药，效验更佳。如偏于解鱼毒，选用苏叶、陈皮、蒲公英；偏于解肉毒，选用鸡内金、蒲公英、山楂；偏于解蟹毒，选用乌药等。

二、脏腑用药

五脏以守为补，六腑以通为补，乃至理名言。在临证过程中，尤要细审脏腑相通的内在联系。也就是说，同一疾病在其演变的过程中，既要思考由脏及腑，又要想到由腑及脏的传变规律，然后审时揆度，遣药组方。如肺风粉刺，初期仅见炎性丘疹、丘疱疹和皮肤油腻，责于肺经风热居多，可选轻宣之品，枇杷叶、桑白皮、黄芩、焦山栀均为常用药；略久则脓疱出现或增多，皮肤焮红明显，此阶段表明热化为毒，当选清心之味，如莲子心、连翘、银花、凌霄花等；若见结节、囊肿乃至瘢痕重证，毒热与痰瘀互结，更应加入化瘀散结之类，如浙贝母、桃仁、甲珠、皂角刺等。应注意的是：在治疗过程中，要重视肺与大肠互为表里的内在联系，不论在哪一阶段均可加入通畅肠腑的药物，如酒制大黄、紫菀、杏仁、桔梗等，使之从下而通泻，有效地控制腑热上壅，这样更有利于皮疹的消退，促进病情向愈。

三、经络用药

经络各从脏腑而发，直行上下者谓之经，斜行左右者名为络；奇经则各施前后上下的阴阳气血，不主一脏一腑，故以奇字称之，以区别于经气之常升、络气之常降的特点。古今医籍对经络用药论之较多，惟独对奇经用药阐述甚少。笔者从临证中观察到，治疗疑难性皮肤病，只要遵循奇经八脉理论用药，效验往往迅捷。如成人硬肿病，病变区域集中在肩背部位，常规用药多数从膀胱经考虑，效验甚微，若加入督脉经药，如鹿角片、制附子、肉桂、羌独活、山萸肉等，配以散寒通络之品，如炙麻黄、桂枝、路路通、丹参、甲珠、细辛、黄芪等，可直通督脉、振奋阳气、驱散阴寒，其症霍然。有鉴如此，笔者依据叶天士《临证指南医案》和《得配本草·奇经药考》两书，将奇经八脉用药归纳整理如下。

1. **督脉药** 多系通阳刚药，如鹿茸、鹿角胶、鹿角霜、附子、肉桂、干姜、川椒、桂枝、细辛、藁本、锁阳、菟丝子、山萸肉、巴戟天、肉苁蓉及牛、羊、猪脊髓等。

2. **任脉药** 多为血肉填阴药，如龟板、鳖甲、阿胶、鱼胶、淡菜、知母、黄柏、玄参、熟地、紫河车、紫石英、何首乌、人乳、柏子仁、艾叶等。

3. **冲脉药** 多以利气通络药为主，如元胡、川楝子、香附、郁金、降香、茺蔚子、乌药、青皮、吴茱萸、小茴香、桃仁、当归等。

4. **带脉药** 多为固摄下元药，如五味子、山药、湘莲肉、芡实、金樱子、覆盆子、桑螵蛸、当归、白芍、川续断、龙骨、升麻、艾叶、甘草等。

5. **二跷药** 既有升阳，又有养阴，还有祛风湿、强筋骨之类，升阳有麻黄、防风、苍术、炙甘草；养阴有知母、黄柏、酸枣仁；祛风湿、强筋骨有虎骨、元胡、南星、甲珠、肉桂等。

6. **二维药** 阳维脉起于诸阳之会，由外踝上行于卫分。阴维脉起于诸阴之交，由内踝上行于营分，主一身之纲维。常用药有：桂枝、白芍、甘草、生姜、大枣、人参、白术、黄芪、金铃子、元胡、蒲黄、五灵脂、熟地、乳香、没药、姜黄、川芎等。

四、皮损用药

皮肤病的辨证治疗，常以皮肤损害的形态、颜色和分布的区域为客观依据，医者应十分重视辨识皮损的特征。如丘疹为主时，不论病发新久，皆从肺治，宜轻宣疏散，常用花类药物，如杭菊花、金银花、野菊花、绿萼梅、槐花、厚朴花、红花、款冬花、白残花、凌霄花、月季花、玫瑰花、鸡冠花、辛夷花、荷花、白扁花等。这是因为花类药质地轻扬，大多能升能浮，能宣能透，具有轻而扬之的功效；以斑为主时，当辨别颜色而施治。白斑为气血违和，治宜从肝，法拟疏达，药用柴胡、当归、川楝子、乌药。红斑为营热燔灼，治宜从胃，法拟清营，药用生石膏、紫草、知母、白茅根。紫斑为火毒炽盛。治宜从心，法拟化斑，药用犀牛角（水牛角代）、绿豆衣、生地、炒丹皮、银花炭。黑斑为肾亏本色外露，治宜从肾，法拟温肾，药用制附子、肉桂、菟丝子、巴戟天、熟地。脓疱，未溃为毒热，已溃为毒湿。前者从心，宜解毒，药用野菊花、蒲公英、紫花地丁、莲子心；后者从脾，宜化湿，药用白鲜皮、茵陈、生薏苡仁、赤小豆。皮损多发于某一区域，用药亦有一定的规律，如皮损在四肢，治在脾，药用苍白术、山药、炒扁豆、茯苓；皮损在躯干，治在肝与脾，药用川楝子、郁金、焦山栀、赤茯苓、陈皮；皮损在二阴，治在肝与肾，药用炒龙胆草、泽泻、柴胡、沉香；皮损在头面，多从风热论治，药用浮萍、蝉蜕、大青叶、玄参等。

五、配对用药

今人张赞臣说："药有个性之特长，方有合群之妙用。妙用者，药物配伍之性能也。"药与药之关系，每因配对不同而作用各异。《本经》早已提出"七情和合"的理论。历代医家在《本经》指导下，结合实践，多有阐发，相继出现了《药鉴》、《得配本草》等以配对为特色的专著。特别是施今墨先生，更是精于配对，给后学留下许多值得借鉴的宝贵经验。笔者在临证中，在先贤的启迪下，特别注意这种寒温并用、表里双解、一阴一阳、一气一血、一脏一腑的药对应用。如皮损以水疱为主者，紫草配茯苓；血疱为主者，紫草配红花。瘙痒限于阴囊者，杜仲配沉香；瘙痒限于女阴者，杜仲配小茴香；皮肤燃热刺痒者，浮萍配生石膏；痒如虫行者，浮萍配白茅根。与此同时，还拟用一厚一薄的赤芍、川芎配对，用治带状疱疹神经痛；一表一里的柴胡、黄芩配对，通治皮肤瘙痒；一阴一阳的苍术、熟地配对，主治掌跖脓疱病；一寒一热的黄连、肉桂配对，治疗口舌生疮；一轻一重的蝉蜕、生石膏配对，治疗夏季皮炎；一开一合的石菖蒲、何首乌配对，治疗圆形斑秃等，皆有效验。

六、专病专药

经过千百年的临床实践，皮肤病的诊疗积累了许多独特有效的专病专药。如《丹溪心法》用凌霄花主治身上虚痒，《本草纲目》用土茯苓主治杨梅疮，《日华子本草》用白芷主治白癜风，《本草衍义补遗》用大枫子主治麻风等。

今人赵炳南教授自拟验方凉血五花汤（红花、鸡冠花、凌霄花、玫瑰花、野菊花）主治玫瑰糠疹；凉血五根汤（白茅根、栝楼根、茜草根、紫草根、板蓝根）主治结节性红斑；多皮饮（地骨皮、五加皮、桑白皮、干姜皮、大腹皮、白鲜皮、丹皮、赤苓皮、冬瓜皮、扁豆皮、川楝皮）主治荨麻疹等。

笔者经过多年摸索与实践，亦有一鳞半爪之得。

1. 三心导赤饮 栀子心、莲子心、连翘心、生地、淡竹叶、木通、赤小豆、黄芩、车前子、车前草、蝉蜕、甘草、灯心，主治婴儿湿疹。方用三心清胎热，除胎毒，配生地、车前、竹叶、赤小豆甘寒淡渗又不伤正；少佐木通、黄芩既上清肺热，又下予导赤；蝉蜕轻宣，引药达表，热清表解，其痒自平。

2. 变通泻黄散 藿香、佩兰、防风、焦山栀、生石膏、甘草、黄芩、红花、凌霄花、炒槐花、升麻，主治口周皮炎、多腔性湿疹。口为脾窍，唇为脾之外候，口周皮肤病皆与脾火有关，脾胃之火，壅滞中焦，使清阳不升，浊阴不降，用此方一可清泻脾胃伏火；二能治疗口周疾患，酌加花类药物，取其轻清宣透，脾肺之热得清，皮损得愈。

3. 枳术赤豆饮 枳壳、砂仁、益母草、蝉蜕、白术、荆芥、赤小豆、防风、赤芍，治疗丘疹性荨麻疹。方用白术、枳壳、砂仁、赤小豆，取其芳香健胃、扶脾化湿，其治在本；蝉蜕、防风、荆芥皆为气味俱薄、性浮达表之药，以疏散风邪，风去则痒休；佐赤芍、益母草，寓意"治风先治血，血行风自灭"，更助荆防止痒之效。特别是白术、枳壳两味主药，前者，清代黄宫绣赞誉为"脾脏补气第一要药"，后者，《本经》称之"善治皮肤中麻豆苦痒"的佳品，一补一泻，使之正气得扶，邪气得驱，经气宣达，诸症俱平。

湿疹论治十法

湿疹是一种以瘙痒、多形性皮肤损害为主要特征的常见皮肤病。其治法不外乎清热利湿、清脾泻火、清心导湿、散风祛湿、滋阴除湿、温阳抑湿、清肝化湿、散寒燥湿、化瘀渗湿、滋肾柔肝等十法，兹分述如下。

一、清热利湿法

阳盛体质感受外湿，易化热，酿成湿热之症。诸如发病急，病程短，皮肤焮红，状如云片涂丹，略有肿胀，继而发生红色丘疹、丘疱疹、小水疱，呈密集分布，渗液流津，毒染湿烂；自觉瘙痒，或搔破后有轻微疼痛；伴有口渴思饮，心烦易怒，大便秘结，小溲短赤。脉弦、数、洪、大，舌质红，苔黄或黄腻（脓疱性湿疹、间擦性湿疹等）。治宜清热利湿。代表方剂：龙胆泻肝汤加减。处方：炒龙胆草、柴胡、黄连、焦山栀各6g，泽泻、赤茯苓、连翘、生地各12g，炒槐花、银花各10g，绿豆衣、车前草、白茅根各15g，木通3g。

二、清脾泻火法

若恣食甘肥，湿困中焦，郁而化热。湿热浊邪上犯则害五官；外溢则流窜肤表，故症见在口周、眼周、耳廓、鼻窍以及头皮、外阴等处，发生红斑、丘疹、丘疱疹、水疱、渗出津水，糜烂，结有橘黄色痂皮；自觉痒痛相兼，伴有口干且苦，或者口臭烦渴，小便短赤。脉浮、数、大，舌质红，苔少或薄黄（头部湿疹、脂溢性湿疹、耳部湿疹、眼周湿疹等）。治宜清脾泻火。代表方剂：泻黄散加减。处方：藿香、佩兰、茯苓各12g，焦山栀、甘草、黄芩、柴胡各6g，生石膏15～30g，防风、炒白芍、麦冬、炒丹皮、虎杖、茵陈各10g。

三、清心导湿法

孕妇恣食辛辣炙煿热物，导致心火偏亢，胞中血热移于胎儿，胎儿娩出后复遭风湿之邪，遂成胎癥疮。在婴儿的头顶、眉端，严重时还会波及躯干、四肢，发生红斑、白色鳞屑，形如癣疥（干胎癥），或生丘疹、丘疱疹，黄水浸淫，糜烂，结痂（湿胎癥），瘙痒无度，啼吵不安，溺黄短少（婴儿湿疹）。治宜清心导湿。代表方剂：三心导赤散。处方：连翘心、玄参各6g，山栀心3g，莲子心3～6g，生地4～5g，车前草、车前子各10g，灯心3扎，甘草梢、蝉蜕各3g。

四、散风祛湿法

湿阻上焦，郁于肺卫，肺失宣降，致使湿邪流于肤腠。皮疹可发生于身体各处，但以面颊、四肢常见；其皮疹为疏散或密集性丘疹，干燥脱皮，状如糠秕，在寒冷、干燥、多风的气候条件下，可使症状明显加重或诱发；自觉燥痒不适，伴有口干唇燥，咽痒，目赤，大便秘结。脉洪、数、浮，舌质红，苔少或苔微干（干燥性湿疹、痒疹性湿疹等）。治宜散风祛湿。代表方剂：消风散加减。处方：荆芥、苦参、知母、苍术、羌活、蝉蜕各 6g，防风、炒牛蒡子、生地、胡麻、茯苓、生石膏各 10g，威灵仙 4.5g，当归 12g。

五、滋阴除湿法

凡脾湿肺燥之人，不论是湿从外感，或者是湿从内生，均能致使机体内的阴中之火，易于外达肌肤。古人将此症归纳为燥极似湿，湿极似燥，即燥湿同形同病。表现在皮肤上有的是原患湿疹，日久不愈，利湿药用之越多，渗出糜烂越重；或者原患疮疡溃烂，在其边缘皮肤上发生红色丘疹，渗出并结脓性痂皮，严重时还会遍布全身，浸淫流水，迁延日久难愈，自觉剧痒，伴有低热，烦渴，手足心热，小便短少，午后病情加重，脉细数，舌质红，苔少或无苔（传染性湿疹样皮炎、自身敏感性湿疹等）。治宜滋阴除湿。代表方剂：滋阴除湿汤加减。处方：生地 15～30g，炒白芍、当归、玉竹、炒丹皮各 10g，茯苓皮、贝母、泽泻、地骨皮各 12g，苦参、蝉蜕、柴胡、黄芩、川芎各 6g。

六、温阳抑湿法

脾阳不运，湿滞中焦，外达皮表而生湿疡，表现在皮肤上皮疹局限某一区域，外观肥厚；手足掌蹠皮肤干燥，脱屑，甚则角化过度，发生皲裂。伴有面色㿠白，小便清白，食少，气短乏力；偶见顽固性口腔溃疡或者女性患者阴道的干皱，脉沉、细、微，舌质淡红，苔少或光滑（营养缺乏性湿疹、手部湿疹等）。治宜温阳抑湿。代表方剂：十味人参散加减。处方：党（人）参、土炒白术、茯苓、姜半夏、炒白芍各 10g，柴胡、甘草各 6g，厚朴、陈皮、桂枝各 4.5g，干姜 3g，大枣 7 枚。

七、清肝化湿法

肝火偏亢必侮脾土，致肝经阴虚湿热，故在肝、脾两经循行的区域，如乳头、脐窝、阴囊、女阴等处，发生红斑、丘疹、丘疱疹，少量渗液，结有橘黄色痂皮；自觉瘙痒；伴有口苦咽干，头晕目眩，小便短黄，烦躁易怒，脉弦数，舌质红，苔薄黄或干黄（乳头湿疹、脐窝湿疹、女阴湿疹、阴囊湿疹）。治宜清肝化湿。代表方剂：丹栀逍遥散加减。处方：醋柴胡、炒丹皮、焦山栀、甘草、黄芩各 6g，当归、赤白芍、生地、茯苓、连翘、土炒白术、党参各 10g。

八、散寒燥湿法

湿之为病，感之于寒，为寒所郁，寒湿伤及皮肉则为顽湿，症见病程日久不愈，皮疹增厚、浸润，色棕红或灰褐色，表面粗糙，覆盖少许糠秕状鳞屑；或因搔破而结痂，部分呈苔癣样变。脉濡、沉、细，舌质淡红、苔白或白微腻（钱币状湿疹、股部湿疹、肛门湿疹、阴囊湿疹）。治宜散寒燥湿。代表方剂：升阳除湿防风汤加减。处方：苍术、乌药、防风各12g，茯苓、土炒白术、当归、炒白芍、姜半夏、小茴香各10g，吴茱萸、川芎、青皮各6g。

九、化瘀渗湿法

湿伤气血则经血不畅，积于体表、经络，则为疮痍。通常是原患下肢静脉曲张处，发生瘀滞性紫斑，日久引起湿疹样改变；伴有下肢溃疡，皮肤乌黑、肥厚、苔癣状外观，病情时好时坏，缠绵数年、数十年难以痊愈，脉沉涩，舌质暗红，苔薄白或少苔（小腿湿疹、瘀滞性湿疹——皮炎）。治宜化瘀渗湿。代表方剂：桃仁承气饮子加减。处方：桃仁、炒枳实、苏木、柴胡、桂枝各6g，青皮、赤白芍、当归、酒大黄各10g，汉防己、泽泻、丹参各12g，赤小豆15～30g。

十、滋肾柔肝法

《折肱漫录》说："脾胃湿热盛，则克肾水。"在皮肤病中，湿邪化燥，耗精伤液可致肝肾阴虚。症见皮疹泛发全身，其中以肘窝、腘窝最为明显；有的呈局限性肥厚与轻度糜烂渗出，交替出现；有的扁平丘疹，高出皮表，常因剧烈发痒而搔抓，使之皮肤干燥而似皮革，纹理加深，肤色暗红，脉细数，舌质红或微绛，苔少或无苔（遗传过敏性皮炎——成人期）。治宜滋肾柔肝。代表方剂：十六味地黄饮子加减。处方：首乌、熟地、钩藤（后下）各12g，当归、炒白芍、茯苓、炒丹皮、枸杞子、泽泻、地骨皮、炒杜仲、川续断、枣仁各10g，山药、生薏苡仁各15g。

脱疽辨治十法

脱疽病名出自《刘涓子鬼遗方》，又名脱骨疽、脱骨丁、十指零落等。它包括西医学的血栓闭塞性脉管炎、糖尿病性坏疽、外伤感染性坏疽以及老年动脉硬化性坏疽等，其辨治主要有以下十法。

一、散寒通痹法

《外科医镜》说，脱疽之原因"多由跣足在冰雪地上行走，致气血为冰气凝结而成"。可见，寒邪外袭，阻塞经络，血脉痹阻不通，是本病初期阶段的主要因素。主症：患肢麻木冰冷，趾端苍白，甚则晦黯，足背跌阳脉搏动微弱，面色㿠白少华，喜暖怕冷。舌质淡红、苔薄白，脉沉细弱。治宜散寒通痹法，方用独活寄生汤加减：桂枝、川芎、秦艽各 6g，细辛 3g，独活、牛膝各 10g，当归、金毛狗脊、路路通各 15g，黄芪、杜仲、鸡血藤各 12g。寒重者，酌加干姜、制附子、制川乌等。

二、行气活血法

气郁则血流不利，气滞血瘀，肢端得不到气血的温煦与濡养而发为本病。主症：患肢不温，乃至麻木，腓肠肌酸强不适，时呈阵发性疼痛，进而出现间隙性跛行，趾尖青紫，爪甲变厚变脆，并在爪下反复出现瘀点或瘀斑。舌质黯红、苔薄白，脉细涩。治宜行气活血法，方用桃红四物汤加减：桃仁、桂枝、红花、地龙、甲珠各 6g，赤芍、白芍、当归、青皮、陈皮、海桐皮、川牛膝、广木香各 10g，丹参 15g。阵发性刺痛者，酌加元胡、制乳没等；或以蜈蚣 2 条，全蝎 3g，研末分 3 次兑汤冲服或将物研细末装入胶囊内服，一日 3 次，一次 3 粒。

三、化湿通络法

《外科启玄》说："足之大趾、次趾，或足溃而复脱。故名脱疽，是脾积湿毒下注而然。"湿邪为害，既有外湿（包括雨、露、潮湿之类），又有内湿（包括膏粱厚味之类），皆能伤脾聚湿，湿邪下趋阻络，郁久酿热，阻滞经脉而成本病。主症：趾端肿胀黯红。时有潮红灼热，时又冰冷如在水中，足蹠潮湿多汗，行动有沉滞重浊感。身倦困重，纳呆口苦，舌质胖淡有齿痕，苔黄或腻，脉濡数。治宜化湿通络法，方用五神汤加减：当归、汉防己、络石藤、赤芍、木瓜各 10g，茯苓、薏苡仁、川牛膝、忍冬藤各 15g，马鞭草、车前子各 15g。偏热者，加连翘、胡黄连、蒲公英；偏寒者，加苍白术、海桐皮、青皮、广木香等。

四、清热解毒法

寒湿诸邪，久瘀经络不解，遂致化毒，毒蚀肌肤则化腐酿脓。诚如《洞天奥旨》所说："火毒聚于处，脱疽乃生。"主症：足趾红肿如煮熟之红枣，自觉痛如火燎，昼轻夜重，严重时彻夜不能入寐，进而在皮肤上出现水疱，脓腐难以脱落。多数伴有全身火毒炽盛的症状，如发热，口渴，尿赤便秘。舌质红，苔薄黄，脉弦数。治宜清热解毒法，方用顾步汤加减：银花 30g，紫花地丁、野菊花各 12g，蒲公英、丹参、当归各 15g，连翘、牛膝、浙贝母、玄参、赤芍各 10g，皂角刺、地龙各 6g。局部红肿剧痛，甚则彻夜不眠者，加服犀黄丸。

五、托里排毒法

气血周流全身，循环不息。然趾指末尖端，往往气血难达。最虚之地，便是容邪之处。气血不足，不能托毒外泄，毒热内盛，腐蚀皮肉筋骨。主症：患趾局部浸润性蔓延，甚则五趾相传，疮面晦黯，溃破腐烂，脓水稀薄，或脓腐固定难脱，疼痛异常，常常弯腰抱足，呻吟不已。发热口渴，神倦乏力，懒言食少。舌质红，苔薄黄，脉虚细数。治宜托里排毒法，方用托里消毒散加减：金银花、黄芪各15g，川芎、牛膝各6g，白芍、赤芍、党参、茯苓、白薇、连翘各10g，紫花地丁、浙贝母、生地黄各12g。

六、滋阴解毒法

《外科正宗》说："夫脱疽者，外腐而内坏也。此因平素膏粱厚味，……丹石补药，消灼肾水，房劳过度，气竭精伤。"导致阴虚火旺，毒从内生，循经络而横溢四末而成。此类脱疽可能与西医学的糖尿病性坏疽、栓塞性硬化坏疽等症相类似。主症：患趾消瘦、干枯、肤色紫红或晦黯，呈干性焦黑坏死，持续性剧痛，呻吟不已，午后更是明显加重。低热缠绵不解，口苦咽干，面容憔悴。舌质红，少苔或无苔，脉细数。治宜滋阴解毒法，方用知柏地黄汤加减：炒知母、炒丹皮各6g，紫花地丁、枣皮各12g，山药、南沙参、北沙参、银花、石斛各15g，玄参、黄柏、生地、野菊花、天花粉、赤芍、天冬、麦冬各10g。糖尿病者，酌加黄芪、乌梅；疮面焦黑干枯难脱者，酌加甲珠、补骨脂。

七、扶正生肌法

《马培之外科医案》说：脱疽"始则足趾木冷，继现红紫之色，足背肿热，足趾仍冷，皮肉筋骨俱死，节缝渐次裂开，污水渗流，筋断肉离而脱"。气血亏虚，毒盛于内，横窜四末，化腐成脓。脓乃气血所化生，脓毒外泄，元气大亏，致使疮面久溃不敛。主症：患肢肌肉萎缩，趾端创面坏死，脓水清稀，或干枯而毫无红活润泽之兆，日久不愈，伴面黄消瘦，心悸气短，身倦懒言。舌质淡红，苔少，脉虚细。治宜补正生肌法，方用八珍汤加减：党参、白芍、白蔹、茯苓、白术各10g，黄芪、金银花、当归各15g，熟地12g，川芎6g。兼肾阳虚者，加鹿角片、肉桂；肾阴虚者，酌加黄柏、龟胶；黑腐不脱者，酌加甲珠、皂角刺；脾虚者，加砂仁、山药、鸡内金等。

八、补益脱骨法

热毒聚于四末，蚀骨腐肉，耗伤气血，元气亏虚，不能托毒外出，常有枯骨不脱，疮面难敛之虑。主症：趾端坏死，焦黑干燥，朽骨外露，滋水甚少，难以脱落，舌质淡红、苔少，脉细。治宜补益脱骨法，方用金匮肾气丸化裁：制附子、熟地、补骨脂、枣皮、丹皮、象牙屑（冲服）各10g，肉桂1.5g，茯苓、党参、黄芪各12g，山药、银花各15g，兼肾阳虚者，酌加鹿角胶、肉桂；气虚者，酌加吉林参、冬虫夏草。

九、扶阳通脉法

肾主骨生髓，为人身阳气之根本。血脉的畅通，气血的运行，无不赖于阳气的温通。患趾初敛，肾阳不足。主症：肤色紫红欠温，微痛，足背趺阳脉搏动微弱，兼有头晕，腰膝酸软，双足萎弱无力，或有上半身热，下半身寒的表现。舌质淡红，苔薄白，脉沉细迟。治宜扶阳通脉法，方用当归四逆汤加减：党参、当归、红藤、赤芍、白芍、牛膝各 10g，地黄 15g，桂枝、川芎各 6g，细辛 3g，鹿角片、肉苁蓉、鸡血藤各 12g。平素常服全鹿丸，有利于病情的恢复与巩固。

十、益气养阴法

气血亏虚乃是脱疽整个病程中的重要成因之一，特别是在晚期。脱疽化腐化脓，更能暗耗气血，加之虚火燥伤阴液，所以，脱疽初敛，不仅肾阳不足，而且气血尤多亏虚，故养阴益气法，也是治疗脱疽的重要一环。主症：患肢干瘦，皮肤干燥，初敛创面淡白或淡红，扪之局部皮肤欠温，足背趺阳脉搏动微弱，兼有神疲乏力，口干咽燥，唇焦不润。舌质淡红、苔少津，脉细弱。治宜益气养阴法，方用增液汤加减：黄芪、党参、玄参、白术、麦冬、茯苓各 10g，石斛、天冬、白芍各 12g，五味子 6g，生地黄、鸡血藤各 15g。

疣的内治八法

中医学对疣的论述很多，归纳其要，多与虚损、肝火、风热、瘀滞等有关，笔者结合皮疹形态、部位、病程，治有八法，简介如下。

一、清热疏风法

皮疹多数发生在颜面，病程较短，其特点是芝麻至黄豆大小的扁平丘疹，色泽淡红或红，呈散在性分布；自述略有痒感、咽干、鼻燥和轻度咳嗽等症。方用验方大青苡仁汤，处方：生龙骨、生牡蛎、生薏苡仁、马齿苋各 30g，大青叶、防风、白花蛇舌草、当归、赤芍、银花各 10g，川芎、荆芥、升麻各 6g。

二、清肝益荣法

皮疹好发于手背、爪甲边缘处，形态如黄豆至桑椹大小，表面增厚、粗糙，拔之有丝；不慎撞碰则有鲜血溢出，色泽污秽或淡褐。方用清肝益荣汤加减，处方：柴胡 3g，焦山栀、当归、木瓜、茯苓各 6g，川芎、白芍各 4.5g，龙胆草 3.5g，白术、熟地各 10g，炙甘草 1.5g，生姜 3 片。

三、滋补肾水法

病程较长，或者愈后又复发；疣体表面干燥，甚则状如莲蓬，易于破碎，色泽灰暗或深褐，部分患者伴有面色黧黑而不明亮、肢软乏力、不任劳作等兼症。方用变通六味地黄汤，处方：熟地 15g，何首乌、沙苑子、山茱萸、山药各 12g，炒丹皮、茯苓、枸杞子、泽泻各 10g，菟丝子 30g，甲珠、柴胡各 6g。

四、舒肝扶脾法

在趾间（特别是四、五趾间）发生多个疣赘，其疣体在汗液浸泡下呈灰白腐败状，略有恶息气味，数目多少不一；部分伴有低热，腹有结块；女性则有月经不调等兼症。方用归脾汤合逍遥散化裁，处方：白术、茯苓、炙黄芪、当归、党参各10g，生地黄、炒白芍各12g，柴胡、炒丹皮各6g，焦山栀、甘草各3g，赤小豆30g，麦冬12g，五味子4.5g。

五、补中益气法

在肛门周围发生大小不一的疣赘，形如花菜或状如葡萄，严重时还会在腹股沟区域发生形态各异的疣赘；气短乏力，烦躁不安，大便清溏或便血等症。方用补中益气汤加减，处方：炙黄芪、党参、白术、炙甘草各15g，当归、陈皮各3g，柴胡、升麻各1.5g，地黄10g，生薏苡仁30g，白花蛇舌草15g，土贝母12g，生姜3片，大枣7枚。

六、培土生金法

原患扁平疣或寻常疣之类疣赘，曾经用过不恰当的腐蚀药、冷冻；或者口服过燥血消毒之剂，促使疣体外突翻开，状如菌样，或者媺大如瘤，兼有食少难以消化、大便清稀不实、干咳少痰等症。方用五味异功散加减，处方：党参、白术、茯苓、熟地各10g，甘草、五味子、陈皮各6g，天麦冬、沙参、首乌各15g，生薏苡仁、赤小豆各30g。

七、活血软坚法

疣赘主要发生在四肢或指（趾）尖、足前踮等处；疣体表面粗糙干裂，芯丝隐约可见，质地光滑坚实，呈孤立分布，很少相互融合，色泽暗褐，压之痛感颇重。方用桃红四物汤加减，处方：归尾、赤芍、生地、土贝母各12g，川芎、桃仁、红花、山慈姑、甲珠各6g，川牛膝、宣木瓜、乌梅各10g，白花蛇舌草30g。

八、柔肝散结法

患者性情急躁、易怒，在较短的时间里，皮疹不仅泛发多处，而且疣体快速增长，数目显著增多，并有此起彼伏的倾向，色泽暗红，略有痛感；兼有口苦，眩晕，便秘等症候。方用验方柔肝散结汤，处方：紫贝齿、代赭石、石决明各30～45g，何首乌、炒白芍、生地黄各15g，炒丹皮6g，麦冬、浙贝母、当归各12g，石菖蒲、远志、柴胡各10g，天龙1条。

对疣的内治，既要考虑皮疹发生在十二经循行的部位；又要分析皮疹形态、色泽和病程的长短。大凡病变在阳经，淫气客于胆经，多属风热血燥，实证居多；病变在阴经，常因肝热水涸，肾气不荣，精亡痉挛而成，虚证为主。因此，对病程长，皮疹顽固不消除者，应从滋肾、柔肝、扶脾入手，虽然不直接治疣，但能收到事半功倍之效，从而反映中医治病求本的一大特色。

疣的外治十法

疣是一组常见的皮肤病，包括常见的扁平疣、寻常疣、传染性疣、丝状疣、蹠疣、尖锐湿疣。对于上述众多的疣赘疾病，在通常的条件下，采用适当的外治法，就能获得满意的效果。笔者常用以下治疣十法。

一、溻洗法

凡是扁平疣、寻常疣、蹠疣、尖锐湿疣，皮损呈广泛性分布时，皆可采用溻洗法。办法：①香附水洗剂（药用香附30g，木贼草10g，蜂房10g，金毛狗脊15g）；②陈皮水洗剂（陈皮45g，细辛10g，没食子15g）；③疣洗方（马齿苋60g，蜂房9g，白芷9g，蛇床子9g，细辛9g，陈皮15g，苍术15g，苦参15g）。三方任选一方，水煎取汁，反复擦洗疣体10～15分钟，每日2～3次，一般在5～7天内，疣体就会干枯脱落。

二、摩擦法

寻常疣生长在指（趾）的边缘或甲旁时，部分顽固扁平疣难以消失时，可选用之。取新鲜荸荠削去皮，用其白色果肉摩擦疣体，或者取鲜蒲公英茎折断，流出白色浆汁，摩擦疣体，每天2～3次，每次要摩至疣角质软化，微有少量点状渗血为度，2～3天可望治愈。

三、点蚀法

又名腐蚀法。适用于单个发生较大的寻常疣、扁平疣和蹠疣高度在1cm左右的丝状疣。在保护好疣体周围健康皮肤的前提下，取鸦胆子油或千金散（制乳香15g，制没药15g，轻粉15g，飞朱砂15g，煅白矾6g，赤石脂15g，炒五倍子15g，煅雄黄15g，醋制蛇含石15g，各药研细末和匀）外点疣体上，2～3天换1次，3～5次后疣体枯落。若见到传染性软疣则应在疣体常规消毒后，用消毒针挑破疣的顶端，再点千金散少许，外盖胶布，1～2次就可平复。

四、推疣法

寻常疣生长在指（趾）边缘或爪甲旁时可选用推疣法。方法：用棉签棒或火柴棒，在疣体的根部呈30°角度，向前均匀用力推之。有的疣体立即推除见好，表面压迫止血，并用纱布加压包扎。若遗留少许残留疣体，一月后再推1次。

五、结扎法

适用丝状疣，特别是生长在颈项眼睑区域的丝状疣。方法：取长头发2～3根。在疣体的基底部打结并结扎，每日收紧1次，经过5～7天后，疣体逐渐干凋脱落而愈。

六、钝刮法

疣体面积较大，浸化较深，乳头状的丝状物明显的寻常疣、蹠疣和尖锐湿疣皆可选用。方法：常规消毒和局部麻醉后，取特制的刮匙，先从疣体四周进行钝性分离，然后将整个疣体揭去，压迫止血，外盖消毒纱布加压包扎，在多数情况下一次治愈，复发亦少。

七、艾灸法

寻常疣、蹠疣以及甲下疣等均可选用。方法：疣体表面先用75%乙醇常规消毒后，将艾炷（形如蚕豆大小）放置在疣体上，点燃任其烧灼，烧到基底部时可能听到爆炸样声响，局部呈焦枯外观，经过 1～3 天后，用镊子钳去残留的疣体，外涂紫药水，盖消毒纱布，1 周后，创面愈合，很少留下瘢痕，可以与电灼器媲美。若疣生长在手指、足趾处，应在局部麻醉下施艾灸，减轻患者的痛苦。

八、针刺法

分循经取穴和局部取穴，前者适用于各种疣呈泛发倾向；后者仅用于蹠疣。循经取穴：列缺、合谷、足三里。施泻法，每天 1 次，留针 30 分钟，10 次为 1 个疗程。局部取穴：蹠疣常规消毒后，取毫针直刺疣体中心部位，酸肿痛感后快速捻转 5～7 次。立即拔针，若有出血则压迫止血。

九、水针法

扁平疣、寻常疣等疣体播散倾向时选用之。方法：取 50%当归注射液，或 10%川芎注射液，或维生素 $B_{12}250\mu g$，呈30°角度斜刺入经外奇穴的骨空穴（拇指背面一、二之间的中央凹陷处）各推入 0.5ml，两天 1 次，5～7 次为 1 个疗程。

十、耳针法

各种疣包括生长在肛周围部位的尖锐湿疣（注意：应与梅毒特有的尖锐湿疣相鉴别）均可用之。方法：取肺、皮质腺、肝、肾，常规消毒后，取 5 分长的毫针刺入，不要穿透耳软骨，留针 30 分钟，其间捻转 3～5 次，2 日 1 次，7～10 次为 1 个疗程。操作中一定要严密消毒，防止软骨感染，至关重要。

痤疮诊疗四辨十法

一、治病必先识病

痤疮虽为小疾，但其病变严重时往往毁坏面容，不少青年男女为之烦恼。"治病必先识病，识病然后议药。药者所以胜病者也。"识病本质是正确用药的先导。故而，对于这类皮肤病，仍然强调从皮损特点、发病部位、素质禀赋以及兼症等方面去辨析。

（一）辨部位

《杂病源流犀烛》说："凡面部所有之处，其脉俱有以维络之。"如足阳明胃经，络脾，循鼻挟口，环唇，止于前额，口周属脾，前额属胃。足少阳胆经，络耳、出耳、下颊；颊部属肝。任脉经沿胸上行，止于面部；胸部属任脉。督脉沿脊柱上行，止于面部；背部属督脉。由此可见皮损发生于前额与胃有关，在口周与脾有关，在面颊两侧与肝有关，发于胸部与任脉有关，发于背部与督脉有关。这样为辨证论治提供了体内脏腑与体表经络有机联系网络的依据。

（二）辨皮损

痤疮的基本皮损有粉刺、结节、囊肿等，而粉刺又有黑、白之分。黑头粉刺，为湿重于热；白头粉刺，为热重于湿。故而，前者郁于肤腠，缠绵难除；后者易于化毒成脓，脓出而愈。结节通常为血瘀肤腠遂致气滞结块；囊肿则属痰湿血瘀互结。从病因而论，粉刺以肺经湿热郁滞为多，脓疱则因偏食辛辣、甘腻之物致使热毒炽盛，循经上壅于面、胸而成。总之，素体偏盛是发病的内因，饮食不节、血分有热则是致病的条件，血郁痰结可加重病情。

（三）辨体质

因个体间具有气血虚实之不同，脏腑禀赋之各异的特点，根据中医学脏腑经络、阴阳气血津液理论，结合临床病例的观察分析，痤疮患者的体质可分为两类：一是湿热体质，二是燥热体质。

1.湿热体质　体型肥瘦均见，多数恣食甘肥厚味炙煿，面部皮肤油腻，润而有光，皮疹以脓疱、结节为主，伴口干微苦，大便时溏时结，尿赤，舌涎多、舌质红、苔厚腻而黄。

2.燥热体质　见于形弱体瘦，面部皮肤潮红，皮疹以丘疹、粉刺为主，自觉口燥咽干，烦热，舌形瘦、舌涎少、舌质红、苔黄或微干。

（四）辨兼症

痤疮一症的发生，与胃肠功能及妇女生殖生理有关，临证以辨大便与月经为主。鉴于本病病位多在肺胃，属阳证、热证居多。肺热移于大肠，或胃火偏盛，灼伤阴液则大肠失润，故见便秘，但其便秘又须辨明是阳明燥热便秘还是阴亏便结，其治法迥然不同。生育期妇女应细究经产。因这段时期的妇女出现痤疮，多伴见月经不调、痛经、乳胀、附件炎等疾，辨证之中除注意"热"、"瘀"之外，尚需重视一个"郁"字。总之，从脏腑、经络而论。大凡月经不调兼有乳胀者，治从肝；兼有腹痛，治从肾或从冲任入手。

二、治法务求多样

《医宗必读》曰："病不辨则无以治，治不辨则无以痊。辨之之法，阴阳、寒热、脏腑、气血、表里、标本先后、虚实缓急，七者丽已。"验之痤疮临床，辨之脏腑、寒热、缓急更为重要，其针与药的大法归纳为以下 10 种。

（一）清泄肺胃法

适用于丘疹性痤疮、红色丘疹、丘疱疹和少许脓疱，彼此混杂而生，舌质红，苔黄，脉浮数。治拟清泄肺胃，方选白虎汤合枇杷清肺饮化裁。处方：生石膏 30g，知母 6g，枇杷叶、地骨皮、桑白皮、银花、连翘各 12g，黄芩 6g，赤芍、山栀各 10g，生地 15g，大黄 10g，甘草 3g。

（二）解毒散结法

适用于脓疱性痤疮、结节性痤疮；皮疹以脓疱和结节为主，舌质红，苔薄黄，脉细数。治拟解毒散结，方选验方痤疮平。处方：茵陈、白花蛇舌草、虎杖、蒲公英各 15g，银花、夏枯草、赤芍、浙贝母、桃仁、玄参、黄芪、紫花地丁、连翘各 10g，生石膏 30g。

（三）调理冲任法

适用于月经前痤疮，即在月经前皮损加剧或诱发，皮损好发于颏、眉间或面颊部，部分患者主要集中在口唇四周，尤以下颏更为明显，其程度往往随月经周期的变化而加重。常伴有痛经或夹瘀块，舌淡红，苔少，脉细涩。治拟调理冲任法，方选益母胜金丹合二仙汤化裁。处方：仙茅、仙灵脾、乌药、香附、黄柏各 6g，地黄、益母草、元胡、当归各 10g，银花、白花蛇舌草各 12g。

（四）疏肝清解法

适用于脓疱性痤疮或月经前痤疮，皮疹多发于面颊两侧，甚至连及颈项等，以炎性丘疹、脓疱为主，伴有乳胀不适、心烦易怒，脉弦数，舌质红，苔薄黄，治拟疏肝清解法，方选丹栀逍遥散加减。处方：炒丹皮、炒山栀、黄芩、山楂、苏梗各 6g，当归、生地、茯苓、白术各 10g，白花蛇舌草、茵陈、蒲公英各 12g。

（五）活血散瘀法

适用于聚合性痤疮和痤疮愈后遗留色素沉着或瘢痕，舌暗红、苔少，脉细数。治拟活血散瘀法，方选桃红四物汤加减。处方：桃仁、红花各 6g，归尾、赤芍、桔梗、蒲公英、玄参各 10g，虎杖 12g，蜈蚣 2 条。

（六）湿敷除痤法

在痤疮的各个不同阶段均可配合湿敷除痤法，不仅有利于皮疹的恢复而且还会给收缩毛孔与嫩面带来好处，常用药物如下：①清热解毒类：槐花、蒲公英、山豆根、草河车、大青叶等；②消肿散结类：芒硝、马齿苋、芫花、凌霄花、陈皮等；③减轻皮脂类：芦荟、地榆、虎杖、山楂、荷叶等；④减轻色素沉着类：僵蚕、杏仁、天冬、冬瓜仁、白蔹、食醋、白扁豆衣等。按需要取上药若干，加水用小火煮沸取药汁，临睡前用纱布 6～8 层，蘸药汁呈饱和度，湿敷在面部（留出眼、鼻、口孔）持续 30 分钟，每日 1 次，长期坚持消痤嫩面效果尤佳。

（七）面膜洁肤法

处方组成和制法：白蔹、杏仁、菟丝子、白及、穿心莲各 40g，白芷 10g，冰片、薄荷各 3g，将上药混合烘干打碎，过筛 100 目 2 次。密封备用。用法：②用洗面奶清洗面部，有脓疱者按常规无菌操作切开排脓。②将中药粉 20g 左右，用水适量加热煮成糊状，待温度降至 38℃ 左右时将药均匀地涂于面部，使之形成一层厚约 0.05cm 左右的药膜，再敷上一层厚 0.5 ～ 1cm 的石膏膜，30 ～ 40 分钟后取下。③洗净面部，外涂收缩水。通过中药对皮肤的直接渗透作用，促使痤疮消失，粗大毛孔也会逐渐吸缩或恢复，使皮肤更具有明亮光泽和滋润之外观。

（八）毫针法

1. 辨证取穴 肺经风热证：取大椎、脾俞；脾胃湿热证：取足三里、合谷；冲任失调证：三阴交、肾俞。

2. 循经取穴 曲池、合谷、三阴交、迎香、攒竹。

3. 邻近取穴 太阳、攒竹、迎香、颧髎、印堂、颊车。方法：施平补平泻法。针刺得气后留针 30 分钟，1 天 1 次，7 次为 1 个疗程。

（九）耳针法

主穴：肺（双）、肾（双）。加减法：脓疱者加刺心；皮脂溢出较重者加刺脾；大便秘结加刺大肠；痛经者加刺肝、内分泌区；皮损集中在某一区域时加刺其表面投影反应点。方法：快速刺入反应点，留针 15 ～ 30 分钟，其间轻巧捻转 3 ～ 6 次，隔日针 1 次，7 ～ 10 次为 1 个疗程，其中以炎症性、丘疹性、脓疱性痤疮疗效最佳。

（十）挑刺法

主穴：大椎。配穴：委中。方法：常规消毒后，三棱针点刺大椎、委中，放血或挤血少许。随之消毒棉球拭干污血，5 天 1 次，7 次为 1 个疗程。笔者常用此法治疗聚合性痤疮，效验恒多。但需注意：体质虚弱或者有出血倾向者禁用。

三、体会

痤疮以青年男女居多，肺胃热证尤为明显，初期治法宜清宜通，后期宜补宜托，至于当归、红花、赤芍、桃仁之类，按活血散瘀之力的强弱，选入诸方，这样既利于控制皮疹的发展，又能促使炎性病灶的消失。

女性患者常与月经不调关系密切，故宜在经期前 5 ～ 7 天治疗。凡经期伴腹痛，常予益母胜金丹加减；兼见乳胀疼，可服逍遥散；皮疹加重则给丹栀逍遥散，据此施治，不仅痤疮见愈，而且兼症亦平。

"外科之法，全在外治"。痤疮外治诸证不可不知。凡见急性炎症阶段，施湿敷法为妥，连续 1 周左右见效，一旦炎症控制，则可施用面膜之法。炎热盛夏之时，改用软膜更为适宜，即取黄瓜鲜汁调药粉如糊状，外涂患处。1 日 1 次，保留 60 分钟后，再用温水洗涤。坚持一段时间，除痤嫩面之效甚佳。

花类药在皮肤科的应用

  花类药的数量在本草中记载虽少，但历代文献对其功效的阐述颇多。《神农本草经》载花类药6种，开创了花类药治疗皮肤病的先例。唐·孙思邈《千金翼方》，治瘙痒用柳花，悦人面用旋覆花。元·朱震亨《丹溪心法》介绍他以花类药为主治疗皮肤病的经验，如凌霄花散治疬风，仅用凌霄花末，酒调送下治身上虚痒。明·李时珍《本草纲目》集中地反映了花类药治疗皮肤病的重要成就，风热面肿用辛夷花；䵟疱黚黯用紫葳、旋覆花、蜀葵花、马蔺花、李花、梨花、木瓜花、杏花、樱桃花、桃花；面疱用凌霄花、曼陀罗花、桃花；白发变黑用榴花；丹毒用银花；风瘙疹痱用苍耳花、楝花；疣痔用芫花；恶疮用银花、黄芪花；杨梅疮用银花、野菊花、槐花；风癞用杨花、凌霄花；热疮用葵花、荷花；病疮用桃花；软疖用白梅花；秃疮用黄葵花、桃花等。近人赵炳南自拟红花、鸡冠花、玫瑰花、凌霄花、野菊花组成的凉血五花汤治疗玫瑰糠疹、多形性红斑、红斑狼疮等皮肤病常获良效。

  笔者在学习上述文献的过程中，从临床实践中体会到：凡花类药皆质地轻扬，大多能升能浮，能宣能透，具有轻而扬之的作用，在"十剂"中应属轻剂的范畴。引起皮肤病的原因虽多，但从脏腑辨证的角度，肺主皮毛，心主血脉则是部分皮肤病辨证论治的主要依据。因此，花类药的轻扬宣达，既能治六淫外邪客于皮毛的疮疡；又能治火热郁遏于心血的肤疾，使之从汗而泄，或者火散而愈。常用的花类药有杭菊花、金银花、野菊花、绿萼梅、厚朴花、槐花、款冬花、红花、白扁花、凤仙花、玫瑰花、月季花、山茶花、白残花、凌霄、葛花、栀子花、茉莉花、鸡冠花、辛夷花、荷花、金莲花、代代花、芙蓉花、佛手花、洛神花。此外，比较少用的还有：桃花、白茅花、芫花、葵花、石榴花、白槿花、合欢花、密蒙花。根据各种花类药的不同性能，有时单用，有时相须，多是视具体病证配伍应用。

一、酒渣鼻

  初期多由肺经郁热，上熏于鼻。所以鼻尖及鼻翼两侧出现红斑、丘疱疹、脓疱、丘疹，进而肥厚增生如瘤状。治宜清宣肺热法。方用栀子金花丸加味。药用：栀子仁、酒炒黄芩、升麻、红花、凌霄花、炒丹皮各6g，银花10～15g。

二、红斑性痤疮

  痤疮俗称"酒刺"，是青年人常患的一种皮肤病。皮疹通常发生在面颊、口鼻四周。其中以炎性丘疹和弥漫性红斑比较多见，故又称酒渣鼻样痤疮。内因肺经血热，外因触冒风热，以致血热瘀滞肤表。治宜宣肺凉血，佐以化瘀法。方用枇杷清肺饮加减。药用：枇杷叶、酒炒黄芩、桑白皮、升麻、红花、凌霄花各6g，炒槐花、野菊花、沙参各10～12g。

三、口周皮炎

口的周围皮肤，如鼻唇沟、下唇，部分延及颏部，出现红斑、斑丘疹，伴有糠秕状鳞屑，病情时轻时重，缓慢而顽固。此病可能与《灵枢·经脉》所说"唇疹"一症相近，系由脾经郁热所致。治宜清解脾热法。方用泻黄散加减。药用：藿香、生石膏、炒槐花各 10 ～ 15g，栀子、凌霄花、荷花、防风、荆芥、厚朴各 6 ～ 10g。

四、急性荨麻疹

身半以上，特别是头面部突然发起大小不等的红色风团，小如蚊叮，大如地图，甚则眼睑宣浮，痒感颇重。同时兼有咽喉红肿，发热，口干思饮，脉浮数，舌质正常苔薄黄。辨为风热客于肺卫。治宜辛凉宣透法。方用银翘散加减。药用：银花、野菊花各 12g，连翘、炒牛蒡子、防风各 10g，荆芥、蝉蜕、红花、炒丹皮、凌霄花、甘草、生地各 6g。

五、急性点滴状银屑病

温热病后，部分患者的皮肤上发起点滴状红斑，上覆银白色鳞屑，刮去鳞屑则有筛状出血，严重时皮疹往往遍布全身，兼有咽弓红肿，脉浮数，舌质红苔薄黄。辨为外感风热，内郁血热，风热相搏，热窜肤腠而成。治宜清营凉血，佐以宣透法。方用银花解毒汤。药用：银花、炒槐花各 15g，玫瑰花、玄参、沙参、生地各 12g，红花、凌霄花、炒丹皮、紫草各 6 ～ 10g。

六、皮肤瘙痒症

瘙痒是皮肤病最常见的自觉症状。对于瘙痒的辨证，《杂病源流犀烛》曾有一段扼要论述："血虚之痒，虫行皮中；皮虚之痒，淫淫不已；风邪之痒，痒甚难忍；酒后之痒，痒如风疮，常搔至血出。"沈氏数语虽然不能概括痒的全貌，但对痒的辨证确是十分中肯，因此，可以作为全身性瘙痒辨证论治的纲要。一般来说，局限性瘙痒以外治为主；全身性瘙痒重在内治，而在内治方中也不能由于痒与风的关系密切，过多地投用散风之品，要防止风药耗阴损血，肤失濡养，这样非但痒不能止，反而更能加重痒感的延续。所以，虚是各种痒之本，风、热、湿则是痒之标。治宜养阴疏表，相兼并行法。方用首乌七花汤。药用：何首乌 12g，生熟地、钩藤、杭菊花各 10g，防风、凌霄花、款冬花、红花、玫瑰花、白扁花、鸡冠花各 6g。

七、玫瑰糠疹

首次在腋窝或腹股沟处发现淡红色斑疹，其长轴与皮纹一致，呈椭圆形，上覆少量糠秕状鳞屑，微痒。正因为在发病的过程中先有母斑，后出子斑，所以又称"母子癣"。多由血分风热，扰于肌腠。治宜凉血散风法。方用凉血五花汤加味。药用：银花、野菊花、玫瑰花各 10 ～ 12g，鸡冠花、凌霄花、生地、炒丹皮各 6 ～ 10g，荆芥炭 6g，土茯苓 30g。

八、日光性皮炎

皮肤在强烈日光的曝晒下，数小时内，面、颈和前臂等部位出现红斑、水肿，甚至发生水疱，呈急性皮炎症。中医学认为，致病的主要因素是阳光的过度照射，故称之为"日晒疮"，又叫："夏日沸烂疮"。由感受暑热之气，致气血沸腾，热胜成毒，则伤肤腐肉而暂时成疮。治宜清暑透热法。方用白虎五花汤。药用：生石膏、绿豆衣各15～30g，炒知母、红花、凌霄花各6～10g，银花、炒槐花、青蒿、山药、野菊花各10～15g。

花类药还可在接触性皮炎、药疹（如麻疹样药疹、猩红热样药疹）、红斑狼疮、皮肌炎等疾病中，作为消退红斑、瘀斑、丘疹的主要辅助药来应用，常获得意想不到的良好效果。

花类药适用于风热、血热所致的各种皮肤病，这是因为花类药的性味，以甘辛性温居多，酸寒次之。血得热则行，风得辛则散，酸能柔肝，寒能胜热。同时，花质地轻扬，故对发生于肌腠之疾，皆属正用之理。但在具体应用时要注意审证求因。如肺胃积热配栀子、黄芩、生石膏、大黄；营血两燔应加玄参、丹皮、生地、赤芍；风热初客递增防风、荆芥、炒牛蒡子、蝉蜕；热炽化毒增入紫草、野菊花、土茯苓、绿豆衣（心热用水牛角，肝热用羚羊角）疗效更佳。

藤类药在皮肤科的应用

一、藤类药源流

藤类药始载于《神农本草经》，诸如天冬、木通等，开创了藤类药在临床应用的先河。《名医别录》略有增多，将藤类药归纳于蔓草类范围。然而，记载品种最多的著作，首推明代《本草纲目》，该书正录23种，附录19种，合计达42种之多。主要品名：都淋藤（马兜铃）、万岁藤（天门冬）、千金藤、夜交藤、万年藤（木通）、钩藤、黄藤、百花藤、赤泼藤（乌敛莓）、石龙藤（络石藤）、扶芳藤、常春藤、忍冬藤、甘藤、含水藤、天仙藤、紫金藤、石南藤、清风藤、百棱藤、省藤（红藤）、紫藤等。嗣后，清代《本草纲目拾遗》进一步将藤类药列为专章，予以详尽论述，给今人广泛运用藤类药提供了宝贵经验。这部著作补遗藤类药有：鸡血藤、七金藤、鹿角藤、买麻藤、红皮藤、雷公藤、乳藤、蝙蝠藤、皆治藤、缠豆藤、麦裹藤、白毛藤、盒儿藤、蛇蒲藤、李头藤、龙须藤、臭藤、木龙藤、扶留藤等。今人在继承古人经验的基础上，临床应用亦颇多创见，如北京名老中医赵炳南教授从数十年的实践出发，将藤类药用于治疗慢性湿疹、神经性皮炎、皮肤淀粉样变、结节性痒疹、血管性疾病等。上海秦万章教授验方三藤糖浆（红藤、鸡血藤、雷公藤）治疗各型红斑狼疮 302 例，总有效率达 95.4%。同时，在观察治疗前后实验免疫指标中，发现三藤糖浆对天然杀伤（NK）细胞活性有增强作用，对白细胞介素 –2（L-2）、纤维蛋白结合素（FN）、β_2– 微球蛋白、C_1 免疫抑制剂、CAMP /CGMP 等有关免疫指标均有所改善。特别是近些年来，皮肤科领域对雷公藤曾作过较为系统、深入的研究，引起了医药界的广泛重视，其中最注目的是自身免疫性疾病。初步统计应用雷公藤治疗的皮肤病有：红斑狼疮、皮肌炎、混合性结缔组织病、白塞综合征、干燥综合征、多形红斑、环状红斑、隆起性红斑、变应性血管炎、结节性红斑、过敏性紫癜、银屑病、副银屑病、血栓性闭塞性脉管炎、麻风反应、毛囊炎、足癣、玫瑰糠疹、湿疹、自身敏感性皮炎、接触性皮炎、多形性日光皮炎、荨麻疹、湿疹样皮炎、特发性红皮病、痒疹、冻疮、扁平苔藓、环形肉芽肿、夏季皮炎、疥疮样皮炎等。

综合上述，进一步提示：深入研究藤类药，不仅为疾病的防治提供有效的新药品，而且还必将为现代免疫学增添新的篇章。

二、藤类药主治范围

综观古今有关文献，按其藤类药的主治范围，概括为：诸毒痛疖、风热游丹、血痹斑疹、诸虫蛇咬、刀斧箭伤、恶疮疥癣、杨梅诸痒等。从皮肤科的角度，笔者通常对下列五大皮肤病，均加用藤类药。

1. 结缔组织病 凡见关节痹痛麻木，选用独活寄生汤加石南藤、络石藤、海风藤、清风藤；肢端苍白冰冷，乃至青紫，选用桂枝黄芪五物汤加红藤、鸡血藤、天仙藤；咳嗽痰少，偶有胸闷，选用百合固金汤加忍冬藤、都淋藤；小便塞滞或不通，选用通关散加万年藤、忍冬藤、红藤；倦怠或夜寐欠安，选用三子养阴汤加夜交藤、百环藤等。

2. 皮肤血管疾 病结节不化，选用泽兰汤加紫金藤、红藤、天仙藤；肿胀疼痛，选用顾步汤加络石藤、地龙藤、白毛藤；灼热刺痛，选用四妙勇安汤加忍冬藤、红藤、鸡血藤；紫癜不退，实证选用犀角地黄汤，虚证选用归脾汤，不论虚实，皆加红藤、鸡血藤、忍冬藤等。

3. 神经障碍性皮肤病 剧烈瘙痒，部位在上，选用清风散加清风藤；部位在下，选用三妙丸加钩藤；老年选用地黄饮子加鸡血藤、钩藤；夏季选用变通白虎汤加钩藤、忍冬藤、清风藤等。皮疹肥厚，状如苔藓，选用当归饮子加夜交藤、络石藤、钩藤、天仙藤等。

4. 荨麻疹类皮肤病 风团骤起，色红如云片，选用凉血消风散加百棱藤、红藤；痒重，夜间尤剧，选用逍遥散加钩藤、鸡血藤等。

5. 湿疹与皮炎 渗出明显，选用龙胆泻肝汤加红藤、清风藤、石南藤；结痂或肥厚，选用胃苓汤加钩藤、鸡血藤、络石藤；继发感染，选用五味消毒饮加忍冬藤、白花藤；痒剧，选用丹栀逍遥散加夜交藤、钩藤、红藤等。

总之，笔者深切体会是，藤类药特有的"能循脉络，无微不到"的殊效外，在具体组方中还必须遵循《韩氏医通》所提出"药有成性，以材相制，味相洽而后达"

的原则，因此，选用藤类药应处理好三个方面的关系，一是审证，多数疾病的病位在血脉、肤腠、关节；二是求因，常见的致病因素有风、热、寒、湿和气血失调；三是配伍，藤类药味甘、酸、苦、性偏温居多，方的配合要有利于藤类药的功能发挥，诚如《得配本草》说："得一药而配数药，一药收数药之功；配数药而治数病，数病仍一药之效。以正为配，固偶而随；以反为配，亦克而生。"显然，是至关重要的。

三、验案举例

例1 红斑狼疮案

胡某，女，28岁。院外确诊亚急性系统性红斑狼疮3年，泼尼松每日维持量为15mg。但其关节痹痛终无缓解。检查：双膝关节肿胀酸痛，上下楼时更是步履艰难；自述心悸气短，倦怠乏力，夜间烦躁虚热难以入睡；脉虚弱无力，舌质红，少苔。证属肝肾阴亏，难以濡润百骸，致使经络痹阻。治宜甘寒柔润，活血通络法。处方：生地黄、山茱萸、炒白芍、夜交藤、鸡血藤各12g，石南藤、海风藤、络石藤各15g，太子参、天冬、丹参、桑寄生、独活、牛膝各10g，全蝎3g（焙黄研末）。用药汁送服。服方7剂，关节肿痛有所轻松。再仰上方又进15剂，关节痹痛基本控制。继守原方出入调治，3个月后，泼尼松每日5mg即可，现在行走自如。

按 关节痹痛是红斑狼疮患者突出病证。在治疗过程中，首先要分清标本，其次选准药方。结合本例而论，鉴于病程日久，阴津耗损，显而易见，故以生地黄、白芍、枣皮、天冬等甘寒柔润之品，滋补肝肾之阴；辅以藤类药开瘀蠲痹，共奏正虚得补，邪实被驱，可谓以尽其用。

例2 红斑性肢痛病案

杨某，女，42岁，红斑性肢痛病5年，曾多次用过封闭疗法和国产苯噻啶等治疗，症状虽然一度减轻，但近年内，脚趾灼热刺痛日趋加重。遂要求中医治疗。检查：双脚趾肤色紫红，轻度肿胀，扪之局部烘热烫手。自述站立胀痛、刺痛尤难忍耐；躺下刺痛略减，夜间仍剧，得凉则舒，得热痛甚。脉细涩，舌红，少苔。证属阴虚血瘀，经隧不通。治宜育阴、活血、通络、止痛法。处方：玄参、知母、天花粉、丹皮、麦冬各10g，红藤、桑枝、石斛、海风藤、白芍、生地各12g，忍冬藤、钩藤、石南藤各15g，酒洗川牛膝6g。服方5剂，痛减肿消，灼热亦退。又服7剂，诸恙豁然而愈。

按 红斑性肢痛病类似中医学"血痹"，方用知母、天花粉、玄参、石斛、麦冬之类甘寒养阴，阴液得复，郁热得伏；辅以藤类药活血通络直达病所，促使络通瘀化，热痛顿除。

例3 老年性瘙痒病案

徐某，男，71岁，从1976年以来感觉皮炎发痒，日见加重，曾用过钙剂，痒感并未控制。检查：胫前和躯干可见线状抓痕，少许糠秕状鳞屑和点状血痂。脉细数，舌质暗红龟裂，苔薄黄。证属阴虚血燥，经气不宣。治宜滋阴润燥，宣经止痒法。处方：夜交藤、钩藤、鸡血藤、淫羊藿、当归各12g，女贞子、生地黄、丹参、玄参各 10g，生龙牡各 15g。服方 3 剂。痒感明显减轻，又进原方 5 剂而愈。

按 剖析病因多由肝肾阴虚而生内热，热胜灼阳，肤失濡养，经气阻滞，故肤干燥痒。方用鸡血藤、地黄、玄参、女贞子以滋养肝肾之阴；辅以夜交藤宁心安神，更助钩藤熄风止痒之效；当归、淫羊藿、龙牡既制甘寒之腻，又能补阳，助藤类药宣达经气，这样肝肾之虚得补，肤腠经气得宣，不治痒而痒感自除。

面部皮肤病诊疗概要

一、面部在形诊中的特殊地位

望诊居四诊之首，而五脏六腑的气、血、精、液、津的盛衰，无不最早反映在面部。因而，洞见脏腑症结，皆由面部肤色的变异和荣枯以及晦明来探求。查阅中医文献，对面部在形诊中的特殊地位，论之至精且详者，首推《黄帝内经》，可谓开创面诊之先河。后世《难经》、《中藏经》、《千金要方》均进一步予以阐述和发挥；清代周学海撰写《形色外诊简摩》一书，既总结了古代有关望诊的精义；又参合个人的真知灼见，确实是一本说理精当、指标明确的佳作。

清代沈金鳌在《杂病源流犀烛》中，曾对面部在形诊中的重要地位，作过比喻性概括，他说："人身之有面，犹室之有大门。人未入室，先见大门；人相对，先见其面。惟先见大门，故即其门之景象，可以知其家之贵贱贫富；惟先见面，故即其面之形色，可以知其病之虚实浅深。"现将面色形诊要点，分叙如下。

（一）面部内应脏腑

众所周知，面部五官，皆通五脏。肺之官在鼻；肝之官在目；脾之官在口唇；心之官在舌；肾之官在耳。按部位而言其内在联系：两颧属肾。《刺热论》说："色荣颧骨，其热内连于肾。"两目为肝之窍，五脏精华皆注于目。瞳神属肾；黑眼属肝；白眼属肺；内外眦肉属心；眼包属脾。两鼻为肺之窍，位居中央，故又属脾；鼻内口鼻交通之处为頑颡，又名畜门，是肝肺相交之部。口为脾之窍，内外唇肉，脾所主也。舌为心苗；齿为骨余；齿龈属胃。耳为肾之窍；心亦开窍于耳。

（二）经络总汇于面

《灵枢·海论》说："十二经脉者，内属于脏腑，外络于肢节。"说明经络具备由里及表，通达内外的功能，能够将人体内在的活动与外界环境，结合成为统一体，使之适应自然界的变化，保持生命的正常运动。然而，在身形之中，惟有十二经脉，三百六十五络的血气皆上注于面，而走空窍。经络与面部的具体布局陈述如下。

1. 阳经 手之三阳，从手走头；足之三阳，从头走足。具体细言之：手阳明大肠，络于上，侠鼻孔；足阳明胃，始于鼻，交頞中；手太阳小肠，终于鼻至目内眦，斜络于颧；足太阳膀胱，始于目内眦；手少阳三焦，终于目兑眦；足少阳胆，始于目兑眦。

2.**阴经** 足之三阴，从足走腹；手之三阴，从腹走手。从表面上看，手足六阴，均不上头面，但从阴阳升降之道而论，焉有脏不上头面之理。《太阴阳明论》·说："阴气从足上行至头而下行循臂至指端，阳气从手上行至头，而下行至足。"说明手足六阴亦上行于面。举要言之，手少阴上挟咽，走喉，系舌本，出于面；手厥阴循喉出耳后；手太阴循喉；足少阴循喉，系舌本，上至项，与足太阳之筋合；足太阴，合于阳明，上行于咽，连舌本；足厥阴循喉，上入顽颡，出额，与督脉会于巅，支络环唇内。

3.**按面部分区** 前额区：正中属督脉，旁开属膀胱经；颧颊区：胆经、三焦经等所包绕；口鼻区：胃经环绕，任脉亦上贯之。

（三）面部色诊法

面部色诊的内容十分丰富，主要包括面部五色吉凶、五色生克、伤寒和温病以及杂病面部五色诊法等，现从皮肤病的角度出发，将上述内容糅合而分述之。

1.**部位应病法** 古人将面部视为人身的缩影，因而，创立面部内应脏腑，外应肢节的诊法。其要点：首论面部的分主，五脏测中央；六腑挟两侧；首面上于阙庭；王宫在于下极，阙上主咽喉；阙中主肺；下极主心，直下主肝，肝左主胆，下者为脾；方上主胃，中央主大肠，挟大肠者主肾，当肾主脐；面王以上主小肠，面王以下主膀胱子宫；颧主肩，颧后主臂，臂下主手；目内眦上主膺乳，伏绳而上者主背，循牙车以下主股，中央主膝，膝以下主胫，当胫以下主足；巨分者主股里，巨屈者主膝膑。

2.**色泽应病法** 古人认为气血尚存，其色光明润泽；反之，气血俱亡，其色沉晦。据此而推演，大凡面色憔悴黯黑，必缘肾水亏涸，眼睑上下如烟煤，多主寒痰；眼黑颊赤，多主热痰；五色之中，青黑黯惨，无论病之新久，总属阳气不振；面色天然不泽，多主夺血；面上多现白点，是虫积；面色黄兼青紫，瘀血在胃或胁内有块；上下眼睑壅肿，如新卧起状，皆为脾胃有湿；目外眦赤烂，主肺有风；目内眦赤烂，主心有热；唇焦干燥皱裂为脾经有热；唇赤肿主胃湿热；唇鲜红为火盛；唇淡白为气虚；鼻头色黑而枯燥者，房劳过度；鼻头黑黄而亮，为瘀血；鼻孔黑如烟煤而燥为阳毒；鼻孔冷滑而黑者为阴毒。

二、面部皮肤病的种类

面部的范围，不足体表面积的4%，然而，首次发生在面部，或者全身疾病在面部有所表现，并不少见。据《临床皮肤病学》所载达32种之多，约占常见皮肤病的1/4。笔者按照好发部位，全身疾病在面部的表现和影响美容，将面部皮肤病概分为三类。

（一）好发于面部的皮肤病（46种）

痤疮、扁平疣、脂溢性皮炎、颜面丹毒、脓疱疮、婴儿湿疹、多腔性脂溢性湿疹、接触性皮炎、麻风、皮肤结核、粟丘疹、酒渣鼻、单纯疱疹、带状疱疹、冻疮、慢性盘状红斑狼疮、汗管瘤、血管性水肿、皮肌炎、植物日光性皮炎、泥螺日光性皮炎、疖肿、单纯糠疹、老年角化病、日光性皮炎、胶样粟丘疹、多形性日光疹、青少年春季疹、黑变病、漆性皮炎、黑色丘疹性皮肤病、面部偏侧萎缩、接触性唇炎、剥脱性唇炎、口周皮炎、口角唇炎、血管瘤、丝状疣、痤疮样痣、睑黄瘤、重症肌无力、毛发上皮瘤、皮脂腺癌、毛囊瘤、脂溢性角化病、基底细胞癌。

（二）全身性疾病在面部的表现（27 种）

银屑病、系统性红斑狼疮、种痘样水疱病、荨麻疹、药疹、多形性红斑、毛发红糠疹、扁平苔藓、天疱疮、黏液性水肿、鱼鳞病、角化软皮病（单发型）、鳞状细胞癌、白癜风、多汗症、菌样肉芽肿、环状肉芽肿、硬皮病、色素息肉综合征、麻疹、猩红热、梅毒、干燥综合征、白塞综合征、寻常疣、库欣综合征、烟草酸缺乏病。

（三）影响美容皮肤病（8 种）

眼睑松弛、多毛症（女子胡须）、痣、太田斑、雀斑、皱纹、眼周色素沉着症、皮脂腺瘤。

三、面部皮肤病的治疗

综观历代文献对面部皮肤病的论述，主要内容在虚实两端。论虚证当推李东垣《脾胃论》，该书从除烦劳、节饮食、护升发、养五气四个方面阐述了诸病从脾胃而生的道理，特别是对面部疾病进一步明确提出"胃气一虚，耳、目、口、鼻，俱为之病"的观点；论实证，其典型代表莫过于沈金鳌，他说："面部诸疡，俱热毒病也。虽各由于经络，大约阳明之证居多。"汇集面部疾病的内治、外治方药最多的著作要数《普济方》，数以千计的各类处方，主要集中在该书卷五十至卷八十六，对于今人研究和治疗面部皮肤病，俱有很重要的临床参考价值。笔者遵循前贤遗教，结合临床实践，归纳为15法。

（一）药物疗法

1. 清气退斑法　主症：弥漫性红斑，略有肿胀，被压褪色；炎性丘疹，丘疱疹相兼而生；偶有小水疱，伴有发热，口干喜饮，唇焦，溺黄，舌质红，苔薄黄微干，脉洪大有力。系由胃腑实热，上熏于面所致。代表病种：颜面丹毒、药疹、日光性皮炎、多汗症、皮肌炎（急性期）、系统性红斑狼疮（活动期）、猩红热等。选方羚羊石膏汤，药用：羚羊角、生石膏、生地、知母、青蒿、绿豆衣、炒丹皮、赤芍、玄参、防风、白茅根、甘草梢。

2. 轻宣透邪法　主症：针尖至针帽大小的炎性丘疹、丘疱疹、小水疱；或见大片红色风团，甚则在眼睑处高度肿胀成缝；偶见红斑和少量脓疱等。伴有轻微发热和周身不适，自觉程度不等的瘙痒，舌质红，苔薄黄，脉浮数。系由风热外邪，乘肺胃之虚而袭之于肤腠。代表病种：炎性丘疹痤疮、接触性皮炎、血管性水肿、口周皮炎、麻疹（早期）、植物日光性皮炎、泥螺日光性皮炎、单纯疱疹等。选方银翘大青汤，药用：银花、连翘、大青地、炒牛蒡子、炒地榆、生地、炒丹皮、紫草、浮萍、白茅根、防风、薄荷（后下）。

3. 清脾化湿法 主症：丘疹、丘疱疹，大小不一的水疱，疱破渗出明显，糜烂、结痂，糠秕状鳞屑，落之又生。伴有口臭或口苦，纳谷不香，偶有腹胀等，舌质红且胖，脉濡数。系由脾胃湿热互结，循经独燎其面所致。代表病种：婴儿湿疹、多腔性脂溢性湿疹、种痘样水疱病、天疱疮、漆性皮炎、口角唇炎、剥脱性唇炎等。选方泻黄散加减。药用：藿香、焦山栀、黄芩、生地、赤茯苓、升麻、白鲜皮、防风、炒丹皮、生薏苡仁、黄连、甘草、茵陈。

4. 清热解毒法 主症：皮肤焮赤肿胀，炎性丘疹、脓疱或结节；伴有畏寒发热，口干欲饮，大便干燥；小便短黄，舌质红，苔黄微干脉数有力。系由上焦风火挟毒，循经上乘所致。代表病种：颜面丹毒、漆性皮炎、疖肿、麻风反应、脓疱型痤疮、银屑病（急性期）、日光性皮炎等。选方野菊败毒汤加味，药用：野菊花、银花、紫花地丁、赤芍、玄参、浙贝母、蒲公英、茵陈、归尾、草河车、连翘、白花蛇舌草。

5. 清肝扶脾法 主症：扁平丘疹、丘疱疹、水疱、渗出、糜烂、结痂，呈散在性或密集性分布；或皮损肥厚，状如苔藓；或色泽沉着等。伴有口苦，咽干，瘙痒；舌质红，苔少或薄黄，脉弦数。系由肝火偏亢，痰热互结，渍于脏腑与经络所致。代表病种：寻常疣、扁平疣、带状疱疹、扁平苔藓、皮肤结核、银屑病、黄褐斑、慢性盘状红斑狼疮、睑黄瘤、基底细胞癌、鳞状细胞癌等。选方逍遥散加减，药用：柴胡、当归、白芍、茯苓、白术、丹参、炒丹皮、焦山栀、何首乌、活血藤、山药、生地黄、青皮、谷芽、生薏苡仁。

6. 温阳补肾法 主症：肤表色素增多或脱失；皮肤漫肿或硬化；形态各异的暗红色斑丘疹，或者凹陷隆起不一；伴有气短懒言，腰酸肢软，肢冷不温；舌质淡红，苔薄白，脉沉迟，系由肾阳虚怯，温煦之力不足以上注于面，故而呈现胃面虚寒诸症。代表病种：黑变病、白癜风、覃样肉芽肿、硬皮病（萎缩期）、黏液性水肿、面部偏侧萎缩、冻疮等。选方右归饮加减，药用：制附子、肉桂、熟地黄、山茱萸、山药、枸杞子、鸡血藤、茯苓、细辛、丹参、炒杜仲、徐长卿。

7. 活血散结法 主症：坚实性丘疹、囊肿、结节以及肥大性瘢痕；或者状态不同、大小不一的暗红色斑丘疹，或覆厚薄不均的鳞屑；或者皮肤光滑如蜡所涂；伴有畏寒，肢端苍白青紫；舌质红挟有瘀点或瘀斑，苔薄黄，脉沉涩。系由饮食不节，胃热怫郁，影响气血的运行，致使经络阻滞而成。代表病种：囊肿型痤疮、硬皮病、扁平苔藓、慢性盘状红斑狼疮、红斑性天疱疮、环状肉芽肿、银屑病、寻常疣、扁平疣。选方桃红四物汤加减，药用：三棱、莪术、丹参、桃仁、红花、苏木、黄芪、党参、土贝母、山慈姑、白花蛇舌草、夏枯草、炒丹皮、川芎、活血藤。

（二）非药物疗法

1. 针刺法 适应证：病毒性、细菌性、变应性和皮肤附属器类皮肤病。取穴：①循经取穴。主穴：曲池、合谷、足三里、血海。配穴：散风清热加大椎、肺俞；凉血解毒加尺泽、委中；活血散结加膈俞、阳陵泉；扶脾化湿加脾俞、中脘；化痰散核加丰隆、中脘；温煦通络加肾俞、太渊。②局部取穴。额区取上星、印堂、晴明、阳白、头维；眼区取攒竹、鱼腰、丝竹空、四白、头维；颧区取颧髎、禾髎、下关、颊车；口鼻唇区取迎香、素髎、人中、地仓、承浆、阿是穴（皮损区）。方法：①针刺法，按虚者补之，实者泻之之原则施针，并视病情而决定留针时间的长短；②围刺法，在皮损区的上下左右各斜刺1针，针尖集中于皮损中心，留针30分钟，1～2天1次，10次为1个疗程。

2. 耳针法 适应证：皮肤附属器类，变应性和色素障碍性皮肤病。主穴：脾、肾、内分泌、神门、皮损相应部位。配穴：丘疹加肺；红斑加心；结节加肝；瘙痒加小肠、心、脑点；皮肤油腻加膀胱、胆、大肠；大便干结加大肠、肺俞；月经不调加耳穴、卵巢。方法：针刺后留针15～30分钟，其间行针3～6次，2天一次，7次为1个疗程。

此外，耳穴埋针法、耳穴压迫法可参照耳针穴位而分别施治。

3. 穴位注射法 依据病情而区别对待：①酒渣鼻：取迎香（双）、印堂；②剥脱性唇炎：取地仓（双）、承浆；③限局性白癜风：取阿是穴（皮损区）。方法：严密消毒后，酒渣鼻、唇炎采用0.25%普鲁卡因溶液；白癜风用阿托品注射液，针刺得气后，每穴各推注1～2ml，3天1次，7次为1疗程。

4. 火针法 适应证：痣、雀斑、扁平疣、寻常疣、单纯性血管瘤、汗管瘤、粟丘疹等，取阿是穴（皮损区）。方法：采用小号火针，在乙醇灯上烧红后，准确而快速地刺入皮损中央，以皮损呈深褐焦化为度，通常是1次可望治愈。

5. 点刺拔罐法 适应证：痤疮、银屑病、疖肿、荨麻疹等。取大椎、委中。方法：常规消毒后，三棱针点刺出血少许，立即用闪光法拔火罐，保留1～3分钟后撤去，拭去污血，3～5天1次，5次为1个疗程。

6. 穴位激光法 适应证：变应性、病毒性和皮肤附属器类皮肤病，结缔组织病等。主穴：曲池、合谷、足三里、血海；配穴：瘙痒加神门，大片风团加肺俞，结节不化加膈俞，关节痹痛加肝俞、阳陵泉、阴陵泉，月经不调加耳穴卵巢。方法：采用氦–氖激光治疗机，每穴每次照射1～3分钟，2天1次，10次为1个疗程。

7. 灸法 适应证：冻疮、慢性盘状红斑狼疮、青少年春季疹、黑变病、黄褐斑、黏液性水肿、硬皮病等。主穴：脾俞、肾俞、膈俞、气海、足三里；配穴：驱风散寒加肺俞、大椎；温阳通脉加命门、关元；暖胃化湿加中脘、丰隆；扶正培本加神阙、三阴交。方法：依据病情而分别施直接灸或间接灸，前者灸时施雀啄术，每穴灸3～5分钟；后者施隔姜灸，每次灸5～10壮，1天1次，10次为1疗程。

8. 面部美容针灸法

（1）皱纹 《医参》说："肺主皮毛，皱纹多且深，则肺衰矣。"由此可见，面部皱纹的出现，无不与皮肤老化，肌肉松弛相关联。据此，在治疗的全过程中，既要局部取穴，又要循经取穴。主穴：合谷、足三里、血海。配穴：抬头纹加上星、阳白、头维、印堂；眼角鱼尾纹加瞳子髎、鱼腰、太阳；口角放射纹加地仓、颊车、承浆。方法：施平补平泻手法，针刺得气后留针30分钟，2～3天1次，15次为1

个疗程。在针刺的同时，加灸脾俞、肺俞、膈俞5～10分钟。效果更佳。

（2）眼睑松弛　俗称眼袋。眼睑属脾，脾失运化，致使水湿潴留。采用俞募配穴法。主穴：陷谷、太白、脾俞、合谷、章门、三阴交；配穴：瞳子髎、四白、鱼腰。方法：针刺得气后，施补法，拔针后艾条灸陷谷、脾俞、三阴交，5～10分钟。

（3）太田痣　1938年太田氏首次描述一种波及到巩膜及同侧面部三叉神经分布区域灰蓝色色斑块损害，称之为眼上腭部褐青色痣。针刺局部治疗轻型颇效。取头维、太阳、丝竹空、鱼腰、四白、睛明等。方法：施平补平泻法，针后留针10～15分钟，并可酌情接通电针治疗仪，输入小量电流以增强刺激。

眼周黑圈和眼睑浮肿也可参照上法而治之。

（4）雀斑　多在5岁左右出现，随着年龄的增长而数目加多，色之深浅又与日晒有关。明代陈实功说："雀斑，乃肾水不能荣华于上，火滞结而为斑，治当六味地黄丸以滋化源。"主穴：阴陵泉、足三里、绝骨；配穴：痛经加血海、气海、中极；肝火偏亢加三阴交、大敦；血弱不华加膈俞、血海。方法：施补法，针刺得气后留针30分钟，2天1次，10次为1个疗程。

此外，在严密消毒下，采用小号火针点刺之，亦获良效。

四、体会与讨论

面部皮肤病的诊查，宏观上要深切了解脏腑、经络与面部的内在联系；微观上要善于辨识原发疹与继发疹，然后，综合繁杂的证候群，进而以寒热虚实来确定疾病的性质和病位。

但在众多的面部皮肤病中，应以阳明经作为发病的中心，阐述太阳、少阳、太阴、少阴、厥阴五经的寒热虚实。在通常的情况下，病在肤表，选用散方之剂，风热之邪，宜辛凉宣散，如浮萍、防风、薄荷、炒牛蒡子等；湿热之邪，宜芳香去湿而散，如藿香、白术、陈皮等。病在脏腑或经络；或有形征可睹，选用攻方之剂，虚而血瘀，宜补而攻血，如参、芪与三棱、莪术同用；寒而血滞，宜温而活血，桂、附与活血藤、丹参并施；痰瘀互结，宜理痰化瘀，如土贝母、山慈姑与桃仁、红花相配。病起急骤，热势迅猛或者内扰神明，选用寒方之剂，热聚化毒在上焦，宜重浊以除毒热，如焦山栀、黄芩、黄连；热波气营，宜清气以除壮热，如生石膏、知母、羚羊角等。久病缠绵或者气虚血行不畅而致虚实互见，选用补方之剂，气虚阳衰而面寒肤冷，宜补而兼温，桂、附、参、芪同投。

此外，在面部皮肤病的治疗中，针灸亦是必不可少的辅助疗法，不过，由于面部皮肤薄嫩，神经血管丰富，加之痛觉较为敏感，因而，要求针具细微柔软，选穴要少而精，手法要轻巧浅刺，留针时间可以适当延长。据笔者的临床经验，从面部皮肤病的防治与美容的角度上讲，针刺的时间可以从每周2～3次开始，10～15次取得效果后，1～2次以巩固之，巩固的时间越长，保持和改善面部皮肤的"水色"和"气色"的效果将会越好。

奇经八脉指导皮肤病诊疗之我见

《奇经八脉考》是李时珍在著述《本草纲目》之外的另一本重要专著。李氏在这本书中，对奇经八脉旁征博引，论据详实，素为后世医学家、养生家所赞赏。特别是清代叶天士将李氏论述引入内、妇科，辨证用药多有创造性发挥。笔者在两贤的启迪下，运用奇经八脉指导疑难性皮肤病的诊疗，效验恒多。

一、李时珍对奇经八脉的贡献

奇经八脉是经络学说的重要组成部分，最早散见于《内经》各篇、《难经》、《甲乙经》、《千金方》、《外台秘要》、《十四经发挥》诸书，虽有阐述，但不够系统，不够精详。李氏有鉴于此，博采众家之长，特作《奇经八脉考》，使这一理论大为丰富。诚如吴哲所说："奇经八脉，闻之旧矣，不解其奥，今读濒湖李氏'八脉考'，原委精详，经络贯彻，顿觉蒙开塞决，胸次豁然，诚仙医二家入室之指南也。"李氏《奇经八脉考》一书的主要贡献，集中反映在以下三个方面。

（一）奇经八脉循行条理化

一般而论，经脉为里，支而横行为络。经脉多行于深部；络脉多散布于浅部。奇经，奇，异也，是指有别于十二正经而言，别道奇行。比如：阳维起于诸阳之会，自外踝上行于卫，主表，譬喻为天（乾）；阴维起于诸阴之交，由内踝上行于营，主里，譬喻为地（坤），总为一身之纲维。阳跷起于跟中，循外踝上行于身之左右，主一身左右之阳，阴跷起于跟中，循内踝上行于身之左右，主一身左右之阴，譬喻东西两边，总主周身关节之跷捷。督脉起于会阴，循背而行于身后，系阳脉之总督；任脉起于会阴，循腹而行于身前，系阴脉之承任。冲脉起于会阴，夹脐而行，直冲而上，为诸脉之要冲。冲、任、督主身之前后，譬喻南北两面。带脉则横围于腰，状如束带，总约诸脉，故尔譬仿六合（上下东西南北）之中。由此可见，正经与奇经构成了人体经络的浅深、纵横及其相互既有关联，又有区别的沟渠湖泽，这种网络系统可供流溢气血，内溉脏腑，外濡腠理。

（二）八脉的病理系统化

八脉指阴维、阳维、阴跷、阳跷、冲、任、督、带。

1. 二维病 阴阳相维，则营卫和谐。营卫不谐常会导致二维为病，阳维受邪，病在表；阴维受邪，病在里；前者用桂枝汤；后者病在太阴用理中汤、病在少阴用四逆汤、病在厥阴用当归四逆汤。

2. 二跷病 总的来说，阴跷为病，阳缓而阴急。阳跷为病，阴缓而阳急。具体言之，二跷病证多发生在头目和四肢，尤以下肢居多，其重点在脑。此外，还当注意阴阳跷脉交会于目，且呈左右交叉的关系，诊疗时定要熟记这一特性。

3. 冲脉病 冲为经脉之海，又名血海。大凡逆气、里急和毛发疾病皆与冲脉的盛衰密切相关。

4. **任脉病**　任，保也，又与"妊"相通。主男女生殖器及肛门、尿道、咽喉部病证。

5. **督脉病**　督，都也，为阳脉之都纲。主脑、脊病证。

6. **带脉病**　带，绅也，……象系佩之形。主腰腹胀满、下肢不利及带下、白淫、疝气、崩漏等。

综合上述，奇经八脉的病证既包括妇科疾病，又涉及到运动、神经、内分泌等多系统疾病。

（三）选方用药规范化

《奇经八脉考》在前贤遗教的基础上，李氏将八脉病的选方用药进一步规范化。如：李氏注解二维病指出：寒热在表，有汗用桂枝汤；无汗用麻黄汤；邪在半表半里用小柴胡汤加减。……凡寒痛，兼少阴及任脉者用四逆汤；兼厥阴者用当归四逆汤；兼太阴者用理中汤。凡热痛，兼太阴及任脉者用金铃散、延胡索散；兼厥阴者用失笑散；兼太阴者用承气汤。若营卫内伤，兼夫任冲，手厥阴者宜四物汤、养营汤、妙香散等。

此外，对其他六脉病证均详尽列举了针灸和方药，为今人探索八脉病辨证用药的规律铺垫了基石。

二、奇经八脉对皮肤病诊疗的意义

奇经八脉对妇科的重大影响，世人皆知，然而，对皮肤病诊疗的指导意义，探索不多。笔者认为奇经八脉既有十二经、十五络的属性，又有十二经、十五络不可替代的特性，尤其是对某些疑难性皮肤病，若能运用奇经八脉予以指导，其疗效非同凡响。

（一）病变部位

皮肤病的发生，通常与体表经络循行和部位息息相关。从经络循行剖析，腹、胸区域属冲脉；腹旁区域属阴维；腰侧区域属带脉；头、肩区域属阳维；脊背正中属督脉；下肢外侧属阳跷；下肢内侧属阴跷；腹、胸正中属任脉。从脏腑学说立论，大凡奇经八脉与肝肾关系密切，前者是通过任、督两脉来完成；后者是从足太阳、足少阴两经来实现。由此可见，运用奇经八脉指导皮肤病辨证的核心，乃是肝与肾。

（二）疾病归纳

基于上述，肝与肾的异常常能导致众多皮肤病的发生。

1. **结缔组织病及有关免疫性疾病**　如红斑狼疮、干燥综合征、硬皮病、白塞综合征等。

2. **色素障碍性皮肤病**　如 Riehl 黑变病、白癜风等。

3. **遗传性皮肤病**　如大疱性表皮松解症（营养不良型）。

4. **皮肤附属器疾病**　如斑秃（普秃等）。

5. **与皮肤有关的综合征**　如月经前综合征。

（三）用药大法

李氏《奇经八脉考》偏于论述经络循行与病证，相比之下，对于用药大法显得过于简略。不过，叶天士和《得配本草·奇经药考》作了一些弥补。

1.**督脉药** 多系通阳刚药,如鹿茸、鹿角胶、鹿角霜、附子、肉桂、干姜、川椒、桂枝、细辛、藁本、锁阳、菟丝子、山萸肉、巴戟天、肉苁蓉及牛、羊、猪脊髓、羌活、秦艽、细辛、沉香、丁香、川芎。

2.**任脉药** 多为血肉填阴药,如龟板、鳖甲、阿胶、鱼胶、淡菜、蚌水、知母、黄柏、玄参、生地、紫河车、紫石英、何首乌、人乳、柏子仁、艾金虫、羊肉、当归、檀香。

3.**冲脉药** 多以利气通络药为主,如元胡、川楝子、香附、郁金、降香、茺蔚子、乌药、青皮、吴茱萸、小茴香、桃仁、当归、沉香、木香、竹茹、陈皮、枳壳。

4.**带脉药** 多数是固摄下焦药,如五味子、山药、湘莲肉、芡实、金樱子、覆盆子、桑螵蛸、当归、白芍、川续断、龙骨、升麻、艾叶、甘草、桃仁、菟丝子、青葙子、丁香。

5.**二跷药** 既有升阳,又有养阴,还有祛风湿、强筋骨之类。升阳有麻黄、防风、苍术、炙甘草;养阴有知母、黄柏、枣仁;祛风湿、强筋骨有虎骨、元胡、南星、甲珠、肉桂等。

6.**二维药** 既有益气补血,又有活血止痛药。如:桂枝、白芍、甘草、生姜、大枣、人参、白术、黄芪、金铃子、元胡、蒲黄、五灵脂、熟地、乳香、没药、姜黄、川芎等。

三、临床实例举要

例1 干燥综合征

李某,女,42岁。近两年来有口干、鼻燥、目涩、关节酸痛等症,日渐加重。据述人工流产三胎,刻下进食非要汤水送下不可,膝、肘关节酸痛,活动受阻,双目干涩,视力下降,时而出现结膜充血;鼻燥,偶有血痂;周身皮肤干燥,入冬则燥痒不适;性欲淡漠;脉沉细且弱,舌质红绛,苔无。证属真阴亏损,虚火内炽,血海枯竭,燥疾丛生。治宜柔肝滋肾,润燥通络,方用大补地黄丸加减:生熟地各12g,炒黄柏10g,山药15g,枸杞子12g,当归10g,肉苁蓉10g,炒知母6g,山萸肉12g,炒白芍12g,玄参10g,天、麦冬各10g,乌梅6g,龟板15g(先煎45分钟)。1日1剂,分3次水煎服。

7天后复诊,口干目涩略轻,继用上方加川续断12g,老鹳草10g,鬼箭羽12g。按方增损治疗1个月,燥症和关节酸痛均显著缓解。2个月后复查,上述诸症基本控制,关节活动自如,嘱拟原方熬膏缓缓图之,同时,鼓励患者常食银耳汤或鲜石斛泡服以巩固疗效。

按 任冲两脉同起胞中,频繁小产,必致任脉虚,冲脉衰,阴津枯燥,故在其循行区域出现口干目涩之类虚劳里急病证,方用咸寒柔润,滋阴降逆,有利于髓液填充的恢复。

例2 成人硬肿病

杨某,女,48岁。1年前,始觉颈项俯仰活动不便,继而发现皮肤漫肿发硬,且向肩背发展；自觉患处紧张，如绳所缚。病理活检报告：成人硬肿病。脉沉涩，舌质淡红，苔薄白。证属督脉空虚，风寒湿三邪乘隙杂至，经络壅蔽，气血痞塞，发为流痹。治宜益气助阳，填精补髓。处方：炙麻黄10g，炒白芍10g，川椒6g，甲珠6g，当归10g，肉桂6g，羌、独活各10g，鹿角胶10g（烊化），黄芪30g，细辛6g，川续断10g，金毛狗脊12g，桑寄生12g，枳壳6g。1日1剂，分3次水煎服。

连服15剂后，项背俯仰活动自如，周身如绳所缚的紧张感完全消失。嘱服全鹿丸（中成药），1日2次，1次6g。1个月后复查，诸羔俱平而愈。

按 督脉行正中，统率两旁。督脉空虚，外邪乘隙而人，致使脊背发生痹塞不通诸症。遵叶氏之训，选用刚药通阳之品，附子、川椒、细辛、独活、羌活、肉桂、鹿角胶等，直通督脉，阳气一振，阴寒自散，其症霍然。

例3 阿狄森病

雷某，女，41岁。据述颜面肤色灰黑已2年，近半年来，周身皮肤渐变灰黑，干燥微痒；同时，自觉气短乏力，疲惫懒言，怕冷，口淡食减，体重减轻。脉沉细，重按无力；舌质淡红，苔薄白。证属肾精匮乏，肝血不萦，致使肾之本色外露，发为黧黑斑。治宜养肝益肾，温煦冲任。处方：制附子10g，山萸肉10g，生地黄12g，鹿角胶10g（烊化），龟胶10g（烊化），肉桂6g，山药15g，白芍12g，紫石英15g，黄芪15g，茯苓12g，小茴香6g，甘草6g。一日1剂，分3次水煎服。

服药10剂后，精神较之振奋，食欲渐佳，原方加桃仁6g，丹参15g，继服3周，颜面肤色淡化且明亮。嘱按原方治疗5周后，精神振奋，肤色明亮接近正常而获近愈。

按 肝肾内损，久必延及冲任，在表，肤色黧黑；在里，阴阳两虚。本案选用阴阳同补，然其重点，仍在刚剂阳药，通理奇经，从而达到扶正、活血、通络、悦色的目的。

例4 狼疮性肾炎

定某，女，3岁。院外确诊亚急性系统性红斑狼疮（肾损害）达两年有余。刻下面色㿠白少华，下肢中度浮肿，自述倦怠乏力，食少，怕冷，腰酸膝软，偶有呕恶，夜尿多；尿蛋白（+++）；脉沉细，双尺尤甚，舌质淡红，苔薄白。证属元气虚怯，脾肾阳衰。治宜甘温扶正，填补脾肾。处方：高丽参10g（先煎兑入），黄芪15g，茯苓皮15g，炒白术10g，益母草15g，泽兰10g，鹿角胶12g（烊化），丹参10g，桃仁10g，五味子6g，金樱子15g，芡实12g。一日1剂，水煎3次服。

治疗15天后，浮肿基本消退，精神略有振奋，腰膝酸软亦见好转，步上方去高丽参，加党参12g，覆盆子15g，山药15g，湘莲肉10g，桑螵蛸10g。继服28剂，尿蛋白（±），食欲增进，夜尿、怕冷均有显著控制。仍步原方熬膏，缓缓图之。2月后复查，诸症向愈。

按 尿蛋白的长期丢失，常与带脉总束功能的丧失有关。因此，案中在扶脾益气的同时，酌加固摄下焦之品，如五味子、山药、芡实、金樱子、覆盆子等，旨在固下元，益肝肾，更能有效地控制尿蛋白的丢失。

痒的辨证与用药

痛痒是一种常见的自觉症状，由于剧烈痛痒可以影响健康和工作学习。笔者在中医理论的指导下，结合临床实践，对于痒的辨证与用药，略陈管见。

一、辨证

（一）风痒

痒的部位，通常发生在头面、耳、鼻等处，甚至遍布全身。痒感颇重，以致难以忍受。偏于热，痒感常是突然发生，并能见得形如针帽大至粟米的红色丘疹，搔破则有少许鲜血渗出，随破随收，结有血痂，很少有化腐现象，遇热痛痒更剧。若被凉风吹拂，痒感则又稍有缓解。偏于寒，痒的部位主要在头面、耳廓和手足等暴露处。其痒感发生有一定的季节和时间性，一年之中，冬重夏轻；一天之内，早晚气温偏低时较之中午气温偏高时痒感要重得多。在皮肤上还能见到错综交织如网的白色搔痕、淡红色丘疹、风团等。

（二）湿痒

痒的部位主要在下肢、阴囊、女阴和趾缝处。皮疹以丘疱疹、水疱、黄痂、糜烂为主。自觉浸淫作痒，搔破则有较多的滋水溢出，滋水糜烂，浸淫四窜并越腐越痒，越痒越腐，常缠绵难愈。兼有热邪则皮肤焮红，略有肿胀，腐痒并重；兼有寒邪则皮肤肥厚，状如牛领之皮，肤色暗红或紫红，痒重于腐。

（三）虫痒

痒通常发生在指（趾）缝、肛门、前阴和少腹以及乳房皱襞等处，个别严重时痒感也可传遍全身。白日虫毒潜隐肤内不动，夜间则辗转爬行，故痒多发生在夜间。此时之痒如钻刺难忍，搔破有淡黄色滋水溢出，具有较强的传染性。诚如陈实功所说："湿火混化为虫，……传遍肢体。"

（四）热痒

痒无定处，时而在头面，时而在肢体。其皮疹以红色丘疹、红斑为主，多数成播散性分布，部分融合成片。自觉灼热刺痒，状如芒刺针扎，搔破皮表鲜血渗出，结有血痂。偶尔也可化腐生脓，酿成疖肿。

（五）燥痒

在秋冬之间，或者老年人或者患过温热病后，阴血内守或阴虚血亏，生风化燥。症见皮肤干燥发痒，其痒感往往时轻时重，呈阵发性发作，搔后有细如糠秕状鳞屑脱落。

（六）毒痒`

《诸病源候论》说"凡药有大毒，不可入口、鼻、耳、目"，否则淫痒不止，甚则毒攻脏腑。其皮疹以弥漫性水肿性红斑为主，其次还可以发现红色丘疹、风团等。此外，患疔疮、痈疽初期，其疮顶亦有奇痒感觉，系毒热未聚的征兆。

（七）食痒

凡食鱼、虾、蟹之类动风之物，还有吃牛、马、猪、羊、鸡、狗等，食多则难消磨，故发食痒。表现在皮肤上，常有地图状红色风团、水肿性红斑、丘疹和大小不等的水疱、血性疱等，自诉心烦意乱、剧痒。若不及时治疗，还会出现毒气内攻，令人呕吐、下利、精神困倦等全身症状。

（八）瘀痒

痒感发作时，不挖破皮疹直至乌血溢流不能止痒。皮疹为暗红色丘疹、结节，有的散在性分布全身；有的凝聚结块，深入肤内；有的融合成片，状如席纹。

（九）酒痒

酒后立即或间隔不久，皮肤感觉发痒，继而发现全身性弥漫性红斑，或形如针帽状的红色丘疹，与麻疹皮疹十分相似。但是，随着酒毒从汗液、小便的排出，痒感和皮疹也随之减轻、消失，不治而愈。

（十）虚痒

全身瘙痒不止，如虫行皮中。兼血虚则皮肤干燥，痒感在夜间尤重；兼气虚则不耐六淫外邪，在寒热变迁时，均可明显诱发或加重瘙痒；兼阳虚则痒感多发生在秋末冬初，以中、老年男性多见；兼阴虚则干燥不休，皮肤干枯而不润泽，搔后有较多的细小鳞屑脱落。既往有阴伤病史患者多见。

二、用药

（一）祛风止痒

方书云"诸疮宜散"。药用杭菊花、防风、羌活、苍耳子。偏于热加丹皮、牛蒡子、浮萍、连翘、薄荷、绿豆衣、蚕砂；偏于寒加麻黄、桂枝、独活、白芷、细辛、辛夷、威灵仙等。杭菊花性味清凉，善解头目风热，热除则痒止；防风气味俱薄，性浮达表，《本经》主"大风"冠于句首，说其治风必不可少；羌活治游风，主表，甄权赞其能治"多痒"；苍耳子疏散宣通，上达巅顶，下走足膝，内通骨髓，外透皮肤，故历代医家认为本品是治疗遍身瘙痒的要药。偏于热加辛凉之品，如浮萍、薄荷、牛蒡子等，皆能入肺达表皮，散风止痒。酌加清热凉血的丹皮、生地、连翘、绿豆衣通瘀清心，以断风热内炽的后路，更助祛邪止痒之功；蚕砂祛风清热，主治风热瘙痒，若配合蝉蜕同用，功效更捷。偏于寒加辛温之品，如麻黄、桂枝、细辛、独活、威灵仙等。其中麻桂相配，发汗散寒以止痒；细辛辛温，入肺、肾两经，善祛表皮内风湿淫痒，因而，凡属某些风寒沉冷之痒，用之颇效；辛夷既是治疗鼻渊专药，又是治疗头面瘙痒的佳品；威灵仙性急善走，可导可宣，是治疗风寒夹湿所致瘙痒的常用之品，不论内服、外洗均有显效。

（二）理湿止痒

徐之才说"燥可去湿"。用于治疗皮肤瘙痒不外乎芳香化湿、辛温散湿和淡渗利湿3类。药用藿香、佩兰、薏苡仁、苍术、地肤子。兼有热者选用茵陈、滑石、白鲜皮、萹蓄、金钱草、豨莶草、汉防己、土茯苓；兼有寒者选用萆薢、槟榔、路路通、海桐皮。藿、佩芳香化浊，湿热郁蒸作痒，恃为要药；薏苡仁上清肺热，下理脾湿，凡湿热流窜肤腠作痒，皆可理之；苍术芳香力雄，外解风寒，内化湿浊；地肤子清热化湿，主要用于皮肤湿疮、周身瘙痒，内服、外洗皆有良效。兼有热邪选加白鲜皮、萹蓄、金钱草、土茯苓、汉防己、滑石等性味苦寒，清热利湿之品，对下肢湿痒尤为相宜。茵陈既是治疗黄疸专药，又是治疗热重于湿瘙痒不可多得的要药；滑石内服清热渗湿，外扑润肤止痒。兼有寒邪选用萆薢、槟榔、路路通、海桐皮等，皆能主治寒湿性瘙痒，取其祛风化湿，通络止痒之功。至于收湿止痒的外用药有炉甘石、孩儿茶、白螺壳、花蕊石、煅石膏、枯矾等，均为临床习用，兹不赘述。

（三）杀虫止痒

杀虫止痒分内服与外用两大类。内服驱虫、杀虫仅用于肠道寄生虫蛔虫、绦虫等，常用药有使君子、槟榔、雷丸、榧子、芜荑、南瓜子。外用杀虫止痒药颇多，如蛇床子、雄黄、川楝皮、藜芦、轻粉、枯矾、硫黄、大枫子、芦荟、蟾酥、蜈蚣、斑蝥等。为了充分发挥其杀虫止痒作用，必须选择恰当的剂型。

（四）清热止痒

主要指邪在气、营之间，外透，邪易走表，痒感更重；内凉，引邪入里，或留滞不去，痒亦难除，惟用清法较为合适。药用生石膏、知母、寒水石、玄参、黄芩、黄连、犀角、龙胆草、连翘。热重化毒则加山栀、野菊花、蒲公英、银花、紫花地丁；热夹湿毒则加黄柏、车前子、草薢、海金沙、金钱草；热而夹风则加青蒿、蝉蜕、木贼草、青葙子、桑叶等。不过，在具体应用中要注意各自的大同小异。大凡偏清心热用水牛角、黄连、连翘；偏肝热用龙胆草；偏清肺热用黄芩；偏胃热用生石膏、寒水石；偏清肾热用知母、玄参。对于性味苦寒较重的黄连、龙胆草、山栀之类，一要用量轻，惟恐戕伤生发之气；二要炒用，以减轻苦寒之性，并要顾及患者嫌苦，难以下喉之虑。

（五）润燥止痒

燥痒虽有内伤阴血、外受燥邪所袭之殊，但润燥止痒的根蒂乃在肝、肾两脏。常用何首乌、天门冬、麦门冬、山药、沙苑子、枸杞子、生地黄、百合、合欢皮、钩藤、龙眼肉、东阿胶、小胡麻、白芍、地骨皮、夜交藤等。据笔者体会润燥止痒中，山药、合欢皮、东阿胶三药更应多加探索。山药，诸书皆云补脾胃的佳品，惟《别录》谓其主治"头面游风"，《本草纲目》也说"润皮毛"。可见，山药确是润燥止痒的上品。合欢皮（花）解郁，活血止痒，对妇人燥痒多验；东阿胶为补血养阴要药，对男女阴血耗伤所致瘙痒尤为适合。

（六）解毒止痒

金石药品性味温烈，长期内服必致阴灼液耗，药用绿豆粉、生甘草、杏仁、胡黄连、大青叶、蒲公英、土茯苓等。其中土茯苓善解汞粉银朱之毒；大青叶能解金石药毒；杏仁制锡毒；绿豆粉、生甘草相伍，既解毒，又护心；偏于热毒用银花、漏芦、紫花地丁、蜀羊泉、蚤休；偏于疫毒用人中黄、紫草、板蓝根、马齿苋等。

（七）消食止痒

暴食鱼、虾、蟹动风发物，胃难磨腐，酿致食毒发痒。常用药有蒲公英、苏叶、胡黄连、神曲、广木香、山楂、乌药、谷芽、麦芽、鸡内金、生大黄、陈皮等。其中苏叶、陈皮偏于解鱼腥之毒；神曲、木香、蒲公英、乌药通解食毒；山楂、鸡内金偏消肉积；二芽和中消食。食消毒解，皮肤发痒也就随之消除。

此外，《从新本草》说：胡黄连"解吃烟毒"。宗此，用于某些中烟草之毒所致皮肤瘙痒，效验亦良。

（八）化瘀止痒

气滞血瘀，凝聚结块，使之经气不畅而痒。瘀而兼热用生地、蒲黄、丹皮、紫葳、甲珠、桃仁、大蓟、茜草、地榆、丹参、赤芍、郁金、山茶花、益母草、败酱草；瘀而兼湿用马鞭草、路路通、花蕊石；瘀而兼寒用三七、当归、乳香、泽兰、川芎、石菖蒲、皂角刺、王不留行、刘寄奴、苏木、血竭等。益母草，《本经》谓其"主瘾疹"。凡瘙痒与血瘀兼热，或月经不调之证本品确为良药。乳香，《别录》谓其主"瘾疹痒毒"，笔者曾试用于瘀滞结节性痒疹，水煎内服，或临用研末掺在普通膏药中心，外贴患处，2～3天换一次，常有散结止痒之效。若配皂角刺、甲珠，功效更速。

（九）醒酒止痒

李东垣说："酒大热有毒，无形之物也。"饮之或过量饮后，湿热之毒，积于肠胃。解酒之毒，一是从肌肉而解，如用白豆蔻、香橼皮、砂仁、葛花、枳椇子、西河柳、丁香、肉豆蔻、白扁豆、高良姜、煨草果、桑椹子、山楂等；二是利小便，如泽泻、猪苓、茯苓等以上下分消其湿气。其中枳椇子最能解酒热之毒，凡由酒毒而致痒，历代医家无不视为要药。

（十）补虚止痒

方书谓："诸痛为实，诸虚为痒。"因虚致痒并不少见。用补虚以止痒，要分清阴、阳、气、血虚的不同而施治，较为贴切。偏于阴虚用石斛、天门冬、麦门冬、沙参、鸡子黄、生地黄。沙参甘淡而寒，专补肺气，清肺火，故对阴虚内热所致身痒最宜；偏于阳虚用紫石英、黑附子、肉桂、补骨脂、山萸肉、沉香、巴戟天、淫羊藿、仙茅。沉香、炒杜仲性沉而降，善治男女阴下湿痒；淫羊藿、山萸肉、仙茅强阳益气。凡真阳不足的老年性皮肤瘙痒症，功效颇良；偏于气虚用黄芪、山药、白术、党参、冬虫夏草、甘草、人参。参、芪、草三味同用虽为退虚热的圣药，更是治中气不足之人瘙痒的佳品；偏于血虚用熟地黄、阿胶、桑椹子、何首乌等。首乌不寒不燥，为滋补良药，功在熟地黄、天冬之上，故凡血虚发痒皆可用之。

此外，历代本草记载虫类药、鳞介类药，如蜈蚣、全蝎、僵蚕、羚羊角、蜂房、乌梢蛇、白花蛇、玳瑁、龟板、鳖甲、水蛭等，皆为清热解毒、熄风止痒之品。特别是对风毒顽痒，用之恰当，效如桴鼓，并为临床所证实。不过，亦有部分患者服后，痒感不但不止，反有加重的现象。因此，笔者在临床应用上述诸药时，往往要询问三点：一问平素吃鱼、虾、鸡之类食品，皮肤有无反应；二问以往是否用过虫类或鳞介类药，效果如何；三问初诊小剂量用后，痒感是减轻还是加重。总之，尽量做到药贵在精，药贵对症是十分重要的。

毛发疾病的中医治疗

一、中医对毛发的认识

清代沈金鳌在《杂病源流犀烛》中说："毛者，统词。一身之毛及眉胡髭髯前后二阴之毛皆是；发者，专指但即生于头者言也。"中医学对毛与发提出了明确的区别，但由于毛所生长的部位不同，又有专用名称，比如：生长在大拇指（趾）爪甲二节后的毛，称之为"从毛"（一名三毛）；胸前部位的毛，称之为"胸毛"；腋窝部位的毛，称之为"腋毛"；腹部耻骨部位的毛，称为"毛际"；胫前部位的毛，称之为"胫毛"等。

毛与发的发生与生长，在《灵枢·五音五叶》有段原则性论述："妇人无须者，无血气乎？……冲脉、任脉，皆起于胞中，上循背里，为经络之海。其浮在外者，循腹右上行，会于咽喉，别而络唇口。血气盛则充肤热肉，血独盛则澹渗皮肤，生毫毛也。今妇人之生，有余于气，不足于血，以其数脱血也，冲脉之脉，不荣口唇，故须不生焉。……宦官者去其宗筋，伤其冲脉，血泻不复，皮肤内结，唇口不荣，故须不生，……其有天宦者，未尝被伤，不脱于血，然其须不生，……此天之所不足也，其任冲不盛，宗筋不成，有气无血，唇口不荣，故须不生。……圣人视其颜色，黄赤者多热气，青白者少热气，黑色者多血少气。美眉者太阳多血，通髯及须者少阳多血，美须者阳明多血。"这段文字叙述主要回答了 3 个问题：①周身毫毛皆有血气化生；②阐述妇人或宦官（包括天宦）无须生长的原因；③视毛发的色泽与荣枯，常能窥测气血的盛衰。

后世医籍宗《内经》之源，多有发挥，特别是《千金要方》、《寿世保元》、《证治准绳·疡医》、《医述》等，另辟毛发疾病的专论，大凡对毛发的化生来源、命名、荣枯以及功能无所不涉及，从而，构成了既将毛发视为人身仪表的外征；又可以从毛发窥测脏腑盛衰的全方位的认识。

二、毛发是人身的仪表

《杂病源流犀烛》说："毛发也者，所以为一身之仪表。"这种仪表通常反映在两个主要方面：其一，毛发命名的含义，古籍称：名，称号也，所以区别事物，而确定其分际义类也。可见凡一物名，皆有其特殊的含义。比如：发，拔也，拔擢而出也；眉，媚也，妩媚也；须，秀也，物成乃秀；髯，随口摇动，髯髯也；髭，姿也，姿容之类也。综观上述命名，既概括了毛发的仪表功能，又反映了从仪表的外征探知机体的成熟。其二，毛发荣枯验证气血的盛衰，从毛发的荣枯来验证气血的盛衰，是古人在医学史上的一大创举，至今仍然是临床医疗最方便、最直观的方法之一。《医学入门》说："肾华于发，精气上升，则发润而黑。六八以后，精华不能上升，秋冬令行，金削水枯，以致须发焦槁，如灰白色。"又如象征男性仪表健美，集中表现在毛与发，有时男子的胡须往往被视为男性特有的美，老年人的"美髯公"确实丰韵神态可赞！其他还有美眉（浓而粗长）、美须、美髯（密而厚长）、腋毛、胸毛、阴毛、胫毛的浓密乌黑，通常是男子美的标志。民间俗语"男子俏一身毛，女子俏一身孝"（指皮肤净白）颇有科学的内涵。然而，毛与发的荣枯无不与太阳、少阳、阳阴气血的多少有关，一般而论，毛发的荣润是太阳、少阳、阳明多血的缘故；反之，毛发的稀少或缺无，则是上述三经气血皆少，或气血不平衡（血多气少或血少气多）的结果。

三、毛发病十因说

明代·《医述》说："人身毫毛皆微而发独盛者，何也？百脉会于百会，血气上行而为之生发也。"意思是说，人体有百脉皆汇聚于头，血气随之上行，气血充盛，外渗于头皮，故发生秀美。由此可见，毛发的生长与荣枯，同脏腑气血关系密切，

为此，综合历代文献，撷要归纳为十个方面简叙之。

1. **肾虚说**　此说倡于《黄帝内经》。《素问·上古天真论》说："女子七岁，肾气实，齿更发长。……五七，阳明脉衰，面始焦，发始堕。……丈夫八岁，肾气实，发长齿更。……五八，肾气衰，发落齿枯……"肾藏五脏六腑之精华，精虚不能化生阴血，致使毛发生化少源，故症见脱发或发早花白。

2. **肺损说**　张仲景说："肺主皮毛，肺败则皮毛先绝。可知周身皮毛，皆肺主之。察其毛色枯润，可以觇肺之病。"肺位最高，为脏之华盖，主一身之气。肺气旺能助津液营血的宣发敷布，以养脏腑；外以营肌肤皮毛，润孔窍。肺气虚则变生诸证，其中毛发花白和枯焦，就是最常见的症状之一。

3. **血瘀说**　清代《血证论·瘀血》说："凡系离经之血，与养荣周身之血，已睽绝而不合，瘀血上焦，或发脱不生。"《医林改错》更是明确指出："……头发脱落，各医书皆言伤血，不知皮里肉外血瘀，阻塞血路，新血不能养发，故发脱落。"血瘀毛窍，经气不宣，新血难以灌注于发根而失其濡养，故而迅即出现大面积的脱发。

4. **血热说**　《儒门事亲》说："年少早白落，此血热太过也。世俗只知发者血之余，血衰故耳。岂知血热而发反不茂！肝者，木也。火多水少，木反不荣；火至于顶，炎上之甚也。热病汗后，发多脱落，岂有寒耶？"血为水谷精微所化，以奉养周身。若过食辛热、炙煿之味，或者情志抑郁化火，或者少年气血方刚，肝木化火皆能暗耗阴血，或者血热生风，风热随气上窜于颠顶，毛根得不到阴血的滋养，头发则会突然脱落或焦黄，或早白等。

5. **失精说**　《金匮要略》说："失精家，少腹弦急，阴头寒，目眩，发落，脉极虚芤迟，为清谷亡血失精。"失精家是指平素失精的男性患者，精泻过多易致精室血海为空，阳气也随精而外泻，症见阴头冷、目眩、发落等。

6. **血虚说**　隋代《诸病源候论》说："冲任之脉，谓之血海，其别络上唇口。若血盛则荣于发，故须发美；若血气衰弱，经脉虚竭，不能荣润，故须秃落。"营血虚损，冲任脉衰，均可出现毛发枯而不润，或者萎黄稀少，乃至毛发的脱落等症。

7.偏虚说 《诸病源候论》说："人有风邪在头，有偏虚处，则发秃落，肌肉枯死。或如钱大，或如指大，发不生，亦不痒，故谓之鬼剃头。"头皮空虚，外风乘虚改注，使之发根空松，濡养不足，故现斑块状脱发。

8.湿热说 《临证指南》说："湿从内生者，必旁沾酒醴过度，或嗜饮茶汤，或食生冷瓜果及甜腻之物。"说明恣食甘肥，容易伤胃损脾，湿热内蕴，循经上蒸颠顶，侵蚀发根白浆，导致头发黏腻，头发稀少或均匀性脱落。

9.忧愁说 《千金翼方》说："……忧愁早白，远视䀮䀮，流风泪出，手足烦热，恍惚忘误……。"鉴于所思不遂，情志内伤，损及心脾，脾伤运化失职，气血生化无源，故形伤在外多白发；神耗则精气内夺，故有烦劳虚热内证的出现。

10.胎弱说 古人认为怀孕七个月后，始见毛发生长，受胎之始，若禀赋不足，胎气虚怯，则神气不足，头发生长迟缓或稀少、焦枯色黄少华。清代《兰台轨范·小儿》说："发久不生，生则不黑，皆胎弱。"

综观上述论述，一方面说明毛发生长的迟缓、稀少、早白、枯黄、脱落等是多因素所造成的，为临床辨证论治提供了客观依据；另一方面说明毛发的外观可以洞察脏腑气血的部分病变所在。

四、毛发疾病的种类

从总体上讲，毛发疾病概分为四大类，即毛发稀少和脱落、多毛、毛发色泽的异常以及特殊形态毛发病等。

（一）毛发稀少和脱落

1.婴儿发少症 婴儿出生后或者在6个月内，头发稀少，略有焦黄，生长迟缓。甚至到了2岁以后乃至成年，头发仍然稀少，缺乏光泽。

2.斑秃 患者以青少年为主，往往在无意中发现头部一块至数块，形如樱桃乃至更大范围的头发脱落，严重时还有转向全秃的可能性。

3.全秃 一名普秃。一般在斑秃的基础上，相继出现眉毛、睫毛、胡须、腋毛和阴毛的脱落，重者凡生长毛发皆可脱光。

4.脱眉 眉毛的脱落，既有局限性脱落，又有整个眉毛的全脱。不过，若发现眉毛外1/3脱光，则应详细追询病史和细心体格检查，排除麻风病的可能性。

5.脂溢性脱发 这种脱发是在比较严重的皮脂溢出基础上发生的，病者以青壮年男性居多，部分患者亦可为女性。特点：脱发部位以头顶为主，呈均匀性稀少或脱落，同时，伴有头发油腻如水洗，重者数根头发粘连在一起，或者头发干燥、细软，呈毫毛状。

6.早老性脱发 又名高额。前额发际区域的毛发过早脱光，使之发际向头顶方向收缩，多数与遗传因素有关。

7.假性斑秃 一名瘢痕性秃发。在头部表现为不规则的、散在性或融合性的头发脱落，斑损区域往往还遗留稀少的残余长发，呈萎缩性外观，多与儿童时期患过头癣有关。

8. 症状性脱发　这种脱发多为内分泌障碍、结核病、伤寒病、药物和分娩哺乳等因素所引起的脱发，一旦原发性疾病治愈或者身体康复，脱发也会随之控制和恢复原貌。

（二）多毛类疾病

所谓多毛类疾病是指体表任何部位的毛密度增加、变长、变粗、变黑，其数量、质地均超过正常的界限。

1. 返祖多毛症　系返祖现象，属先天性疾病。

2. 先天性胎多毛症　分犬面和猴面两型，系常染色体显性遗传或隐性遗传。

3. 获得性胎多毛症　这种多毛症多数伴有严重疾病的存在，如癌瘤等，应予以关注。

4. 耳廓多毛症　与种族遗传有关，如孟加拉族、僧伽罗族的男性有此特征。

5. 肘部多毛症　多发生在同胞的兄弟、姊妹中但并不能证明遗传，多数在出生时存在，5 岁左右即可发展到最大范围，此后又缓慢退化。

6. 症状多毛症　往往是并发于某些疾病，多毛呈对称性分布。当原发病治愈或减轻，多毛也可消失或减少。

7. 医源性多毛症　因用药后而引起的多毛症，如苯妥英钠、链霉素、激素等。

8. 获得性局限性多毛症　某一部位长期连续摩擦、刺激、炎症、瘢痕、紫外线照射后，皆能导致多毛的丛生。

此外，还有因患卟啉病、甲状腺功能亢进、肢痛症等所引起的多毛症，应予分辨。

（三）毛发色泽的异常

作为东方民族，特别是汉族血统的人群，头发以乌黑润泽为其健康、美发的准则，因此，文中所言毛发色泽的异常含义，既要区别于乌黑润泽的头发作为病变来叙述；又要结合世界各民族的血统，具体对待，具体分辨。

1. 白发　头发变白是一种渐进性的发展过程，初期仅有头发花白，部分持续数年不再加重增多；部分继续发展，以至完全变白，呈现银发满头。对中老年人来说白发不一定都要视为疾病，很可能是老年人生理现象之一；对青少年也要区别对待，有的是少年白头无关大局；有的则是疾病的反应，应予治疗。

2. 黄发　头发焦黄，缺乏光泽与柔润，中医学认为黄发多由血热所致，诚如《东医宝鉴》所说"血盛则发润，血衰则发衰，血热则发黄，血败则发白"，此说颇合临床真谛。

结合现代医学的论述，在世界上，由于种族的不同，头发的颜色也各不相同，一般而论，头发的颜色与头发里所含金属微量元素的不同有直接关系。比如：黑色头发常是因含有等量的铜、铁和黑色素的缘故；灰白头发则是头发内含镍量的增多；金黄色头发是含有钛的结果；赤褐色头发含有钼；红棕色头发含有铜、钴；绿色头发含有过多的铜。在非洲的一些国家里，部分孩子的头发呈红色，分析其原因是由于蛋白质严重缺乏所造成的。

（四）特殊形态毛发病

1.**扭曲发** 发干扭曲，每一个扭曲处都是延其轴扭转180°，一根毛发可能出现数个扭曲点。

2.**念珠状发** 毛发干一段一段呈膨胀的梭形结节排列，状如佛珠。

3.**结节发** 在物理或化学性因素的损伤下，毛干呈结节性肿大，若过多地用温热肥皂水，或碱性热水以及不适当刷梳，易于折断。

4.**套叠发** 发干外观好象竹子，呈节段性变粗，如同竹子的竹节一样。

5.**打节发** 又名结毛症。毛发干为不规则的间隔性的卷曲畸形，有的卷曲成不规则的环状，好似绳子打成的结扣。

五、生发十五法

引起头发脱落的原因众多，其治疗方法亦是丰富多采，归纳要点，概分为内治、外治与针刺3大类十五法。

（一）内治法

1.**凉血生发法** 适用于血热生风所致脱发，患者多系年轻体壮，血气方刚，头部烘热，突然出现头发呈圆形脱发，选用四物汤合六味地黄汤化裁。

2.**通窍活血法** 适用于血瘀毛窍，新血不能养发的脱发病，患者通常伴有头痛、夜多噩梦；头部某一处无意时发现斑块脱发，重时还会出现眉毛、腋毛和阴毛的脱落等，选用通窍活血汤加石菖蒲、远志。

3.**祛湿健发法** 适用于湿热上壅，腐蚀发根的湿性脂溢性脱发。主症为头顶区域的头发均匀性稀少，潮湿，甚至彼此粘连，橘黄色鳞屑亦多等。选用祛湿健发汤（白术、泽泻、猪苓、萆薢、车前子、川芎、赤石脂、白鲜皮、桑椹子、生地黄、熟地黄、首乌藤）。

4.**气血并补法** 适用于病后或产后，气血骤虚的脱发症。这类脱发为渐进性加重，范围由小而大，严重时还会出现眉毛等的脱落。选用十全大补汤加何首乌、阿胶。

5.**滋补肝肾法** 适用于中老年脱发，特点是头发花白、焦枯、脱落，三者同时并存，病情时轻时重。选用还少丹（熟地、山药、牛膝、枸杞、枣皮、茯苓、杜仲、远志、五味子、楮实子、小茴香、巴戟天、肉苁蓉、石菖蒲）。

6.**补阳摄阴法** 适用于素有失精病史的脱发患者，主症有头发焦黄、稀少、头发大片脱落，伴有头晕目眩，男性龟头冰冷，女性梦交等。选用桂枝龙骨牡蛎汤加金樱子、黄精、桑椹子、补骨脂。

7.**补精固发法** 适用于房事劳损，脑髓空竭所致脱发，这类病者的头发、胡须黄悴或斑白脱落，肢软乏力，不任劳作等。选用地仙丹（远志、茯苓、熟地黄、生地黄、地骨皮、麦冬、菖胜子）。

8.**疏肝解瘀法** 适用于情志忧郁、多愁善感之类的脱发，两鬓处头发早白、脱落，日益蔓延加重，进而出现脱眉。选用逍遥散加麦冬、五味子、代赭石。

（二）外治法

1. **搽药生发法**　这类搽药多由白酒浸泡中药，过滤取汁，备用，每日涂 1 ~ 2 次。选方香芎发酒（川椒、白芷、川芎、蔓荆子、附子、零陵香各 7.5g，白酒 250 ~ 500ml，浸泡 7 ~ 10 天）。

2. **洗药护发法**　大凡用疏通经络气血的药物，水煎取药液，供洗头发之用，常有结发、祛脂、止痒、护发等供效。选方海艾汤等。

（三）针刺法

1. **阎氏三针生发法**　取百会、头维、生发穴（风池与风府连线的中点）为主穴；头发油腻配上星；两鬓脱发配率谷；失眠配神门、安眠（合谷与三间连线的中点）。手法：虚者补之，实者泻之，1 ~ 2 天针刺 1 次。

2. **围刺生发法**　脱发区皮肤常规消毒后，用 32 ~ 35 号毫针，呈 15° 斜刺入脱发区四周，留针 30 分钟，其间捻转 3 ~ 5 次，2 天针刺 1 次。

3. **头针生发法**　选用双侧足运区、感觉区上 3 /5，1 ~ 2 天针刺 1 次。

4. **梅花针生发法**　脱发区皮肤常规消毒后，取梅花针从外向内同心圆方式，轻巧而均匀地叩刺，直至皮肤轻微发红或者少许渗血为好，间日叩刺 1 次。

5. **垂针生发法**　在皮损区皮肤常规消毒，取 2 寸毫针，轻巧点刺皮下，针柄下垂，每间隔 2cm 刺入 1 根毫针，留针 30 分钟。

六、多途径乌须黑发

头发花白是人体趋向衰老的外征之一，其年龄界限，女性为 42 岁，男性为 48 岁。查阅中医文献有关乌须黑发的防治方法。不仅方剂多，而且给药途径也众，为今人研究乌发留下了许多值得借鉴的经验。

（一）内治法

1. **精虚血弱证**　患者以 40 岁以上中老年人居多，白发从鬓角开始，继而整个头发花白，甚至银发满头，伴有头晕眼花，腰膝酸软等。治宜补肾益脑法，选方元精丹（首乌、黑芝麻、补骨脂、生地、熟地、桑椹子、女贞子、旱莲草、胡桃肉、大枣、槐角）。因房劳损精加龟胶、巴戟天、肉苁蓉以填精补髓；因肝血不足加当归、白芍、五味子以养血柔肝。

2. **情志烦劳证**　性格内向，平素多愁善感，头发斑白，略有焦黄不泽，伴有口苦咽干，夜寐欠安等。治宜疏肝解郁，宁心安神法，选方越鞠丸合归脾丸化裁。

3. **血热偏亢证**　患者以青少年多见，头发由黄渐变花白，枕部尤为明显，部分静止数年不再增多；部分发展成少年白头。治宜凉血乌发法，选方草还丹（地骨皮、生地、菟丝子、牛膝、远志、石菖蒲）。

（二）外治法

1. **洗头乌发法**　选用榧子、桑白皮、侧柏叶、覆盆子、没食子、石榴花、五倍子、丁香、黑豆等，任挑 3 ~ 5 味，水煎取浓汁水，浸泡头发 5 ~ 10 分钟，2 ~ 3 日 1 次。上药有祛风、除屑、乌发的功效。

2. **染发令黑法** ①药汁染发，取洗净芭蕉榨取原汁，涂头发，保留5分钟，再用温水冲洗1次，3～5日1次。②染发膏，选用还春膏（新小胡桃、乳汁，小火熬膏），洗净发后，涂梳于头发上，2日1次。

3. **搽牙乌发法** 齿为骨之外候，通过刷牙搽药达到牢齿益精乌发的目的，这类方剂甚多，仅择两方：①沉香延龄散（沉香、木香、檀香、香附、白芷、龙骨、甘松、川芎、生地、荜茇、升麻、防风、当归、首乌、藁本、青盐、人参、石膏、茯苓、白蒺藜、杜蒺藜、海浮石、藿香等，研细末），每日早晚，洗刷净牙，后蘸药刷之。②变白散（大浆石榴、细辛、猪牙皂角、寒水石，研细末），临卧搽牙，勿漱，每日1次。

4. **包头染发法** 选用乌云散（诃子、百药煎、没食子、轻粉，研细末），每次取药粉5～10g，温水调成糊状，乘温涂在头发上，然后用荷叶封裹之，持续10～15分钟后，再用温水冲洗之，3～5日1次。

5. **药露乌发法** 黑发方（垂杨柳、侧柏叶、诃子皮、青胡桃皮、乌梅、新汲水、胡桃油，蒸馏取汁，备用），临卧和早晨各取药露适量滴撒于头发上。然后用梳子理顺头发。

总之，外治方法还可以举出一些，今人一方面要继承精华，为无害性染发开拓新领域；另一方面也应看到染发的效果是暂时的局限性，因此，仍应强调内治法的重要性，诚如《医学入门》所说："养生者，宜预服补精血药以防之，如张天师草还丹之类，染掠亦非上策。"

七、秀发名方举要

头发的秀美，皆由百脉会于百会，血气旺盛上行所为，古人喻之草木的华实，因此，秀发之法的重点，就在于审度津、精、液、血、气等方面的虚损，予以有针对性内治，自然能够收到有病可治，无病可防，发秀似青娥的效果。综合古今经验，简介五类内治法。

1. **宣通气血法** 气滞血瘀，遂致头发焦枯少泽，甚则发端分叉等。选方天麻丸（天麻、广木香、玄参、地榆、乌头、附子、血竭、乳香、没药、石菖蒲，炼蜜为丸），每日3次，每次3～6g。黄酒或温开水送下。

2. **滋补肝肾法** 肾精匮乏，头发斑白而少润泽，多头屑等。选方驻颜苣胜丸（苣胜子、杏仁、陈皮、细辛、附子、旋覆花、覆盆子、青葙子、秦艽、生地黄、白芷、淡大云、秦皮、桂心、生地黄，米糊为丸），每日3次，每次6g，淡盐开水送下。

3. **补脑壮髓法** 《普济方》说："发者，脑之华，髓之所养也。发生而黄悴，则脑虚，冲脉衰，无以荣养故也，须以药治之，令润泽也。"由此可见，凡遇头发黄枯少泽，均可投用药治，使之发秀呈黑光滑润。选方苣胜七子丸（甘菊花、旋覆花、白芷、茯苓、牛膝、覆盆子、旱莲子、苣胜子、枸杞子等，炼蜜为丸），每日3次，每次6～9g，黄酒或温开水送下。书云：昔日李异服此药，寿至70岁，全无白发。

4. **补心安神法** 心血不足，发无滋养，故发白如霜，枯萎似草。选方五神还童丹（赤石脂、川椒、辰砂、茯神、乳香，研细末，枣肉和丸），每日2次，每次

3 ～ 6g，空心温酒送下。原书歌云：

> 堪嗟髭发白如霜，要黑元来有异方；
>
> 不用搽牙并染发，却将五味配阴阳。
>
> 赤石脂与川椒炒，辰砂一味最为良；
>
> 茯神能养心中血，乳香分量要相当。
>
> 枣肉为丸桐子大，空心温酒十五筋；
>
> 七服之后君休摘，管教华发黑油光；
>
> 兼能明目并延寿，老翁变作少年郎。

5. 补益气血法 久病或产后，气血虚愈，则变生毛发黄白而不润黑，选方神仙琼玉膏（茯苓、人参、生地黄）加女贞子、何首乌、五味子、当归、桑椹子，白蜜适量收膏。每日 2 ～ 3 次，每次 10 ～ 15ml，温开水送下。

鼓励患者在日常生活中，应有意识地摄入猪骨汤、海藻、菠菜、瘦肉、花生米等，因为头发在生长的过程中，需要大量的蛋白质和钙、磷、镁等矿物质的补充。

八、多毛症的诊治

凡在体表的任何部位，发生毛的密度增加，毛干长且粗，色泽乌黑，皆称之为多毛症。笔者在临床实践中，接触过不少的女性患者因口唇生须而苦恼；还有的女性因手臂或小腿胫前生长浓密的长毛，使之不能穿上显露女性美的短袖衫或短裙而沮丧。

然而，引起女性多毛症的原因十分复杂，主要有特发性多毛症、营养不良性多毛症、精神紧张性多毛症、药物性多毛症等。不过，这类患者常有月经减少或闭经、乳房萎缩、阴蒂肥大以及其他女性特征的减弱或消失，并出现声音低沉和男性体态等。中医学对上述症状的认识，系由阳明内热，挟冲脉上逆，转荣唇口及其皮肤，故而多毛丛生。

（一）内治法

女性口唇生须，或有浓密的胫毛等，治宜养阴、清热、退毛法，选方净肤汤加减（生地 15 ～ 30g，天冬、天花粉、石斛各 12g，煅牡蛎 30g，紫草 15g，炒黄连、炒黄芩各 6g，玄参 24g）。加减法：鼻出血、牙龈出血加炒丹皮、大黄，重用生地；腹部癥瘕加皂刺、桃仁、三棱、莪术等。日服 1 剂。

（二）外治法

1. 散剂 选用净肤散（海浮石 10g，炉甘石 2g，研极细末），用棉花蘸药粉轻轻摩擦，以微红为度，每日 1 次；病变在唇口，将药粉调入 50% 甘油中，外搽，直至毛脱为止。

2. 膏剂 选用莹肤膏（乳香 6g，松香 100g，小火同时熔化，熬至硬软适中，备用）。用法：卧前均匀地外搽在患处，第二天早晨再用温热水轻轻洗去。

原书云：以膏贴之，次日茸毛随膏药自退，莹净再不复生。

在治愈本病后，尚需常服知柏地黄丸或丹栀逍遥丸等，有巩固疗效的作用。

泻黄散在皮肤科的临床应用

泻黄散是宋代名医钱仲阳所制，由藿香叶、甘草、石膏、栀子、防风组成，主治小儿脾胃实热证。后世医家评论该方时说：方名虽说泻黄，然而方中药物，并无攻实泻下之品。因为钱氏制方十分重视后天脾胃的生生之气，不投苦寒克伐之药，仅用石膏、栀子以清气血两燔之热，加防风和表，藿香和中。全方之妙还在于蜜酒合炒以培补中土水谷精气，进而增强中气旋转斡运的生理功能，使之中热得泄，伏火潜消，自然能够收到不清之清，不泻之泻的效见，犹如兵家用兵，纵越度舍，卒与法令，洵非虚誉（冉雪峰语）。

基于上述医理，我将泻黄散广泛用于皮肤病的治疗，效验恒多，略举数例，以窥一斑。

一、多腔性湿疹

凡在人体的自然开口处，如眼、耳、鼻、口、乳头、脐和前后阴，经常出现红斑、丘疹、丘疱疹、渗出糜烂和橘黄色痂皮。缠绵反复，颇难根治。这类皮肤病以青年女性居多，素来脾胃禀赋薄弱，湿热阻于中焦，循经上壅清窍，或者下注浊孔，遂发斯疾。以泻黄散为基本方，随部位加引经报使药。如眼区加谷精珠、杭菊花；耳区加柴胡、黄芩；鼻区加桔梗、枇杷叶；口区加升麻、土炒白术；乳头区加柴胡、青皮；脐区加茵陈、白芍；前阴加赤茯苓、炒杜仲；后阴加炒枳壳、熟大黄。

二、口周皮炎

部分中年人在口唇四周，连续不断地发生丘疹、丘疱疹、脓疱和不易消退的红斑，糠秕状鳞屑落之又生，凡此种种表现皆属口周皮炎的范畴。究其病因，主要是脾胃实火上扰，表现在脾经开窍的口唇区域，经常出现皮疹。投用泻黄散加黄芩、荆芥，既清又透，湿化热除，皮疹就能得到控制和痊愈。

三、痤疮

进入青春发育期，大多数青年男女，主要在颜面部位出现轻重不等的酒刺，加上皮肤油腻；病虽小疡，令人烦恼。清代名医沈金鳌曾说：颜面诸疾，皆从胃治。胃经实火，内不得清，外不得泄，郁于肤表。故用泻黄散加红花、凌霄花以清宣肺胃之热，切中病原，疗效卓著。

四、日光性皮炎

在盛夏酷暑季节，皮肤遭受到阳光的强烈照射，轻者皮肤潮红，自觉灼热刺痛、刺痒；重者皮肤起疱，甚则糜烂。这是由于偏亢的阳热外邪，激惹气血沸腾，形成气血两燔，故见皮肤焮红，痛痒相兼。口服泻黄散加青蒿、冬瓜皮、绿豆衣、赤小豆，取其清中有利，导热下行，暑热之邪有了出路，皮疹也就随之而愈了。

此外，对夏季皮炎、痱毒、单纯疱疹、大漆皮炎、手足口病等皮肤病，亦有较好的疗效。

薛己应用小柴胡汤治疗皮肤病

明代名医薛己（立斋），通晓内、外、妇、儿、眼、齿诸科，并多有发挥，一生论著颇多，主要有《外科发挥》、《外科枢要》、《疬疡机要》、《口齿类要》等，其应用小柴胡汤治疗皮肤病颇多经验。

一、疮疡之生，求本寻源

今论疮疡多宗《素问·生气通天论》"营气不从，逆于肉理，乃生痈肿"之说，似成定论！然而，疮疡之生，多在局隅一处，很少发于全身；况且不少皮肤病的发生，并不一定都要涉及或者影响脏腑、卫气营血的运行，因此，疮疡之生，应从多方面去求本寻源，方能获得准确辨证论治的真谛。诚如《华氏中藏经》所说："痈疽疮肿之所作也，皆五脏六腑蓄毒不流，则生矣。非独因荣卫壅塞而发者也，其行也有处，其主也有归。"这就是说，疮疡发生之根本原因是脏腑蓄毒，而脏腑与体表之间，通过经络而紧密相连。所以薛己说："发于喉舌者，心之毒；皮毛者，肺之毒；肌肉者，脾之毒；骨髓者，肾之毒；发于下者，阴中之毒；发于上者，阳中之毒；外者六腑之毒，内者五脏之毒"（《外科发挥·脑疽》）。所谓毒者，古人谓邪之胜也。由此可见，皮肤体表的各种病变，常能窥视脏腑邪正盛衰，从而反映出疾病的演变过程。有鉴于此，薛氏在上述四部书里，多次阐述小柴胡汤治疗皮肤病的一些基本规律。为了叙述方便，归纳如下。

1. **因怒伤肝所致皮肤病** "因怒胁下作痛"（肋神经痛）；"妇人素性急，患遍身瘙痒……"（皮肤瘙痒病）；"因怒，唇口肿胀，寒热而呕……"（血管神经性水肿）；"暴怒，而患前症"（舌痛）。

2. **因肝血风燥（包括肝火、血燥）所致皮肤病** "眉间痒，或毛落"（眉毛、头发脱落）；"一男子便痈已溃，而痛不止，小便秘涩，此肝火未解也"（性病性淋巴肉芽肿）；"两手背结一疣，如大豆许，两月渐长寸许。又两月余，又患数枚……"（寻常疣）；"一身起疙瘩搔破，脓水淋漓，若寒热往来者，肝经血虚而有火也，……"（痒疹）；"一女子十三四或十六七，而天癸未至，或妇人月经不调，发赤瘰痒痛，此属肝火血热……"（月经疹）；"一儒者身发疙瘩，时起亦晕，憎寒发热，服疬风之药，眉落筋挛，后疙瘩渐溃，日晡热盛，肝脉弦洪，余脉数而尤力，此肝经血虚风热也"（药疹——大疱性表皮松解形）；"一男子两掌每至秋皮厚皱裂起白屑，内热体倦，此肝脾血燥，故秋金用事之时而作，……"（皲裂症）；"一男子唇舌生疮，口苦作呕，小便淋涩，此肝脾火动"（唇炎、舌疮）；"一妇人耳内肿痛，寒热口苦，耳内出水，燃连颈项，饮食少思，此肝火甚而伤脾也"（中耳炎合并外耳道湿疹）。

3. 因肝阴血虚所致皮肤病　"一儒者，阴茎腐烂，肿痛不止，日晡热盛，口干体倦，食少欲呕"（龟头炎）；"一妇人性燥患瘰疬作痒，脓水津淫，寒热口苦……"（泛发性湿疹样皮炎）。

4. 因肝脾湿热所致皮肤病　"一男子溃而肿痛发热，日晡尤甚……"（软下疳）；"松江掌教翟立之素善饮，遍身疙瘩，搔起白屑，上体为甚，面目燃肿，成疮结痂，承浆溃脓，眼赤出泪，左关脉洪数有力……余谓肝火湿毒"（急性皮炎类）；"一女子十三岁，善怒，遍身作痒出水……"（急性湿疹类）。

综见上述所引薛氏原案可以看出，凡用小柴胡汤所治皮肤病，既体现了"其行有处"的一面；又明示了"其主有归"的一画。前者是言体表病位，后者是说发病因素。这些表现在外的部位，从案中所述有口舌，有耳廓，有眉目，有胁肋，有外阴等；发病因素有二，其一肝胆本身病变，如肝火、肝胆风热、肝阴虚、肝血不足、暴怒伤肝等；其二肝与他脏的克侮病理变化，如肝脾湿热、肝肺阴虚、肝脾血燥以及热入血室。从薛氏这种分析归类的方法，充分说明凡为疡医者，必须精晓内科杂病的辨证精髓，不能仅仅停留于清热解毒之剂和刮杀之术。

二、读书明理，善立新意

通读薛氏外科四论，深感读书明理的重要性。书中所列每个病证条目，均是扼要论述其脉因证治，内容翔实，选方适用，读后颇受启迪。这里，仅以小柴胡汤为例，剖析薛氏是如何运筹在握地应用于临床，多获效验。

据粗略统计的印象，薛氏以小柴胡汤为主化裁，治疗皮肤病所出现的次数居四论其他方剂之冠。其中以小柴胡汤为主先后有 15 次，而以该方为基础演绎的方剂达16 首。

薛氏为什么如此重视小柴胡汤呢？他说："若表不已，渐伤入里，里又未大甚，而脉在肌肉者，宜以退风热开结滞之寒药调之。或微加治风，辛热亦得，犹伤寒在半表半里，而以小柴胡和解之意也。"《外科发挥》很明显，薛氏在这里所说半表半里，是他将《伤寒论》辨证的原则引伸到疡科，这是十分难能可贵的。如果再深入分析一下薛氏对小柴胡汤的论述，那么更能体现他读书明理、善立新意的独到之处。其一病位：表不解，渐伤入里，而里证又不重，按脏腑、经络、皮毛来分，病在经络，按开、阖、枢来分，病在枢；按六经来分，病在少阳，按邪正来分，病邪游走于邪正之间；按薛氏本人所论，脉在肌肉，即指病在肌肉，进而提示病在脏腑之表，腠理之里。其二药性：一般而论，柴胡解表，黄芩清里；半夏、姜和胃；人参、大枣扶正以御邪入里；甘草调和诸药。薛氏在用量上不同于《伤寒论》，他将解表药与清里药用量同等，取其解表与清里同时并举，意于在和。"微加治风，辛热亦得"，这是薛氏难得的体会，因为肝胆本脏特性所决定，只能微加，否则，重用风药，复伤阴血。从以小柴胡汤为基础所化裁的16首方剂来看，绝大多数偏重于清法，而所加治风和辛热诸药，不仅药味少而且用量亦轻，真可谓微在"微加"二字。如半夏左经汤中干葛、细辛、防风；大连翘饮中荆芥、防风；栀子清肝散中川芎、牛蒡子；清肝解郁汤中川芎、陈皮等，其用量多数在 1 ~ 3g 之间。

结合两个具体医案来分析，薛氏师于古人，又不拘泥于古人的学术思想，就会更能体会薛氏善读古书，得心应手于临床的学术风格。

案一："一女子赤晕如霞，作痒发热，用小柴胡汤加生地、连翘、丹皮而愈。大凡女子天癸未至，妇人月不调，被惊恼，多有此病"（《薛氏医案选·疠疡机要》）。

案二："一女子赤晕作痒，寒热发搐，服风药身发疙瘩，搔破出水，此肝血风热之症"（《薛氏医案选·疠疡机要》）。

从两案主要证候综合推测，可能是类似月经疹的皮肤病。鉴于两案均有"发热"与"寒热"，用小柴胡汤治之，仍宗《伤寒论》之意。但是两案皮疹赤晕，皆由肝火血燥所致，然而，医者不审，误认为风，服风药后导致抽搐变证的发生，这就是薛氏反复强调风药只能微加的道理。不仅如此，薛氏在论中再三提醒："余谓肝火血燥，风药复伤血为患也"（《疠疡机要》）。因此，凡肝血热之症，均应以小柴胡加生地、连翘、丹皮之类清热凉血，热去则血宁，血宁风自灭。

三、守常知变，方多中病

诚然，薛氏外科四论不是专为皮肤病而设，但是他对皮肤病的认识和治疗，确有许多宝贵的经验。痒是皮肤病最常见的自觉症状之一，薛氏论痒，既有守常的一面，但更多的是知变的一面，深入探索他知变一面的真知灼见，对今人颇有助益。

薛氏论痒包括以下3个方面。

1. **部位** 膀胱阴虚，痒在臀、背间或项间；肝经血虚，痒在阴囊间及股内；肝经阴虚湿热，痒在阴囊并有重坠感；风邪所伤，痒在面目；肝胆血燥，痒在眉间等。

2. **感觉** 痒而发热属脾虚风热；痒而作痛属风热；痒而兼肿属血风。

3. **时间** 痒发秋冬为肝脾血燥虚热；痒发考试之后为劳伤元气，阴火内炽；痒发暴怒之后为肝火逼血妄行；痒后服风药，痒之更剧为肝血风热等。

此外，论中还对痒发生在黏膜，如茎阴中有作痒、鼻中作痒等均有描述。薛氏这些精细的观察，为立法用方遣药订出了比较具体而客观的指标。

基于上述认识，薛氏对瘙痒病的治疗，仍然本着"表里俱解而不消者和之"的原则。除前面所说小柴胡汤主治范围的众人之见外，再看看他是如何运以匠心，试举以小柴胡汤化裁的治例说明之。

"一妇人素性急，患遍全身瘙痒……后大怒吐血，唇口牵紧，小便频数，或时自遗，此怒动肝火而妄行也。用小柴胡汤加山栀、牡丹皮而愈"（《外科枢要》）。

"一男子唇舌生疮，口苦作呕，小便淋涩，此肝脾火动，以小柴胡汤加山栀、酸枣仁、远志、麦门，诸症渐愈"（《口齿类要》）。

两案皆有肝火妄动，前案病危，速用苦寒以沉降，后案病缓，故用甘酸以柔润之。

其他诸如作痒发热，用小柴胡汤加生地、连翘、丹皮；身发疙瘩，误服风药，痒之更重，用小柴胡汤加牡丹皮、酒炒黄柏、知母；遍身发痒，夜间尤重，兼有恶梦呓语为热入血室，用小柴胡汤加栀子、生地黄；血虚而痒，用小柴胡汤合四物汤；气虚而痒，用小柴胡汤合八珍汤，等等，不胜枚举。

总之，薛氏对小柴胡汤的运用，其指导思想诚然如他本人所说："大抵七情皆能动火，各经之热亦异，当分治之"（《外科发挥》）。况且，小柴胡汤是和剂之代表方剂，其特点是发表之药少，安里之药多。若热则微清之，若虚则微补之，使之邪气不壅，并令其次第而出，故能病除身安，邪祛正复。

简论《外科正宗》的学术经验

一、治学严谨，医德高尚

陈实功（公元 1555～1636 年），字毓仁，又字若虚，崇川人（今江苏南通），是一位治学严谨、医德高尚的外科学家。他认为医生必须具备较高的文化素养，孜孜不倦地学习专业知识，才能明白医道，机变应心，临证自无差错。他待贫苦患者小仪送医送药，还量力微赠，以解决其生活上的困难。

陈实功重视历代医学家的经验，结合自己 40 余年的临床实践，撰写《外科正宗》四卷。《外科正宗》按总论、病名、治法、病例、方药的顺序论述疾病，条理清晰，十分完备，基本收集自唐到明代的内服外敷有效方药。后人评价其为"列证最详、论治最精"的外科专著，是一本总结明代以前外科成就的重要文献。

二、列证最详，论治最精

中医外科古代称为"疡医"，内容包括肿疡、溃疡和皮肤病之类。陈实功对疮疡辨证论治的学术经验，简要论述如下。

疮疡的发病原因，陈实功认为一是"七情"干扰脏腑，"皆耗一身元气之萌蘖也"（《外科正宗·痈疽原委论》）；二是六淫戕伤气血。不过，外邪伤人与人正气虚弱有关，陈氏说："此六淫者，皆从外而入之，体实之人遇而不中者有，体弱之人感而随发者多"（《外科正宗·痈疽原委论》）。此外，厚味无忌，劳伤纵欲，也能阴消脏灼而伤人。对此，陈氏告诫说："所生是疾者，不超于藜藿尽属于膏粱。谁识膏粱味短不及藜藿味长，凡知病者，当远之避之，择而用之可也"（《外科正宗·痈疽原委论》）。外科疾病的辨证，首要是分清疮疡的属阴属阳和五善七恶。所谓阴阳，是指疮疡的局部形证，如阳证，初起高突，根盘收束，七日刺痛，二七化脓，脓泄肿消，腐脱新生；阴证，初起形僵，根盘散漫，体酸隐痛，难以化脓，脓液臭秽，难脱难敛。五善七恶是指脏腑功能失调的状态，对于判断疮疡预后，至关重要。

外科疾病的治疗，陈实功特别强调脾胃饮食营养的重要性，反对滥用寒凉攻伐药品，损害脏气。他说："诸疮全赖脾土，调理必须端详"（《外科正宗·痈疽原委论》）。在具体治疗中的指导思想为："通多不足秘多余，热实寒虚分证治"（《外科正宗·治病则例歌第八》）。也就是说，由于病因的多种多样，治法也应变幻无穷，总的来看，可从"热与寒"、"通与秘"去推敲，去应变，不要偏执一方一药。比如：表证恶寒，宜用荆防败毒散；里证发热，可用内疏黄连汤；疮热已成，用托里消毒散；脓溃难敛，用十全大补汤；溃后虚热，用人参养营汤；寒湿结肿，用木香流气饮等。由此可见，陈氏治疗疮疡的法范正轨。

但是，由于"疮疡有数百种，难以都陈"，"学者若精灵，万事皆通切"（《外科正宗·治病则例歌第八》）。陈实功结合外科疾病的特点，进一步提出了由七情、厚味、房欲所致的表实内虚的疮疡宽治；六淫、失调、过劳所致的气血相凝或者袭于经络的疮疡猛治。

《外科正宗》论述的皮肤病，初步统计约有60余种，基本上概括了常见皮肤病。陈实功在临证中是以皮损形态为诊查的客观依据，在这一方面为我们提供了借鉴资料。如麻风：面发紫疱，遍身如癣，眉毛发脱，足底先穿；女阴瘙痒：阴器外生疙瘩；阴囊湿疹：疙瘩顽麻，破流脂水；牛皮癣（神经性皮炎）：如牛领之皮，顽硬且坚，抓之如朽木；脓窠疮：先从小疱，后变脓疮；油风：脱落成片，皮肤光亮；白屑风：渐生白屑，叠叠起飞，脱之又生；漆疮：疹现皮肤，传遍肢体，皮破烂斑，流水作痛；痱痤：密如撒粟，尖如芒刺。从上述所列常见皮肤病的损害形态，足以证实陈实功对皮损形态的观察和描述是很准确的，虽然只是寥寥数语，但确有"画龙点睛"之妙，要是没有长期的细心观察和丰寓的临床经验是做不到的。

疮疡病后调理的方法，陈实功专门写了两节："调理须知"和"禁忌须知"，在这两节里，陈氏从季节的变迁、饮食的温凉、住房的清洁、食品的选择等方面都作了详尽论述。夏热坐卧不可当风，冬寒起居常要温和；脓溃之后，生冷硬物一概禁之，否则脓难成，疮难敛。饮食当香燥甘甜，粥饭随其喜恶，不能过饱，宜少、宜热、宜稠，容易消化而无停滞。同时举出许多食品与疮疡病情的恢复有关，在患病期间应当有所禁忌。这些食品是：引起作渴的有牛、犬、腌腊；损胃伤脾的有生干瓜、果、梨、柿、生菱、枣等；动风发痒的有鸡、鹅、羊肉、蚌蛤、虾、蟹等。油腻、煎炒、炙、咸、酸、厚味之类的饮食也要少食或不食为好。陈实功在强调饮食禁忌的同时，并不主张什么都要禁忌，什么都要禁死，他在"饮食何须戒口"一节里阐述："饮食者，人之所赖以生养，必要适其时而食之，如人之病中肿疡时自然疮伤胃气，诸味不喜，直待溃后脓毒一出，胃气便回，方欲思食，彼时但所喜者，便可与之以接补脾胃。如所思之物，不与，此为逆其胃气，而反致不能食也"（《外科正宗·痈疽原委论》）。这就说明了不适当的戒口，可以影响食欲，进而损害胃气，不利于气血的冲和康复。陈实功的这些意见是非常正确的，可以帮助纠正某些医生不适当禁忌饮食的倾向。在今天看来，仍然是有一定的现实意义。

三、总结经验，治外多创

陈实功在自序中说："治外较难于治内何者？内之证或及其外，外之证必根于其内也。"这就是说，外科较难于内科，因为内科可以通过内治解决问题，外科仅仅依靠内治而无外治，仍然不能达到治疗的目的，正如清代徐灵胎所说："外科之法，最重外治。"陈实功重视外治的学术见解，纠正以往多偏于内治，忽视外治的不良倾向。在外治方面，陈实功不仅留下了许多有效的外治药方，而且留下了在当时看来颇多创见的外治方法。陈实功所制外治药方的一个显著特点：相互配伍，轻中取巧。比如：当芎汤（川芎、当归、白芷、甘草、龙胆草）治阴痒。药只五味，在辛温之中佐以苦寒，取其辛能散，寒能清，然辛多于寒，故可止痒。还有蛇床子汤（蛇床子、当归、威灵仙、苦参）治肾囊风；洗痒疮方（苦参、猪胆）等。同是止痒药方，不仅药味少，而且配伍精当，真可谓轻中设巧。由此可见，凡是止痒，性味多辛温、辛热之类的药物，取其疏表宣散，痒感可除。如见皮肤红肿，状如火丹，则用性味苦寒、咸寒、甘寒之类的药物；如火丹用柏叶散（侧柏叶、地龙、苍柏、黄芩、赤芍、轻粉），还有如意金黄散等。诸如上述类似外治药方颇多，不胜枚举。

在外治方法方面，陈实功创见颇多，贡献很大，也叙二三。

针法：针法来源始于《素问·病能论》。该论说："痈气之息者，宜以针开除去之。"可见，切开放脓的手法在古时就有。陈实功在学习古人经验的基础上，又注意从实践中总结，明确提出用针决脓的方法。陈氏说："脓既已成，当用针通，……肿高而软者，发于肌肉，脓熟用针只针四分；肿下而坚者，发于筋脉，脓熟用针只针六七分；肿平肉色不变者，毒气附于骨也，脓腐用针必须寸许方得是脓"（《外科正宗·痈疽原委论》）。正是由于化脓部位的不同，针刺决脓的深浅也不一样。如果脓成不用针决之，那么"腐溃益深，脓口难敛"，一旦脓成肉厚难以外溃，陈氏是主张早用当脓针头点入寸许，开窍发泄脓毒。脓出不畅，陈氏更主张扩创以畅通脓管，有利于脓液的顺利排出。这种扩创术，陈实功描述说："针钩向正面钩起顽肉，用刀剪于原剪开寸许，使脓管得通流，庶疮头无闭塞"。（《外科正宗·治法总论》）。总之，陈实功对外疡疾病治疗的基本要求是，"凡欲消疮，先断根本，次泄毒气，使毒自衰，无得内攻为妙"。

拔吸法：《史记·孙子吴起传》说："卒有病疽者，起为吮之。"这是说吴起爱兵，当士兵患疽脓在深处，排出不畅，吴起用口吮吸。后世嫌其不洁，又多以重手用力挤压，患者痛苦不堪。到了明代，开始用药筒对顶拔提。具体方法："药筒预先煮热，对死窍合之良久，候温取下，如拔出之物，血要红而微紫，脓要黄而鲜，此为血气营运活疮，其人必多活。"这是陈氏创用药物煎煮竹筒，使吸引法有了新的改进。

摘除法：在五官科的疾病中，陈氏治疗鼻息肉，除了药物外，还主张手术摘除，并且增造了摘除鼻息肉的工具。

此外，对脱疽"用头发十余根缠患指本节层处，绕扎十余转，渐渐紧之，毋得令毒改延良肉"的截肢法（《外科正宗·痈疽脱疽总论》）；对自刎断喉抢救，"急用丝线缝合刀口，撒上桃花散，多掺为要"的气管缝合法（《外科正宗·痈疽救自剔断喉法》）；还有咽喉和食道内铁针摘除（《外科正宗·误吞针铁骨咽喉》），以及痔赘挂线、绷缚背疮、棉垫法治疗痈疽内肉不合等外治法，对后世都有很深的影响。清代各种外科著作，如《外科大成》、《医宗金鉴·外科心法》等书，采录陈氏的有效方药很多。数百年来，《外科正宗》这部书，一直被认为是外科医生必须学习的重要文献，其学术上的地位也可想而知了！

万密斋外科学术思想概要

医学论述

读《万氏秘传外科心法》后，耳目为之一新，一扫以往疡医重刀针技能，轻医理贯通的偏见。万氏潜心研究中医外科，阐发医理精当，描述病症准确，治疗颇多独创，促进外科学术发展，不愧为一代疡医名家。

一、业疡医，精通医理

中医外科古称疡医，虽然早在《周礼》就有专科建制，但业疡医者多数是师徒相授，父子相传，探索岐黄精义少，满足一技之长多，长期的因循守旧，桎梏了中医外科学术的发展。万氏善于从古代医籍中，既领悟其常，更悟其变。比如：将皮肉筋脉喻为脏腑枝叶，生动具体地反映了内脏与体表的内在联系。疖，热发肌肉之上；痈，热发脏腑之间；疽，毒流骨髓。这样层次分明，揭示病有深浅，毒有轻重。又如《圣济总录》倡五善七恶学说以来，历代外科专著均有论述，然而，阐发此说简明扼要，中肯实用者，莫过于万氏之所言。五善：一善饮食知味，二善二便均调，三善神清语明，四善脓鲜不臭，五善起居如一。七恶：一恶视目，二恶看型，三恶痛极，四恶气喘，五恶语颠，六恶混泻，七恶脓臭。与此同时，万氏还将常见疡疾编为诗词，便于习诵，书中有"蛇头疔诗"、"癞头疮诗"、"夹腮诗"、"赤游风诗"、"核疳诗"、"上疳疮西江月词"、"重舌西江月词"、"七律"、"脐上疮七绝"、"软疖七绝"等。从这些诗词看出万氏极重视外科医理，谓"穷究医书，药乃百草根苗，医为九流魁首。重医者，视疡科为圣训，吝财者，视次道为儿戏。凡我子孙，及家后医，细心诊查，寒热虚实，修合药品，辨别君臣，庶不差谬，学者须当自操"，明确指出中医外科在医学中的重要地位，疡科医师必须掌握系统的中医理论知识，临证才能辨证用药精当。

二、细诊察，善辨虚实

万氏书中所列外科病证108种，在文字上描述准确，图像中明白标出。这种图文并茂的撰写方法，反映此书无不是万氏通过望、闻、问、切的精细诊察，在取得大量感性认识的基础上，再经过整理而成。万氏诊察外疡的方法，表现在以下三个方面。

1. 病位 —— 重脏腑经络 万氏新绘图形，分为面图、背图、侧图等三大部分。面图举39症（不包括小儿面图9症），多为少阴、太阴等经循行区域，依脏腑定位以心、脾、肾居多，主阴、主里；背图举16症，多为太阳、督脉等经循行区域，按脏腑定位初期在肺，后期在肾，主阳、主表；侧图举23症，多为少阳、厥阴经循行区域，据脏腑定位在肝、胆，主半表半里，为辨别疡疾的虚实提供诊断依据，从而避免外疡疾病只知刀针外治，不懂调治脏腑功能的局限性。

2. 病因 —— 察内虚外实 万氏说："百病皆自内发于外。"所谓内，指内脏亏虚，是起病之本；所谓外，既言体外形征，又言外因实邪，这种正虚邪实的病因学说，贯穿在《外科心法》的始终。为了叙述方便起见，内虚分脏腑之虚、酒色之虚、失调之虚。大凡外疡重症都与上述三虚有关，只不过偏重于某一虚而已。因酒色过度，遂致毒流肌、筋、骨或肝、脾、肾而成的有下背发、腰背发、小便毒、痔漏、脏便痈、手心毒等。因心、肾阴亏，郁热不伸，内蓄受湿，外伤皮肤而成有蝼蛄串、中搭手、对口、囊发、手背发、顶痈、耳门痈等；因失调之虚，既有男性由行房而为风热所伤，又有女性由行经而风热所搏，此外，在妇人四症篇中，分别指出月经调治失宜、月经未住行房、产后未满交合、产后保护不慎等皆能导致血风疮、阴蚀之类的杂症。外实，总括六淫和炙煿厚味，然而六淫之邪所伤，尚有比较固定的规律可循，病变在头面部，风热居多；病变在二阴等处，湿热下流常见。

3. 疮形 —— 视散漫收束 历代外科名家都把疮形的观察，作为辨证论治和判断预后的客观依据。万氏说："疮形平没，此危症也。"不仅如此，万氏对外疡局部形征有过许多逼真的描述。蝼蛄串"其形如蜻蜓，头短尾长，不破不已。如溃破，若不断其脓水，自肩井贯串至肘臂之上，贯而串，串而三焉"。鹤膝风"初起如拳，久如盘样"；鱼口者"开而不合"；瘤者"如李如桃，而形状不同，如瓜如瓠，而名色不一"等。

三、量病势，方多玄机

万氏既重视内治，也注重外治，在强调早期手术的同时，又反对滥施刀砭，对外科发展有一定影响。

1. 内治法 万氏说："凡治痈毒，初宜解毒拔毒，既溃，宜排脓定痛。如未溃时，不可服热药，既溃时，不可服凉药。"万氏此段论述堪为痈毒内治大法垂范。通过对总论大法列举的30个内治方的剖析，比较深地体会到：①外疡初期的解毒、拔毒，药用甘平或苦辛居多，如千金托里散、败毒散、忍冬花酒等方，常用荆芥、羌活、独活、川芎、桔梗、柴胡、银花、连翘等药，很少用大苦大寒之味，贵在疏通气血，内无气血壅滞，脏腑调和，肌肉轻快，痈从何来。②外疡脓成，宜"大补气血之剂，厚脾胃，滋补根本，如此则脓易作，而热易宣"，"脓血既成，以长针开之"，药用甘温扶脾为主，如内托散等，喜用人参、黄芪、当归、肉桂、白芷、浙贝母、防风、陈皮、白术、甘草等。总之，万氏内治诸方归纳起来，初期用羌活、川芎、荆芥、防风、柴胡、桔梗等芳香通气之品，能运补药之力行于周身，开通三焦与经络的滞气；中期脓成用白芷、川芎、皂角刺、肉桂等甘温窜透；更助参、芪之力，促使脓毒早溃，避免大苦大寒之味戕伤生发之气。通过上面的分析，万氏制方玄机；跃然纸上。

2. 外治法 包括药物外治法和非药物外治法，万氏公开了大有神效主治多种外疡的秘传太乙万灵膏、十八味生肌散、神仙去毒一扫丹、神仙敷毒失笑饼等，笔者坚信，随着《万氏秘传·外科心法》一书的刊出，研究上述外治方剂的人也会随之多起来，这些方剂将会如同"万氏牛黄清心丸"一样在外疡外治中增添新的武器，广为流传。这里，要特别提一下万氏非常推崇的发背、搭手、对口等外科重症初起阶段必用的"海马崩毒法"，从书中原始记载推测，类似热敷法，现时的临床实践证明，连续热敷确有消炎止痛的功效；其次，灸法也为万氏所喜用，书中灸法分四周灸法和穴位灸法两种，大凡外疡初萌皆可用之，有移毒浅出的效果。万氏对于那种痈疽深浅不辨，频用烂药，滥施钩割的庸医，斥为毒手。万氏说："吾见今之针发背者，专行钩割，去其筋膜败肉，更加痛苦，此岂仁人之术哉"，同时警告患者"切勿听此毒手，自取危笃"。正因这样，万氏在书中，多次提到切勿妄行钩割，慎之慎之，"频用烂药，甚至钩割，自取丧之，可不惜哉"，今日的外科工作者应当引以为戒。

银屑病外治法的历史与现状

银屑病俗称牛皮癣、松皮癣、白疕、干癣等，是一种常见而难治的顽固疾患。在以往的文献中，偏于内治居多，外治法的论述甚少，其实，在银屑病某一阶段的残留皮疹，恰当地选用外治法，见效颇速。为此，从外治法的角度，摘要地予以历史性回顾和现状探索。

一、历史性回顾

中医古籍浩如烟海，然而，反映中医治疗学的全盛时期，当推隋唐，所以，选《千金方》、《千金翼方》、《外台秘要》三部巨著作为基础，摘录治松皮癣等外治方149首（剔除重复），其中复方80首，单方69首。

复方的组成包括杀虫攻毒、破瘀化结、祛风散寒、清热燥湿、腐蚀收敛、润燥柔肤和其他等7个方面。按出现频率较高的中药有：轻粉、硫黄、羊蹄根、水银、樟脑、斑蝥、南星、乌头、苍耳子、苦参、黄连、地榆、乌梅、杏仁、黄丹、大枫子等127种。

单方除在复方中出现外，重要的单味药有：姜黄、酱瓣、牛李子、莨菪、桃叶、蟾蜍、瓜蒂、狼毒、川楝根、韭根、蛇舌草、猫眼草、石榴皮、白果仁等28种。

上述众多药物，根据病情需要，分别配制成粉剂（散剂）、膏剂（含硬膏、糊膏）、酊剂、水洗剂、沥剂等。作为基质来说，通常用蜜调、醋调、植物油调、植物自然汁和茶叶水调。膏剂调配的基质有猪脂、羊脂、熊脂和植物油。

非药物外治虽然记载不多，但从一些零星的记载，如《千金方》有灸癣法 2 则；《外台秘要》有先用针砭癣上，继敷瓜蒂末的方法。

二、现状的综述

（一）药物的外治法

1. 药浴 采用单味或多味中草药，加水煮汁外洗患处，具有涤除鳞屑，软皮止痒的功效。如破布艾、苦楝皮、茶树根、路路通、苦参、甘松、楮桃叶、秦椒等，既可单味重用 30 ~ 45g；又可复方，外洗或湿敷皆有良效。

2. 酊剂 疗效突出、可靠，应推喜树酊（喜树果 100g，二甲基亚砜 250g，75% 乙醇 750ml，浸泡 5 ~ 7 天），每日外涂 2 ~ 3 次。其次，斑蝥酊（斑蝥 8 只，紫槿皮、樟脑各 9g，高粱酒 250ml，浸泡 7 天）和蒙医槟榔酊（槟榔 9g，全蝎、斑蝥各 3g，五味子、冰片各 2.5g，蝉蜕 2g，白酒 150ml，密封浸泡 7 天），每日外涂 2 ~ 3 次。

3. 软膏 急性进行期宜性质温和类，如由黄柏、黄芩、凡士林配制的普连膏等；慢性静止或退行期宜角质脱落类，如克银癣软膏 [红粉 5g，秦皮、川槿皮（分制流浸膏）各 10g，亲水性软膏 60g]，调匀外搽，日 1 次。治疗 90 例，有效率为 88.9%。

（二）非药物的外治法

1. 毫针法 取足三里、曲池、合谷为主穴；皮疹在下肢配阳陵泉；阴部、臀部配三阴交。泻法。2 日 1 次。经治 60 例，痊愈 10 例，有效率为 66.6%。

2. 灸法 阿是穴（患处）艾炷隔蒜灸，2 日 1 次。治疗 59 例，近期痊愈 41 例，有效率为 88.13%。

3. 耳针法 取肺、皮质下、神门。针后留针 30 分钟，每周 3 次，3 个月为 1 个疗程。治疗 37 例，治愈 14 例，有效率为 89.1%。

4. 针罐法 主穴：大椎、身柱、灵台；配穴：肺俞、心俞、肝俞、脾俞、胃俞、肾俞。方法：用三棱针呈三角形在上穴点刺三下，然后拔罐 4 ~ 6 个，留 20 分钟，2 日 1 次。治疗 320 例，痊愈 92 例，有效率为 80.3%。

5. 割耳法 双侧耳背及一侧耳轮脚常规消毒，用瓷锋划破表皮 1 ~ 2mm 长，然后掺胡蒜粉（紫皮蒜 2 份，胡椒粉 1 份）盖胶布，4 日 1 次，10 次为 1 个疗程。治疗 135 例，痊愈 81 例；有效率为 92.29%。

6. 穴位注射法 肺俞为主穴，配合谷、足三里，用当归注射液，每穴缓推入 1 ~ 3ml，2 日 1 次。治疗 100 例，基本治愈 42 例，有效率为 78%。

7. 油膏电烘法 先将疯油膏（轻粉 15g，雄黄 30g，东丹 4g，黄蜡 50g，麻油 250ml，熬膏）薄涂患处一层，再用电吹风烘之，日 1 次。

8. 离子透入法 用 30% 菝葜乙醇浸出液加水 1 倍稀释备为离子透入液，电流 15 ~ 20mA，30 分钟，日 1 次，治疗 15 例，治愈 3 例，有效率为 66.6%。

三、今后的探索

银屑病的外治法是一项十分有意义的课题，其优势表现为使用方便，疗效确切，对脏腑干扰少，特别是非药物外治法，只要技能熟练、准确，易于在世界医林中推广。

药物外治法有巨大的潜力，有待开发，临床医师和药剂师，在探索外治法时，一定要善于吸收最近科研成果，首先要考虑三个方面的问题。

1. 发掘与整理　中医文献中药物外治的剂型达 22 种之多，如散剂、粗末剂、泥糊剂、混悬剂、水溶剂、酒剂、醋剂、油剂、乳剂、植物液汁剂、动物体液剂、膏剂、胶液剂、丸剂、栓剂、药捻、药饼、药锭、线剂、绵剂、药纸、烤灸药线、烟熏等，所有这些均待发掘与整理，以利于满足临床辨证外治的需求。

2. 实验室研究　是开发新产品的关键，因为只有通过动物实验的研究，才能把复杂的疾病过程简化后进行客观的观察与分析，从而获得准确的资料，使之认识明了和深刻，更好地揭示现象的本质及其相互间的联系。

3. 开发新产品　从银屑病来讲，在研制外用药时一定要从细胞动力学、角朊细胞的快速分离以及药物的渗透性、作用点等方面去思考。当今有效的银屑病外用药，均具有三个特点：①外涂于皮表的药物，能够从基质中扩散到角质层；②药物的有效成分离开基质，能够向角质层转运；③药物渗透到皮肤组织的深部，贮留于病变组织或通过血流运走。从临床角度建议药厂在五个剂型上予以借鉴：①浴沐剂，又称浴剂，能消除疲劳，增进健康，对渗出型和蛎壳状银屑病尤宜。②透明软膏，又名凝胶，外展性能好，凉爽滑润，不黏腻，感觉舒适，无刺激性及副作用。③药膜剂，将药物溶解或均匀散在成膜的高分子聚合物中，外涂后薄膜覆盖，有利于药物均匀而较长时间地穿透皮肤发生药物效应。④有机硅剂，有机硅不仅可以使用药浓度偏低，降低成本，而且能增加生物利用度，化学性质稳定，对皮肤无刺激。⑤亲水软膏，这类软膏有保水性、保油性和保湿性，能与多种药物成分相溶，使之缓慢地渗入患处的皮下组织，具有发挥长效的功效。

卫气营血辨证在皮肤科中的具体应用

卫气营血的名称，首见于《内经》，然其所论多指生理功能。清代温病学大师叶天士引伸其意，用以阐述温病过程中的病理变化，并根据其病变反应来概括证候类型作为辨证施治的依据。由此可见，卫气营血辨证是叶天士对温病学说的一大贡献。

这种按卫气营血分证的要点，主要是针对外感温热，即风、热、暑、燥引起燥热病而设的。其重点是抓住温热病的以阳伤阴，伤津及血，以致先病卫气而后波及营血的特性，所以在治疗上，与之相应地投用祛热保津至关要紧。

尽管不同类型的温病各具特点，但它们之间也存在着一些内在的联系和共性。如病因以温热病毒为主，病机以易于化燥伤阴为重，证候初起热象偏盛，中期热亢多变，神昏、谵语、斑疹、吐衄等症均可叠见，后期阴津耗损，动风、痉、厥更是屡见不鲜。在学习温病学中，这些临床特点和论治经验，对于皮肤科领域里的某些急性皮肤病和危笃重症的正确辨证施治，同样具有深刻的现实指导意义。

一、卫气营血辨证在皮肤科中的应用

明·陈实功说："内之症或不及其外，外之症则必根于其内也"（《外科正宗》）。汪机也说："外科必本于内，知乎内，以求乎外，其如视诸掌乎"（《外科理例》）。陈、汪二氏的见解说明，表现在外的疮疡诸疾，无不与内在的脏腑、经络、气血有密切的关系。正是基于这些理论，有许多皮肤病的辨证施治，都要依赖脉、症、舌等客观指标来反映疾病的处所，为立法用药提供理论上的依据。卫气营血作为辨证施治的法则在皮肤科该如何具体应用呢？笔者从临床实践出发主要在三个方面谈谈粗浅认识。

（一）从整体观去探索

温病的发生、发展有其独特的规律，有些症状也有其特殊的地方，为了求得辨证的准确，有必要从整体观的角度去探索这些主症产生的机制，便于临证掌握。

1. **发热**　发热在许多急性皮肤病中，是最常见的症状之一。结合临床来看，急性皮肤病的发热有虚有实，属实的多数由于阳热亢盛，邪在气分居多；属虚的为余热留伏阴分，邪在营血。

2. **昏谵**　昏谵是神昏谵语的简称，临床表现为神志不清、语无伦次等，这些严重的症状必须详加辨察。神昏谵语要分清病变的脏腑病位，大凡亚急性系统性红斑狼疮所出现的昏谵，或者昏愦不语、呼之不应，且见身体灼热，舌质红绛等，病位多在心包络经，是热邪逆传或内陷的一种表现；至于湿热夹痰，浊蒙清窍；或者下焦蓄血所致的谵语如狂，在皮肤病中是不多见的。

3. **痉厥**　痉和厥是两个不同的证候。所谓痉，是指肢体抽搐，牙关紧急，甚则角弓反张；所谓厥，是指四肢逆冷或者昏迷不醒人事。两种证候有时单独出现，有时又同时并见。痉和厥主要出现在系统性红斑狼疮后期，这是因为热毒亢盛，精血亏损，水不涵木而致虚风内扰，产生痉厥。若见四肢频繁抽搐，高热不退，舌质红绛，苔少脉弦，为实；若见手足蠕动，热势不高，舌质绛，苔无或者似镜面，脉濡细而数，为虚。

（二）从局部形征论

皮肤病最注重皮疹的形态、分布、色泽和数量的多少等，这种重要性不仅表现为它能反映病情程度的进展；而且对早期发现某些潜在性疾病也是很有裨益的。

1. **斑疹**　斑是一种不高出皮肤表面的点状或片状损害，抚之不碍手，视之斑斑如锦纹状，有明显的颜色变化。红斑压之褪色，为气分有热，压之不褪色为血分有瘀，若肤色红艳如胭脂，或紫赤类似鸡冠花，均是热毒炽盛；黑斑为热毒之极，最为重险。疹如丘形的小粒疹子，高出于皮肤表面，呈界限性隆起，多因风热血热，或湿阻所致。斑的病位在胃；疹的病位在肺。总之无论是斑还是疹，颜色红活、荣润为好。松浮、稀疏、朗润、红活，如洒皮肤表面者，邪浅病轻，是顺证；稠密、色深、紧束有根者，邪气深重，痼结难解，是逆证。正如章虚谷说："热闭营血，故多成斑疹，斑从肌肉而出，属胃，疹从血络而出，属经，其或斑疹齐见，经胃皆热。……不见则邪闭，故宜见，多见则邪重，故不宜多见。"

2. 舌苔 舌诊具有较高的实用价值。从舌苔的色泽辨别受邪的轻重、病位的浅深，从舌面的干湿润燥测知津液的存亡。辨舌质：红舌标志热邪渐入营分；绛舌是深红色，是热邪入营较深的一种表现。辨舌苔：苔是舌上的一层污垢，主要反映卫分和气分的病变。白苔病轻浅；白霉苔是危笃之兆；黄苔主里热，候气分之邪，多实多热；苔黑焦燥起刺，质地干涩苍老，系大热大毒，或者热劫真阴。

3. 切脉 脉诊内容丰富、复杂，兹就皮肤病较为常见的脉象，择要介绍。

浮脉、数脉：多见于热盛邪实。浮脉主表，候邪在卫分；数脉主热盛；脉洪大有力，为气分热盛；脉数而细，多为热邪深入营血，或者热犯下焦，真阴受损；脉细虚，主内有虚热。

弦脉、沉脉：脉弦而数，为热郁厥阴少阳；脉弦而数，主热邪亢盛，肝风内动；脉沉无力或沉弱，多为肝肾虚亏；脉沉细而数为热灼真阴；六脉沉细，此为阳极似阴；脉沉涩小急，又系阴液污耗，气血大虚，病势最为重险。

基于上述所论，按照温病的演变过程，结合皮肤科的临床实践，将证、治、方归纳如下。

表1 卫气营血在皮肤病中的分期、证、治、方

	化热期	红斑期	入营期	伤阴期
脏腑辨证	肺	肺、胃、肠	胃、心包、肝	肝、肾
八纲辨证	表实热	里实热	里实热	里虚热
卫气营血辨证	卫或卫＞气	气、气血	气＞营或营	血
主要症状	高热、大片红斑、丘疹、风团	红斑、瘀斑	低热、神昏、谵语、出血	痉、厥、大量脱屑
典型病种	中毒性红斑、急性荨麻疹	猩红热样药疹、剥脱性皮炎、夏季皮炎、急性点滴状牛皮癣	亚急性系统性红斑狼疮、过敏性紫癜初期	亚急性系统性红斑狼疮脑病期、剥脱性皮炎后期、过敏性紫癜后期
主要治法	宣肺、清气	解毒、退斑	清营护阴	平肝熄风、救阴
主要方剂	银翘散	化斑汤、犀角化斑汤	清营汤	羚羊钩藤饮、大定风珠

（三）常用治法和方剂

温病证候变化虽然复杂，但其治法仍有一定的原则可循。叶天士说："在卫汗之可也，到气才可清气，入营犹可透热转气，……入血就恐耗血动血，直须凉血散血。"后人在叶天士所提大法的基础上，对辨证要点和治疗作了全面的补充。如章虚谷说："凡温病初感，发热而微恶寒者，邪在卫分；不恶寒而恶热，小便色黄，已入气分矣；若脉数舌绛，邪入营分；若舌深绛，烦扰不寐，或夜当谵语，已入血分矣。邪在卫分，汗之宜辛平表散，不可用凉，清气热不可寒滞，反使邪不外达而内闭，则病重矣，故予入营，犹可开达转出气分而解，倘不如此细辨施治，动手便错矣。"在温病丰富的治疗方药中，初期用辛凉之剂，继用清气法，包括辛寒、苦寒、甘寒之剂，辛寒达热出表，苦寒直降泄热，甘寒养阴生津；高热神昏谵语，若是温邪内陷心包，用清心开窍之剂；秽浊蒙闭清窍，用芳香开窍之剂；抽搐属实治以凉肝熄风，属虚治以滋填潜阳。在温病的这些治法启发下，结合本文 138 例的治疗经验，归纳于表 2。

表 2　138 例的病种、治法、方名

	病名	治法	方名	例数
卫	急性荨麻疹	宣肺清气	加减银翘散	16
	急性点滴状牛皮癣	清气解毒	大青银翘散	25
气	中毒性红斑	解毒化斑	银翘散去淡豆豉，加大青、丹皮、生地	10
	药疹（猩红热样药疹等）	解毒护阴	变通白虎汤	13
	夏季皮炎	宣肺清气	加味白虎汤	40
营	亚急性系统红斑狼疮（活动期）	清营护阴	变通清营汤	11
	剥脱性皮炎	清营凉血护阴	变通白虎汤	3
血	过敏性紫癜	凉血解毒	犀角化斑汤	15
	亚急性系统性红斑狼疮（脑病期）	凉肝熄风、潜阳固脱	羚羊钩藤饮、大定风珠	5

二、临床资料分析

（一）一般情况

男性 98 例，女性 40 例；年龄最小者 15 岁，最大者 78 岁，其中 86% 的患者集中在 25 ~ 45 岁之间。

（二）卫气营血主证与病种的关系

1.**卫分主证**　发病初期，发热微恶风寒，咽红，头痛，咳嗽；皮疹以红色丘疹、斑疹、风团为主；脉象浮或数。属卫分者有急性荨麻疹 16 例、急性点滴状银屑病 25 例。

2.**气分主证**　高热、烦渴，脉数，苔黄。但由于热邪窜入气分后，所处脏腑部位的不同，其临床表现又各不一样。比如：邪热壅肺，症见大片弥漫性红斑，有中毒性红斑 10 例；热在阳明，症见壮热、心烦、面赤、肤红，有药疹 13 例；热郁在肺，症见皮肤郁热不透、丘疹、痒感颇重，有夏季皮炎 40 例。

3. 营分主证 身热午后较重，皮肤外发斑疹，舌质红绛，无苔或少苔，有亚急性系统性红斑狼疮活动期或波动期 11 例，剥脱性皮炎 3 例。

4. 血分主证 皮肤灼热，躁扰不安，甚则神昏谵语；邪热逼血妄行，症见斑疹透露，舌质深绛，少苔或光苔，有过敏性紫癜 15 例，亚急性系统性红斑狼疮脑病期 5 例。

（三）治法与方剂

1. 治法 邪在卫分阶段宜辛凉宣肺法，方用变通银翘散，处方：银花、连翘、炒牛蒡子、大青叶各 10 ~ 12g，荆芥、防风、蝉蜕、甘草各 6g，生地、炒黄芩各 10g。

邪在卫分并有初传气分阶段：宜清气解毒法，方用大青银翘汤，处方：银花、连翘各 12g，大青叶、炒牛蒡子各 10g，荆芥、薄荷（后下）各 3g，绿豆衣、细生地各 12g，炒丹皮、甘草各 6g。

邪在气分阶段：治宜清气泄热法，方用加味白虎汤。处方：生石膏 15 ~ 30g（另包先煎），肥知母 6 ~ 9g，山药 9 ~ 12g，甘草 6g，沙参 12g，绿豆衣 15g，竹叶 9g，灯心 3 扎。

邪在气分，渐入营分阶段：宜清气清营解毒法，用变通白虎汤，处方：生石膏 15 ~ 30g，寒水石 10 ~ 12g，银花炭 15g，玄参、生地炭、山药各 12g，炒丹皮 6 ~ 10g，茜草、炒知母、紫草、红花各 6g。

邪在气分未尽但在营分为主阶段，治宜清营护阴法，用变通清营汤。处方：细生地、玄参、沙参各 12 ~ 15g，麦冬 12g，青蒿、绿豆衣、银花炭各 15g，玳瑁 6g（先煎）。

邪在营分，部分流窜血分阶段，治宜清营凉血解毒法，用犀角化斑汤加减，处方：水牛角 6 ~ 10g，寒水石、生地黄各 15g，炒丹皮、玄参、生白芍各 10g，紫草、红花各 6 ~ 10g。

邪在血分，热入肝经动风属实，治宜凉血熄风，用羚羊钩藤汤加减，处方：羚羊角片 6g（先煎），生地黄 15g，茯神木、生白芍各 10g，莲子心、远志各 6g，钩藤（后人）12g，姜汁炒竹茹 15g（与羚羊角先煎代水），珍珠母 15g，琥珀 6g（后人）。

邪在血分，处于真阴被烁、水亏木旺阶段，属虚，治宜滋阴固脱、潜阳熄风法，用大定风珠加减。处方：生白芍、生地黄、生龙牡各 15g，生龟板、麦冬（连心）各 15g，生鳖甲 12g，天竺黄、五味子各 6g。

卫气营血在温热病的演变过程中，既有独立性，但更多的是由表到里，由浅到深的渐趋向的进展，因此，立法用药既要有原则性的一面，又要有灵活的一面。为了进一步说明这种关系，将卫气营血的传变及其方法图解如下，见图 1。

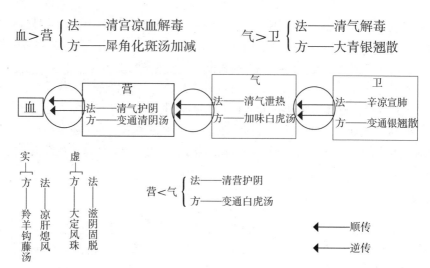

图 1　卫气营血传变法方图

（四）疗效观察

按上法和方剂治疗 138 例 9 种不同类型的急性和危重的皮肤病，除 1 例中毒性大疱性表皮松解症药疹，16 例亚急性系统性红斑狼疮加用激素外，余下病种完全拟用中药治疗，其疗效详见表 3。

表 3　138 例急性和危重皮肤病疗效观察

病名	痊愈	好转	进步	例数
急性荨麻疹	16			16
急性点滴状牛皮癣	25			25
中毒性红斑	10			10
药疹	13			13
夏季皮炎	24	16		40
亚急性系统性红斑狼疮（活动期）		8	3	11
剥脱性皮炎	3			3
亚急性系统性红斑狼疮（脑病期）		1	4	5
过敏性紫癜	13	2		15

三、病案举例

例 1　中毒性红斑

患者女性，15 岁。发热 3 天，同时在皮肤上出现大片红斑，急诊入院。体检：体温 39℃，急性重病容，心率 112 次 / 分，肺阴性；全身可见大片红斑，相互融合成片，状如地图；咽弓充血，扁桃体Ⅲ度红肿；脉浮数，舌边红，苔少。实验室检查：白细胞 15×10^9 /L，中性粒细胞 0.68，淋巴细胞 0.32。证属风热郁于肺经不宣、邪热初窜营分血络，治宜宣肺泄热、清营解毒法。处方：银花、连翘各 12g，大青叶 9g，山豆根、炒丹皮、生地、甘草各 6g，荆芥、蝉蜕、薄荷（后人）、黄芩各 3g。两天后，体温 36.5℃，红斑消退很多，仅有轻微咳嗽，步上方去丹皮、生地，加炒牛蒡子、桔梗各 6g。至第 6 天，咳嗽、红斑等症俱平，又留院观察 3 天，痊愈出院。

例 2　猩红热样药疹

患者女性，23 岁。4 天前因头痛，自服"安乃近"3 片，第二天早上发热 40℃，并无恶寒、无汗，同时在面颊颈部出现大片红斑，继而向躯干四肢扩展，除口唇外，全身均呈弥漫性潮红，其中以双下肢和背部尤重。体检：39.8℃，急性病容，心率 120 次 / 分，肺阴性；除口唇外，全身均呈弥漫性红斑，其中在双下肢和背的红斑色泽较深，为紫红色，压亦不褪色。脉浮数，舌质红苔黄干微腻。实验室检查：白细胞 $12 \times 10^9/L$，中性粒细胞 0.86，淋巴细胞 0.14；肝、肾功能正常。证属邪热在气营之间，并有向血分深陷的趋势，治宜清气透热，凉血解毒法，处方：生石膏、山药、生地炭各 15g，寒水石、紫草、玄参各 10g，天花粉、青蒿各 12g，荆芥炭、炒黄芩、炒丹皮各 6g，红花 3g。3 天后体温正常，面颊躯干红斑开始消退很多，惟下肢处的紫斑仍重，步上方去青蒿，加赤芍 12g，凌霄花 6g。第六天红斑明显见好，并有较多的细如糠秕、大如落叶的鳞屑脱落，自觉痒感日轻夜重，证属外邪已除，但余热未清，同时血阴受灼，肤失濡养，改用养阴润肤佐清余热。处方：南北沙参、生龙骨、生牡蛎、珍珠母各 15g，玄参、天麦冬各 10g，生地黄、白芍、天花粉各 12g，当归、荆芥炭、蝉蜕、防风各 6g。第 10 天红斑完全消失，痒感也显著减轻，夜能入睡，已获痊愈，共住院 14 天。

四、讨论与体会

秦伯未说："治疗温病应当抓住风温发病和传变的途径为重点，明白不同温证的治疗规律，对其他证候的不同情况和处理方法都易理解"（《谦斋医学讲稿》）。温病的传变途径和治疗规律有哪些？在传变的途径方面叶天士提纲挈领地指出："温邪上受，首先犯肺，逆传心包。""卫之后方言气，营之后方言血。"后世王孟英、杨照黎、章虚谷三人对其分别作了补充，王氏说："邪从气分下行为顺，邪入营分内陷为逆"；杨氏说："肺与心相通故肺热最易入心。天士当见于此，故未言顺传，而先言逆传也"；章氏在辨证与施治都作了颇多确切的论述，所有这些见解对于进一步认清叶氏卫气营血的理论渊源是很有启发的。

在卫气营血理论的指导下，根据皮肤病的临床表现，即局部的皮疹红斑、丘疹、风团等和全身的发热、脉象浮数等症，分析病在卫气营血的浅深部位，然后给予针对性的治疗。

在温病著作中，有许多立法用药的经验对皮肤病的诊治都是值得深入学习和借鉴的。比如皮疹方面，斑属阳明燥热迫于血分，疹属太阴风热内窜营分，因此"斑宜清化，勿提透；疹宜透发，勿宜补气"。正如陈光淞所说："按营分受热，至于斑点隐隐，急以透斑为要。透斑之法，不外凉血清热，甚则下之，所谓炀灶减薪，去其雍塞，则光焰自透，若金汁、人中黄所不能下者，大黄、玄明粉亦宜加入。"汪国桢说："急急透斑，不过凉血清热解毒，俗医必以胡荽、浮萍、樱桃核、西河柳透法，大谬。"文中根据凉血清热解毒，甚则下之的经验，往往在化斑方中加紫草、凌霄花、红花、茜草、绿豆衣、银花炭、生地炭、熟大黄等味，特别是生地炭、银花炭的作用，北京赵炳南教授解释说：生地、银花，因其炒炭存性色黑入血分，能引药深入而解入于血分的毒热，如果用之得当。能起羚羊、犀角（现用水牛角代）之功效。凡热入营血，用之确有卓效，疹宜透发，文中用荆芥、防风、蝉蜕、炒牛蒡子等，取其轻清之品，宣展气机；气机宣通，热达于外，病邪也随之而透。症状方面：在全身症状中以壮热、昏谵多见而危笃。病邪入营而气热仍炽的阶段必见壮热，用药必须气营两清。王孟英说："心胃两清，即白虎加生地、黄连、犀角、竹叶、莲子心也。"陈光淞也说："邪已入营，为气血两燔之候，故宜黄连、石膏两清心胃。"诚然论理明白，但在具体用药中，将黄连易为寒水石，这样既可避免黄连苦寒化燥之短，又能扬寒水石清血分热邪之长，共奏气营两清之效。昏谵有虚实之分，多与心神有密切关系，其辨证用药的要点，在辨舌苔上，章虚谷说："绛者指舌本也。……纯绛鲜泽者，言无苔色，则胃无浊结，而邪已离卫入营，其热在心包也。"吴坤安说："邪入心包络，则神昏内闭，须加川郁金、石菖蒲以开之。若兼火痰，必致痰证内闭，更当加西黄、川贝、天竺黄之类清火豁痰。"不过，当昏谵出现的症状时，滋填肝肾，潜阳熄风也不可缺少，正如《吴鞠通医案》的按语所指出："风温误表而致热陷心营，用清心凉营剂后，虽病情即有好转，而其后迭进清热养阴，病始痊愈，可见风温之易于逆传心包与温病之易于伤阴，确是临床事实，亦于此可悟温病存阴之实践意义，不仅在发展过程中须注意这一问题，尤贵乎初起治疗，使之不热化伤阴最为要着。"

皮肤科的脾胃学说纵横论

综观历代文献。凡治杂病者多从脏腑虚实立论，故而，对脏腑的生理、病理、立法、用药的论述，既丰寓又详尽，给今人留下许多宝贵的遗训。然而，在众多的论述中，尤对脾、肾更为关注，前者被称为"后天之本"，后者则谓之"先天之本"，两者之中，不少医家推崇"善补肾者，当于脾胃求之"的主张（《怡堂散记》）。

金元时代的李杲师承张元素的医学理论和经验，并加以阐扬和发展，创立了"脾胃学说"，成为补土派的卓然医学大家。后世王海藏、薛立斋、赵献可、张景岳、叶天士等名家依据"胃属燥土"、恶燥喜润的特性，提出了甘平或甘凉濡润胃阴、利于通降的法则，推进了脾胃学说的创新与完善。笔者在皮肤病诊疗中，渊源于李杲"治肝、心、肺、肾，有余不足，或补或泻，惟益脾胃之药为切"（《脾胃论·脾胃胜衰论》)。以此为指导思想，应用于临床实践，常获良效。

一、脾胃学说在皮肤科中的地位

《素问》曰："肺者，气之本，魄之处也，其华在毛，其充在皮，为阴中之太阴，通于秋气。"《医参》曰："树木之精气得以上行者，皮壳为之也；人身之精气得以外达者，腠理为之也。形惟皮易死，亦易生。"今人多据此理论指导变态反应性皮肤病的诊疗，已成共识。不过，尚有较多的皮肤病亦可从脾胃学说中寻找诊疗的新思路或启迪。

（一）脾胃与肤腠

从生理上讲，"气者，上焦开发，宣五味，熏肤，充身，泽毛，若雾露之溉。气或乖错，人何以生，病从脾胃生者"（《脾胃论·脾胃虚实传变论》）。主张升阳益气，升阳足以御外，益气足以强中，不论病之虚实传变，均应以脾胃为本。从病理上讲，"气弱自汗，四肢发热或大便泄泻，或皮毛枯槁，发脱落，从黄芪建中汤"（《脾胃论·脾胃胜衰论》）。又云："胃气一虚，耳、目、口、鼻，俱为之病"（《脾胃论·脾胃虚实传变论》）。说明肤腠虚乃九窍之病，无不与胃中之气的亏虚，以及营养不足有着密切的内在联系。这是由于脾胃既虚，不能顾护肺气，机体防御功能减弱，各种病邪易于侵害，诚如《内经》所说："邪之所凑，其气必虚"，"正气存内，邪不可干"，足以证实外因通过内因而起作用的邪正发病学，是具有普遍指导意义的。

（二）脾胃与皮肤病

皮肤病种类繁多，但从发病机制而言，不外乎四种情况：一是六淫外邪，二是劳倦所伤，三是饮食失常，四是情志不遂。四者皆与脾胃有关，"是知脾胃实，诸病皆实；脾胃虚，诸病皆虚，此医家之大关也"（《医权初编》）。李杲在其著作中，略举数例以佐证，如瘾疹、荨麻疹，方用消风散；瘰疬（瘰疬性皮肤结核），痰火结聚，血滞经络，病位在心、脾两经受邪，病变居阳明经循行区域，选升阳调经汤；病变居少阳经循行区域，选连翘散坚汤。此外，还有眼睑赤烂（睑缘炎）、脱发、酒毒（酒性红斑）、湿疡（湿疹）、耳疾、鼻疾等，充分反映脾胃学说与皮肤病的发生有着特殊的连锁关系。故"凡欲察病者，必须先察胃气；凡欲治疗者，必须常顾胃气；胃气无损，诸可无虑"（《景岳全书》）。

（三）脾胃用药特点

《医验录》曰："医之权衡，在于用药；药之妙用，期于对症。"脾胃学说论述用药法则，颇具特色，归纳其要有四。

1.升降 李杲将自然界阳升阴降的规律，引伸到医学领域。脾胃中的水谷精气，清中清的，上升以清养肺气，保持上焦的滋润，清阳之气升浮，则耳、目、口、鼻诸上窍通利；清中浊的，则有润泽皮肤、坚固腠理、充实四肢的作用。浊中清的为营养中的浓质部分，充实骨髓，流归于五脏六腑。依据上述脾胃是阴阳升降枢纽的医理，大抵辛甘发散为阳，主升；酸苦涌泄为阴，主降。此外，李氏还告诫医者。治法用药若不照升降沉浮之理，当升反降，当浮反沉，就会出现相互间的差误，对机体无益反损的教训。清代叶天士深谙其奥，他说："脾胃之病，虚实寒热，宜燥宜润，固当详辨。其于'升降'二字，尤为紧要"（《临证指南医案》）。

2. 补泻　"火与元气不两立"和升脾阳与降阴火的辨证实质，决定了在升运脾阳、扶益元气的同时，还需直泻阴火，否则阴火不安其位，反致上乘脾胃。李氏举出补脾胃泻阴火升阳汤为例，该方在一派辛甘升浮药味之中，佐用了芩、连、石膏。又如：升阳益胃汤于甘温辛散而又同用白芍、黄连等，均寄寓在补益之中，注意泻降的问题。不过，在这补泻之中，惟以脾胃为之关键。王安说："阴阳形气俱不足者，调以甘药。甘之一字，圣人用意深矣。益药食于人，必先脾胃，而后五脏得禀其气。胃之气强，则五脏俱盛；胃气弱，则五脏俱衰。胃属土而喜甘，故中气不足者，非甘温不可。土强则金旺，金旺则水充，此所以土为万物之母，而阴阳俱虚者，必调以甘药也"。

3. 厚薄　李杲说："凡药之所用，皆以气味为主，补泻在味，随时换气。气薄者为阳中之阴，气厚者为阳中之阳；味薄者为阴中之阳，味厚者为阴中之阴。辛、甘、淡中热者，为阳中之阳；辛、甘、淡中寒者，为阳中之阴；酸、苦、咸之寒者，为阴中之阴；酸、苦、咸之热者，为阴中之阳。……一物之内，气味兼有，一药之中，理性具焉。主对治疗，由是而出"（《脾胃论·君臣佐使》）。李氏之言，精辟阐述了药物在摄取自然界气质的过程中，决定了气味厚薄属性的不同，从气味分辨阴阳，凡辛、甘、淡为味之阳；酸、苦、咸为味之阴。鉴于疾病之表里、寒热、虚实各异，还要依据病情的演变去更换气厚或气薄的药物相配伍，这种气与味、厚与薄相生相成之理，皆由阴阳变化衍生。李中梓按照病之阴阳，分别列出气味厚薄宜忌药物名单，迄今仍有临床指导价值。胃阳虚宜温通，如橘红、厚朴、益智、枳壳、半夏曲、草蔻、苏子、谷芽；若守补则壅，忌炙甘草、焦白术、炮姜；脾阳虚宜香燥，如砂仁、丁香、白术、半夏、神曲、薏苡仁、橘白、鸡内金，若腻补则滞，忌地黄、黄肉等；脾胃阴虚宜清润，如沙参、扁豆子、石斛、玉竹、当归、白芍、麻仁、粳米；若消导则耗气劫液，忌枳、朴、楂肉、萝卜子、曲糵（《类证治裁》）。

4. 随时加减　《脾胃论·随时加减用药法》一节，以清暑益气汤为基础方，分析四时加减用药的法则；尽管不够全面和完美，但从原文列举药物的加减变化，仍可窥视李氏强调风、雨、寒、暑等自然环境对机体生理和病理变化的影响，但其中心依然是以脾胃虚弱为基础而化裁的。这是本着脾胃学说的核心："凡治百病，胃气实者，攻之则去，而疾易愈；胃气虚者，攻之不去。盖胃本虚，攻之而胃气益弱，反不能行其药力，而病所以加也。非药不能去病也，胃气不行药力故也"（《医述》）。

综上所述，调治脾胃病的用药大法需从四个方面去辨识，其一升脾阳与降阴火的辩证关系；其二甘温除热的机制认识；其三形气不足当补，形气有余当泻；其四内伤用药的宜忌。李杲这种探讨具体用药的大法，实质上是改进"古方今病"创新精神的体现，这对于包括皮肤病在内的杂病，堪称为理论与实践相结合的典范。

二、脾胃论治十四法

古人谓："食而不化，责在脾；不能食，责在胃。脾以健而运；胃以通为补。健脾宜升，通胃宜降"（《医注余论》）。然而，脾与胃又各有阴阳偏盛之别，胜衰传变之异，救本虚实的不同，故而脾胃论治之法较少，结合皮肤科的特点，摘要叙述如下。

（一）健脾益气法

如脾虚气弱，卫阳不固，外邪易乘营卫之间。邪气游走肤腠遂致皮肤瘙痒，若遇风遇冷，痒感更为明显，兼见气短乏力，倦怠懒言；脉象虚细且弱，舌质淡红，苔薄白等。常发病：寒冷性荨麻疹，冬季皮肤瘙痒症。方选人参健脾汤，药用黄芪、党参、土炒白术、陈皮、防风、茯苓、荆芥、砂仁（后下）、炒枳壳、玫瑰花、甘草、炒黄连、广木香等。

（二）扶脾化湿法

如脾气虚亏，运化失职，湿浊之邪，循经上行壅于面则肤色暗晦；下趋于胫，则渗液腐烂；流窜肤腠则血疱疹，寝发而痒兼有脘腹胀满、纳谷不香、身重乏力等症，脉象濡细，舌质淡红少华，苔薄白且滑。常见病：黄褐斑、湿疹、湿疹样皮炎、静脉曲张综合征。方选益脾散、二妙丸合裁，药用：陈皮、青皮、白术、薏苡仁、泽泻、苍术、黄柏、神曲、赤小豆、茵陈、泽兰、蝉蜕、僵蚕。

（三）扶脾化痰法

如脾阳不振，痰浊互结，阻滞经络而结块不化，肤色或淡红或白，压之微痛；兼有口淡乏味、四肢乏力、不任劳作等症；脉象细弱，舌质淡红微胖有齿痕，苔薄白。常见病：狼疮性脂膜炎、结节性红斑、硬红斑、慢性丹毒。方选二陈汤、益中汤合裁，药用：陈皮、人参、白术、法半夏、茯苓、僵蚕、香附、黄芪、橘络、浙贝母、枳壳、甘草。

（四）扶脾固表法

如脾胃两虚，湿热内蕴，复遭风邪外袭，遂在四肢或腰骶等处，可见大小不等的风团或血疱疹；自觉瘙痒时轻时重，部分搔破则渗液结痂，兼有神疲倦怠，或心烦意乱等症，脉象濡散，舌质微红，苔薄黄。常见病：慢性荨麻疹、丘疹性荨麻疹、痒疹。方选验方枳术赤豆饮，药用：炒白术、炒枳壳、蝉蜕、赤芍、防风、茯苓皮、冬瓜皮、黄芪、莲子心、荆芥、白鲜皮、赤小豆。

（五）清脾泻火法

如脾胃实热，壅滞中焦，使其清阳不升，浊阴不降，遂致循行区域如口唇四周或面颊两侧，骤发红斑、丘疹、丘疱疹，甚则小脓疱等；兼有口臭，大便秘结；脉象弦数，舌质红，苔薄黄等，宜清脾泻火。常见病：口周皮炎、多腔性湿疹、脓疱性痤疮、酒渣鼻、脂溢性皮炎（湿疹）。方选验方变通泻黄散，药用：藿香、佩兰、生石膏、焦山栀、黄芩、炒槐花、红花、凌霄花、防风、升麻、甘草、熟大黄。

（六）清胃泻热法

如胃火亢盛，复感风热外邪，上冲则牙龈红肿疼痛，或风火头痛；扑肤则皮肤

医学论述

弥漫猩红，自觉痒如芒锋所扎；伴有发热、口干、大便干结；脉象洪大，舌质红、苔薄黄或微干，宜清胃泻热。常见病：夏季皮炎、药疹（猩红热样）、中毒性红斑、酒性红斑、蔬菜－日光性皮炎、泥螺－日光性皮炎。方选验方变通白虎汤，药用：生石膏、知母、山药、甘草、绿豆衣、竹叶、灯心、沙参、紫草、白茅根、丹皮、生地、黄连。

（七）和胃除湿法

如恣食生冷或甘肥之物，致使胃中湿热互蕴，外窜肤表则见皮肤燃红、丘疱疹、渗出、糜烂、苔藓样变，相迭而生；自觉痒感时轻时重，呈陈发性，兼有脘腹胀满、口淡乏味；脉象濡数，舌质淡，苔白或白腻，宜和胃除湿。常见病：慢性盘状湿疹、局限性神经性皮炎、肠源性指端皮炎、湿性脂溢性脱发。方选和中汤加减，药用：藿香、陈皮、苍术、茯苓、厚朴、砂仁、姜半夏、木香、炒枳壳、猪苓、干姜、黄连、淡茱萸。

（八）补中益气法

如脾阳虚馁，寒湿内停，肤腠空虚，外不能御六淫之邪，内难运湿浊之物，故见四肢沉重，腹中隐痛，大便溏泄，纳谷乏味，肤色少华，甚则暗晦，严重时还会发皮肤肿硬肌肉慢疼等症。脉象弦细而涩，舌质淡，苔薄白。常见病：弥漫性系统性硬皮病、雷诺病、慢性荨麻疹、黑变病、皮肌炎（中期）。方选变通补中汤，药用：人参、黄芪、当归、柴胡、升麻、茯苓、陈皮、熟地黄、九香虫、玫瑰花、五味子、丹参、苍术、炙甘草。

（九）益气温阳法

如脾胃虚弱，阳气不生，五脏之气不生，脾病下流乘肾，则肾阳不振，令肌肤浮肿，步履艰难，或者肾色外露，兼有形寒怕冷、四肢不温、精神疲惫等症，面色如灰似尘甚至黧黯，脉象沉细且迟，舌质淡红，苔少。常见病：狼疮性肾炎、弥漫性系统性硬皮病、成人硬肿病、黑变病、寒冷性荨麻疹等。方选验方变通八味汤，药用：制附子、肉桂、鹿角片（胶）、山茱萸、山药、黄芪、白术、炙甘草、益母草、丹参、活血藤、九香虫、防风、熟地。

（十）滋阴润燥法

如脾湿肺燥之人，不论是湿从外感，或者湿从内生，均能致使机体内的阴中之火易于外达于肤腠。古人谓：燥极似湿，湿极似燥，即燥湿同形同病。表现在皮肤上红色丘疹、丘疱疹、渗出、糜烂，甚则浸淫流水，越腐越痒，旷久难愈。兼有剧痒、烦渴、手足心热、小便短少，脉象细数，舌质红，苔少或无苔。常见病：传染性湿疹样皮炎、自身敏感性湿疹、腔口性湿疹、泛发性湿疹样皮炎等。方选滋阴除湿汤加减；药用：生地、炒赤芍、玉竹、炒丹皮、茯苓皮、贝母、泽泻、地骨皮、苦参、柴胡、黄芩、蝉蜕、茵陈。

（十一）扶脾保肺法

如虚损之人，多为阴火所烁，津液不足，筋、脉、皮、骨等皆无所养，症见皮肤干燥，糠秕状鳞屑，落之又生，严重时还会出现粗糙、皲裂，口干鼻燥，毛发枯槁焦黄，关节肌肉酸痛，兼有瘙痒，入夜尤重，咽干唇焦，心烦易怒，小便短黄，脉象弦细数；舌质红少津或有裂纹，苔少或无苔。常见病：干燥综合征、毛发红糠疹、老年性瘙痒病、鱼鳞病等。方选理脾阴方，药用：人参、紫河车、白芍、山药、茯苓、扁豆、橘红、生地黄、麦冬、紫菀、当归、黄芪、甘枸杞、玄参。

（十二）舒肝益脾法

如脾气不足，血生少源，难以滋养肝燥，遂致筋失濡润，疣赘丛生。其在肤者可见扁平丘疹、斑丘疹，表面平滑或粗糙似莲心，数目多少不一，揭去痂甲，或有污血外渗或溃疡，深浅各异，兼有心烦易怒，夜难入睡，女性常伴月经不调；脉象弦数，舌质淡红，苔少或薄白。常见病：寻常疣、扁平疣、鳞状上皮细胞癌、慢性盘状红斑狼疮。方选归脾汤、逍遥散化裁，药用：黄芪、白术、茯苓、当归、党参、生地黄、炒白芍、柴胡、炒丹皮、焦山栀、麦冬、五味子、赤小豆、甘草、炒二芽。

（十三）清心泻火法

如恣食辛辣炙煿食物，导致心火偏亢，火伤元气，脾阴被劫，热移于肤，症见红色丘疹、斑丘疹、遍布周身，偏于燥者则红斑融合成片，状如地图；偏于湿者则黄水浸淫，糜烂，结痂；兼有瘙痒无度，烦燥不安，溺便短少，口舌生疮；脉象细数，舌质红，苔薄黄或黄焦。常见病：婴儿湿疹、银屑病（血热型）、中毒性红斑、疱疹样皮炎、脓疱疮、丹毒等。方选验方三心导赤散，药用：连翘心、山栀心、莲子心、生地、丹皮、蝉蜕、琥珀、车前草、甘草梢、紫草、白茅根、茯苓皮、灯心。

（十四）温阳通痹法

张景岳说："若因劳犯寒，而伤脾胃者，尤酷尤甚。"如元气既损，脾肾阳衰，复遭寒邪侵袭，经络瘀阻，常能导致内外俱病。在外者，肤腠木硬，指端苍白或冰冷；在内者，面色㿠白，神疲乏力，少食，齿摇发落，性欲减退，小便清长，畏寒，脉象沉细无力，舌质淡白，苔少。常见病：弥漫性系统性硬皮病、重叠综合征（LES+系统性硬皮病或红斑狼疮＋类风湿关节炎））。方选验方温阳通痹方，药用：黄芪、山药、赤芍、党参、当归、丹参、茯苓、白术、陈皮、桂枝、路路通、制川、草乌、炙甘草、鹿角片（胶）、生地黄。

三、体会和讨论

（一）脾胃在皮肤科的中心地位

脾胃在杂病中的中心地位，历代医家曾有过许多论述，如《景岳全书》曰："欲治病者，必须常顾胃气，胃气无损，诸可无虑。"《不居集》曰："虚劳日久，诸药不效，而所赖以无恐者胃气也。"《医宗必读》曰："善为医者，必责根本，而本有先天、后天之辨。先天之本在肾……，后天之本在脾，脾为中宫之土，土为万物之母。"这些论述，深刻揭示了脾胃在杂病论治中的重要性。笔者从皮肤科的临床实践，不仅牢记李杲名论：太阴脾主升运，使清阳之气上滋心肺；阳明胃主降，使浊阴之气下达肝肾；而且还需领悟到脾胃升降之机与心、肺、肝、肾的关系，对皮肤科同样具有实用的指导价值。如：脾胃盛衰传肺多表现为变态反应性皮肤病，传肝多数表现为疣类、皮肤肿瘤，传心多表现为瘙痒性皮肤病，传胃多表现为结缔组织病等。此外，夹瘀多表现为血管性皮肤病，夹痰多表现为结核性皮肤病和某些皮肤肿瘤以及综合征之类。如罗天益所说："东垣先生之学，医之王道也。"特别是生活紧张而繁忙的广大民众，因劳倦、忧思而致皮肤病者并非少见，若用常法治疗无效时，不妨从脾胃方面予以探索。

（二）脾胃用药特色述要

1. 升与降　《脾胃论》通篇十分强调升降，升降之药以黄芪、人参、炙甘草、羌活、苍术、柴胡、升麻等辛、甘、温药为主，意在培养春阳生发，正合"少火生气"之旨。惟恐火亢之害，又入甘苦大寒之品，如石膏、黄芩、黄连等沉降，况且芩、连还需酒炒，一是制其苦寒，二是引药上行于脑或下行于肝肾，寓泻阴火于升发阳气之中，深得制方药味奇偶的阴阳之妙。

2. 燥与湿　《医原》谓："燥属天气，为清邪，首伤肺经气分；湿属地气，为浊邪，亦伤肺经气分。"大凡脾胃湿浊，怫郁肤腠，阻塞玄府，遂结秽疠，故而，在阳经循行的体表，呈肌肤错甲；又有肺燥阴虚之体，津液难以敷布，则会出现皮肤干燥，甚则状如鱼鳞等主症，对于这种湿中有燥、燥中有湿一类的燥湿同病，常是苍术、熟地同时重用，借前者辛温雄厚的芳香之气，解除脾胃湿困之邪，后者甘温滋腻的柔润之味，增补肺肾之虚，两者合用，方可达到燥湿而不伤肺，润肺又不碍胃的双重效应。

3. 表与里　李氏的外感咳喘立法，主张麻黄、细辛同用，渊于仲师。深究其理，实为和法的一个例证。笔者将古训引伸到皮肤科领域，凡见变态反应性皮肤病，采取表里同治，恒多效益，如急性湿疹用莲子心、蝉蜕；荨麻疹用柴胡、黄芩；皮炎同用浮萍、白茅根；药疹通用生石膏、防风等，意寓既驱外邪，又安内府。这种和其不和的法则，犹如土兼四气，其于补、泻、温、凉之用，无所不及。

临证心得

老年红斑狼疮的辨证施治

系统性红斑狼疮（SLE）多发于女性，幼儿、成人、老年人均可发病，但以20～40岁的患者居多。国外学者对1426例红斑狼疮患者的统计分析，其中老年患者165例，占12%，说明本病在老年人中亦非少见。笔者统计1980～1988年224例红斑狼疮患者，发现初诊年龄50岁以上者有31例，占13.6%。

一、临床资料

1.一般资料　性别：男性3例，女性28例。年龄：50岁4例，51～60岁24例，61～70岁3例。病程：1年以内7例，1～5年9例，6～10年7例，10年以上8例。就诊前全部使用过皮质类激素。

2.常见症状和体征　红斑（含颜面蝶形红斑、手指或足趾端红斑、瘀斑、皮下紫斑等）20例，关节肌肉酸痛25例，胸闷心悸12例，低热（T37.5℃～38.5℃）11例，头晕7例，肢软乏力6例，双目干涩4例，咳嗽4例，脱发4例，雷诺病4例，腰痛2例，指（趾）端溃疡2例，颈淋巴结肿大6例，心前区可闻Ⅲ～Ⅴ级收缩期杂音8例，肺部呼吸音改变和闻及啰音5例，脉象沉细无力17例，细数2例，结代2例；舌质绛红19例，淡红8例，暗红（含瘀斑、瘀点）4例；少苔18例，薄白苔9例，薄黄苔4例。

3.实验室检查　31例均为中等偏低贫血象；尿液检查：蛋白尿（+++）15例，其中管型（+～++）5例，红细胞（+）13例；10例做血沉检查：26～50mm/h者5例，51～70mm/h者2例，71～100mm/h者2例，100mm/h以上者1例。18例做狼疮细胞检查，发现狼疮细胞阳性者11例；17例做抗核抗体（ANA）检查，发现ANA阳性者16例；22例做血清补体C_3测定，发现50ml%以下者5例，51～100ml%者9例，100ml%以上者8例。

二、治疗方法与结果

（一）辨证施治方法

1.阴虚证（16例）　主症：低热，面颊蝶形红斑，头面烘热，午后尤明显，双目干涩，视物不清，结膜时而充血，畏光，脱发，肢软乏力，关节肌肉酸痛；脉象细数，舌质绛红，少苔或无苔。治宜养阴法，方用麦味地黄汤加减。药用：生地黄12g，山药15g，山茱萸10g，麦冬12g，五味子6g，茯神10g，炒丹皮6g，炒白芍10g，五加皮12g，桑椹子15g，枸杞子12g，沙苑子10g。

2.阳虚证（7例）　主症：关节痹痛。指、腕关节尤重，颜面或下肢中度浮肿，指压凹陷难起，夜尿多或尿少，食欲不振，或者食后腹胀，或有呕恶感，肢端冰冷、青紫，怕冷，容易招致六淫外感，大便稀溏或便秘；脉象沉细无力，舌质淡红，苔薄白。治宜扶阳法，方用拯阳理劳汤加减，药用：黄芪12g，党参12g，肉桂4.5g，炒白术 10g，广陈皮 10g，茯苓皮 12g，姜半夏 10g，制附子 10g，桑寄生 12g，徐长卿 15g，炙甘草 6g，鸡内金 10g。

3.**阴阳两虚证（8 例）** 主症：形体消瘦，神疲倦怠，夜间多梦，头晕目眩，关节肌肉酸痛，偶有低热，口干，厌食，指（趾）端瘀斑，下肢浮肿，小便频短，气喘、咳嗽，甚则痰带血丝；脉象沉细微数，舌质暗红或绛红，少苔或薄黄苔。治宜阴阳并补法，方用还少丹加减，药用：熟地黄 10g，山药 15g，山茱萸 10g，茯神 12g，炒杜仲 10g，远志 6g，炒丹皮 6g，怀牛膝 10g，巴戟天 12g，青蒿 15g，肉苁蓉 10g，何首乌 12g。

加减法：关节疼痛，影响伸屈活动时加千年健、伸筋草、丹参；胸痛时轻时重，加苏梗、全瓜蒌、红花；咳嗽痰中带血加沙参、百合、藕节；面颊蝶形红斑加红花、凌霄花；夜间多梦或烦躁难以入寐加夜交藤、柏子仁、酸枣仁；尿蛋白（+）以上加金樱子、芡实、琥珀；夜尿多加益智仁、莲须、桑螵蛸；胁肋胀痛加川楝子、玫瑰花、炒二芽、郁金；下肢浮肿加猪苓、阿胶、汉防己、赤小豆、胡芦巴等。

（二）激素的应用

鉴于全部患者已在用激素治疗，而现在治疗又重在中药，故继以小剂量激素维持治疗。多数患者每天口服泼尼松 5～20mg，少数病例出现肾功能衰竭时，亦采用激素冲击疗法。

（三）疗效标准

显著缓解：连续治疗 3 个月后，完全撤除泼尼松或仅用泼尼松 5～10mg/d，就能有效控制症状，体征基本消失，能从事轻微劳作；有效：连续治疗 6 个月后，泼尼松每天用 10～15mg，就能较好控制症状，体征部分消失，可以从事部分家务劳作；死亡：连续治疗 6 个月，即使加大激素剂量（泼尼松 10～30mg/d）进行冲击治疗，症状及体征仍继续恶化而致死亡。

（四）治疗结果

疗程最短 3 个月，最长 3 年，结果：显著缓解 12 例，有效 15 例，死亡 4 例。有效 27 例，经过 1 年的追访治疗，已撤除激素者 21 例，余下 6 例使用激素（泼尼松）的剂量，保持在每天 5～7.5mg 之间；死亡 4 例，其中死于慢性肾功能衰竭者 2 例，心力衰竭和肺部感染者各 1 例。

三、讨论

1.**扶衰抗病，着眼脾肾** 自《内经》对人体的衰老成因、老化特征以及防衰抗病等问题作了比较系统论述以来，历代医家不落窠臼，在揭示衰老奥秘方面，颇多创见和发挥。笔者认为，在老年红斑狼疮的诊疗过程中，应当重视扶衰与抗病的内在联系。剖析衰老的成因，一是肾（阴阳）亏；二是脾胃衰，众所周知，肾为先天之本，在生长发育、防病抗病等环节中起着重要作用；脾胃乃后天之本，人体出生后发育成长以至生命活动所需物质和能量，均依赖脾胃运化，吸收水谷精微以滋养供给。脾胃在扶衰抗病中的重要性，《医宗必读》曾有一段原则性的论述："水为万物之元，土为万物之母，二脏安和，一身皆治，百疾不生。"显而易见，扶衰抗病的要旨，就在于补肾理脾，然而，在具体应用中又往往出现补肾不利于脾，扶脾又恐伤肾的胶着现象。对此，应圆机活法，制常以应变，如脾虚时，补之于脾；肾虚时，补肾而兼顾及脾。两者俱虚时，则宜脾肾并补而重于脾，用药少选温燥滋腻之品。因此，李中梓提出"补肾理脾，法当兼行"的原则，可视为治疗老年 SLE 的真谛。

2. **辨析主次，调燮阴阳** 纵观历代文献对老年病的治疗指导思想，最有代表性的论述，莫过于朱丹溪之《格致余论·阳有余而阴不足论》中的主阴亏观点；张景岳《类经附翼·大宝论》主阳衰论；叶天士之《临证指南医案》主阴阳脉衰和下元肾虚论。上述三家之言均不离"虚"，在治疗上亦多从补虚入手。然而，阴与阳在机体中呈动态的平衡，平衡是相对的，不平衡是绝对的，特别是在病态中的这种不平衡状态更为突出。因此，辨析主次是调燮阴阳的前提。结合本文老年系统性红斑狼疮证候群分析，初期以阴虚证候为主；病程迁延年余后，则会出现阳虚居多的证候；久而久之，由于阴阳互根的原理，还会发生阴虚损阳，或阳虚损阴，导致阴阳两虚证候亦不少见。笔者认为：凡遇老年系统性红斑狼疮患者，首先要审察阴阳的盛衰，然后令药补偏救弊，调节阴阳。喻氏在《寓意草》一书中，更是从病位的上下、病程的新久、病机的演变、用药的分寸和服药的时辰以及立法的原则诸方面申明要义。喻氏说："夫人身之阴阳，相抱而不脱。故阳欲上脱，阴下吸之，不能脱也；阴欲下脱，阳上吸之，不能脱也。但治分新久，药贵引用，新病者，阴阳相乖，补偏救弊，宜用其偏；久病者，阴阳渐入，扶元养正，宜用其平。引用之法，上脱者，用七分阳药，三分阴药而夜服，从阴以引其阳；下脱者，用七分阴药，三分阳药而昼服从阳而引其阴。"领悟和掌握喻氏之论，对于正确诊疗老年红斑狼疮，提高疗效，肯定是有帮助的。

3. **不论攻补，顾护中州** 老年人虚证居多，理当补虚为主。但在临床上虚实夹杂证亦不少，凡见病势急切，当驱其邪，如痹痛、腹胀、厌食、呕恶、水肿、咳嗽等症，应分别予以通痹、行气、和胃、止呕、宣肺、利水，以驱标邪。诚如张子和《校正儒门亲事》所说："病之一物，非人身之有也。或自外而入，或由内而生，皆邪气也。邪气加诸身，速攻可也，速去可也，揽而留之何也。"然而，人届暮年，衰退既至，若杂投大苦大寒、大辛大热之品，脾土一损，必致杂病多端，故在治疗老年系统性红斑狼疮的过程中，均要顾护中州。古人谓：胃气振奋，方可峻补；胃气一败，百药难施。更何况老年系统性红斑狼疮患者元气薄弱较为普遍，尤应重视调补，切忌戕伐，用药亦需谨慎，即是寒病需用热药，亦当先之以温；热病用寒药，亦当先之以清。纵有积宜消，必须先养胃气，不得多剂。《内经》曰："有胃气则生，无胃气则死"，这一学术思想对治疗老年系统性红斑狼疮具指导意义。

中医治疗系统性红斑狼疮

系统性红斑狼疮（SLE）是一种多因素诱发的自身免疫病。近20余年来，由于诊断水平的提高和中医药的广泛应用，使本病的预后发生了显著变化。

一、一般资料

本文32例均参照美国风湿学会14项标准（1971年）为依据，但在实验室检查方面不够完善，故部分病例增添了抗核抗体、血清补体C3的测定，因而，病例的选择和观察尽量做到完整、准确。年龄：最小27岁，最大58岁，其中31～50岁之间占多数（70.5%）。性别：女30例，男2例。并发症：在10年以上时间内，发生并发症有18例，其中带状疱疹8例，重叠综合征2例。胸腔积液2例，糖尿病1例，类狼疮样肝炎1例，腰椎结核1例，急性胰腺炎1例，阑尾炎1例，白塞综合征1例。

二、临床表现

在门诊追踪观察中，发现SLE的突出症状与之传统的临床表现，并不完全相同。

（一）临床表现

1. 消化系统　有29例，其中食欲不振17例；腹胀5例；腹泻5例；呕吐2例。

2. 神经精神障碍　有29例，其中失眠15例；记忆力减退12例；间断性抽搐2例。

3. 心血管系统　有24例，其中心悸14例；胸闷不适6例；雷诺病4例。

4. 肾脏　受损有21例，其中浮肿16例，夜间尿频5例。

5. 呼吸系统　有20例，其中容易上呼吸道感染7例；慢性咳嗽5例；时有气喘4例；呼吸困难4例。

6. 关节－肌肉　受损有14例，其中关节疼痛11例；肌肉酸痛3例。

7. 热型　有10例，其中高热1例，低热9例。

8. 皮疹　有6例，其中面颊蝶形红斑4例，手足指（趾）端红斑、瘀斑各1例。

（二）实验室检查

血红蛋白低于100g/L者19例，其中有4例降至45g/L，均死于尿毒症；有10例恢复至100g/L以上。尿蛋白18例，其中由（+++）→（阴性）有8例；（++）→（+++）有5例；（阴性）→（+）有5例。血沉均高于60mm/第1小时有14例，其中下降至25mm有6例；下降至50mm以下有3例；保持在60mm上下有5例。血清补体C3值低于100者有13例，其中由70上升至100以上者有11例；由不足100继续下降至40以下者有5例，均为肾病活动期或合并感染。

（三）病程及死亡

本组病例的病程根据发病到死亡或最后一次门诊随诊时间计算。32例中随诊在10年者有8例；11年有6例，12年有2例；13年有4例；14年有8例；15年有4例。32例中死亡5例，主要死亡原因为肾功能衰竭（4例）和肺部感染（1例），其死亡时间均集中在 10 年内。

三、辨证论治

从本组 32 例的主要症候分析，虚证乃是本病论治之本。将其分为阳虚证 19 例（偏肾阳虚 11 例、偏脾阳虚 8 例），阴虚证 9 例（偏心阴虚 5 例、偏肝阴虚 3 例、偏肺阴虚 1 例），阴阳两虚证 4 例（偏肾阴阳两虚 3 例、偏心肾阴阳两虚 1 例）。

（一）辨证

1. **阳虚证** 疲乏无力，气短懒言，畏寒肢冷，面色淡白，舌质淡嫩、苔薄白，脉象沉细或微细。偏肾阳虚：腰膝酸软，面色㿠白，形寒怕冷，周身浮肿，下肢尤甚，先尿频，后尿少等。偏脾阳虚：周身乏力，短气少言，四肢不温，食后腹胀或食少，大便稀溏等。

2. **阴虚证** 时有低热，或午后烦热，咽干口燥，舌质红、苔少或无苔，脉象细数。偏心阴虚：虚烦心悸，夜难入寐，梦多或惊惕不安，健忘，多疑善惑等。偏肝阴虚：双目干涩，或视物不明，胁肋隐痛不快，偶有肢体肌肉瞤动，或筋挛拘急。偏肺阴虚：干咳少痰，或痰带血丝，烦扰不安，胸胁隐痛或刺痛。

3. **阴阳两虚** 既有阴虚的见症，又有阳虚的见症。本组病例偏于阴阳俱损诸证。偏于脾肾阴阳两虚：少气倦怠，易感六淫外邪，怯寒肢冷，甚则四末逆冷，大便溏薄，或者尿少，下肢水肿等。偏于心肾阴阳两虚：长期虚烦不眠，咽干，头晕目眩，耳鸣或失聪，夜间尿多，腰膝酸软无力，或者水肿腹胀，指唇青紫，四肢厥逆。

（二）论治

鉴于辨证突出一个"虚"字，因而，对本病论治，从始至终应贯穿扶正重于祛邪的指导思想。

1. **阳虚证** 宜甘温益气，忌凉润、忌辛散。偏肾阳虚治宜温补，选用右归丸加减。处方：生地黄、山茱萸、枸杞子各 12g，淮山药 30g，鹿角胶（烊化）、当归、黄芪、制附子、炙甘草、茯苓皮各 10g，胡芦巴、楮实子各 15g。偏脾阳虚治宜温阳健脾，选用实脾饮加减。处方：白术、广木香、制附子、茯苓皮各 10g，沉香、大腹皮、炮姜各 6g，党参、陈皮、生黄芪各 12g。

2. **阴虚证** 宜甘润壮水，忌辛燥，忌苦寒。偏心阴虚治宜滋养心血，选用三子养阴汤加减。处方：女贞子、沙苑子、枸杞子各 15g，人参（或党参）、酸枣仁、炙甘草、柏子仁各 10g，熟地黄、炒白芍、朱砂拌茯神、生地各 12g，炒黄连 1.5g。偏肝阴虚治宜养阴柔肝，选用杞菊地黄丸加减。处方：枸杞子、熟地黄、山茱萸各 12g，麦冬、炒丹皮、茯苓、川楝子、杭菊花各 10g，淮山药、菟丝子各 15g，玫瑰花、五味子各 6g。偏肺阴虚治宜滋阴润肺，选用百合固金汤加减。处方：百合、玄参、川贝母各 10g，生地黄、熟地黄、麦冬、炒白芍各 12g，当归、五味子、桔梗各 6g。

3. **阴阳两虚证** 宜阴阳平补，遵循"损者益之"的基本法则。偏脾肾阴阳两虚治宜培元固本，选用六君子汤加减。处方：党参、茯苓、白术、炒白芍各 12g，炙甘草、陈粳米各 10g，淮山药、白扁豆、莲子各 15g，黑芝麻、砂仁（后下）各 6g。偏心肾阴阳两虚治宜滋补心肾，选用填海川神丸（《历代名医良方注释》）加减。处方：党参、茯苓、补骨脂、益智仁、茺蔚子各10g，杭菊花、淮山药、生地黄、山茱萸、酸枣仁各12g，五味子、川芎各6g。

（三）合并症的治疗

应本着急则治其标、缓则治其本的原则，予以随证施治。不过，在治疗的全过程中，应顾及一个虚字。

带状疱疹宜清补之中佐以解毒、通络、止痛。药用：大青叶、板蓝根、生薏苡仁、丝瓜络、橘络、炒黄连等。糖尿病宜扶正之中佐以生津、润燥。药用：淮山药、北沙参、石斛、玄参、天花粉、百合等。类狼疮样肝炎宜柔肝之中，佐以舒肝、理气、解毒。药用：川楝子、谷芽、金橘叶、山楂、贯仲、败酱草等。胸腔积液宜扶阳之中佐以宣肺、利水。药用：甜葶苈、炒枳壳、泽泻、茯苓等。腰椎结核宜补肾之中，佐以壮腰、散寒、止痛。药用：续断、炒杜仲、狗脊、金头蜈蚣、䗪虫、千年健、伸筋草等。急性胰腺炎宜助脾之中，佐以清热、理气、通腑。药用：黄芩、胡黄连、白芍、广木香、元胡、生大黄（后下）、芒硝（冲）。阑尾炎宜和胃之中，佐以泻热、通腑、活血、止痛。药用：丹皮、生大黄（后下）、厚朴、枳实、生薏苡仁、芒硝（冲）、赤小豆。白塞综合征和重叠综合征则按阴阳两虚调治，主要选方还少丹（《医方集解》）。

（四）激素的用量

通过10年以上门诊观察，在比较有效控制病情的前提下，32例激素（以泼尼松为例）用量情况分别是：每日维持15mg有8例；10mg有4例；5mg有8例；完全撤除激素有8例。

四、讨论

（一）证随病变，治病求本

对于本病证候的认识，要用一个动态的眼光来分析，不能按照固有的模式来看待。比如：本病初期以实证、热证居多；随着存活时间的延长，证随病变，虚证、寒证成了矛盾的主要方面。本文32例阳虚最多见，占59.3%；其次是阴虚，占28.1%；阴阳两虚占12.6%。由此可见，治病之本在于扶阳、温阳、助阳。

（二）论治重补，补中兼调

结合本文32例的治疗经验，补虚为其重点。但在补虚之中，更应注意因症制宜地灵活用药。

1.温阳济阴 鉴于本病脾肾阳气虚怯最为多见，因此，培补元气为根本。在具体用药中，应当掌握好病情的进退和脏腑间的传受关系，在温阳益气的前提下，将护阴、养阴、补阴之品，寓寄其中。温补肾阳常佐生地黄、淮山药、枸杞子、楮实子等，重点在养精补血，精足则形充。

2.滋阴扶阳 阳病损阴，阴虚诸证迭见。阴血亏损，心神不宁，甚则外游，故见头晕、失眠，多疑善惑。滋阴方中，适当扶阳，如熟地与人参（或党参）配伍同用，熟地补血，人参补气。诸经阴血虚损，非熟地不可；诸经阳气虚亏，非人参不可。人参有健运之功，熟地禀静顺之德。熟地与人参，一阴一阳，一形一气，互主生成，性味中正；无逾于此。又如白芍配甘草，柴胡配黄芩等，都有互相彰益的涵义。

3. **阴阳平补**　久病多致阴阳俱损。然其治法，不是补阴碍阳，就是温阳灼阴，常感棘手。在临床中以"平"字为要点。"平"的涵义，既指药性甘平、甘温、咸平之类，如准山药、甘草、枸杞子、玉竹、莲子肉、石斛、菟丝子、鸡子黄等；又指组方中偏阴与偏阳药物，大致趋于各占一半的比例，其常用方剂有还少丹、六味地黄丸、黑地黄丸、三才封髓丹、矢王补心丹、龟鹿二仙弯等。

综合上述，大凡连续追踪观察 10 年以上的系统性红斑狼疮，阳虚是其病机的核心，在治疗中应当重视护阳，特别是应该保护好脾胃的阳气，元气和生发之气。在这一点上，明·汪绮石《理虚元鉴》提出："阳虚之证，虽有夺精、夺火、夺气之不一，而以中气不宁为最险。故阳虚之治，虽有填精、益气、补火之各别，而以急救中气为最先"，用于本病的调治是十分合拍的。绮石所言治阳虚主建中的精辟论述，实为本病调治的提纲。

狼疮性脂膜炎治验

夏某，女，35 岁。

原患系统性红斑狼疮 5 年，曾口服激素和中药治疗，病情一度获得好转。1 年前，自己停服激素，每月坚持内服扶正类中药 10 ～ 15 剂，病情尚稳定。

1986 年 8 月 25 日始在右大腿屈侧发现硬结，用青霉素、链霉素等治疗，病情不见好转，反而逐渐向深层发展，形成硬结性溃疡，于 1987 年 3 月 16 日来我科就诊。

检查：体温、呼吸、血压均正常。右大腿屈侧发现一硬结性溃疡，其范围 5cm×5cm，四周炎性浸润明显，轮廓清楚，仅有轻微压痛。化验：血沉 90mm/h，尿常规蛋白（＋），红细胞少许，狼疮细胞（＋），肝功能正常，补体 $C_3 0.4g/L$。临床诊断：狼疮性脂膜炎。

症见右大腿结块，微红且坚，疮面溃烂，少许稀薄样脓性分泌物渗出。自述头晕心慌，纳谷欠佳，口干，脉细弱，舌质淡红微胖有齿痕，苔薄白。系属脾虚气弱，痰湿互结，阻滞经络而结块不化。治宜扶脾化痰，散结通络法。药用：陈皮 12g，僵蚕 12g，浙贝母 10g，银花 15g，连翘 12g，制香附 10g，党参 10g，茯苓 10g，黄芪 10g，蜈蚣 1 条，川牛膝 10g，橘络 6g。水煎服，1 日 1 剂。局部用黄连膏贴在疮面上，四周则用紫金锭醋调成糊状，外涂，日 2 次。

按方治疗 2 周后，疮面肉芽组织新鲜红活，分泌物甚少，结块范围缩小至 2cm×3cm，纳谷尚可，心悸、肢软等稍轻。予上方酌加清托之品。药用：沙参 15g，麦冬 12g，五味子 6g，黄芪 12g，生地黄 12g，浙贝母 12g，茯苓 12g，银花 15g，党参 10g，连翘 10g，蜈蚣 1 条，甘草 10g。服法同上。局部疮面改用玉红膏盖之，4 周仍用紫金锭外涂，日 2 次。

守方加减又治疗 1 个月，疮面见愈，结块完全消退，残留皮肤萎缩和凹陷。

按 本例原患红斑狼疮，病程旷久，气阴暗耗，而生痰，其痰随气流注于虚处，凝结成块，据《证治汇补》："人之气道，贵乎调顺，则津液流通，何痰之有？"首诊以二陈汤为基方，除加用香附、浙贝母之类理气化痰外，还取用蜈蚣、僵蚕之类软坚散结；参、芪托里排毒。继辨心悸、肢软诸证，说明邪去正虚，法随证转，故改用生脉散为主方，益气养阴以固其本，此时仍应不忘理气、化痰、散结，冀在邪去而正易复。

中西医结合治疗系统性
红斑狼疮 17 例

一、典型病例介绍

[病例一]　亚急性系统性红斑性狼疮合并肾病综合征

余某，女性，16 岁。病起 1970 年夏季，发病以来，头晕目眩，耳鸣乏力，眼睑下肢浮肿，月经未潮，面颊蝶形红斑，复有薄白鳞屑。检查：精神萎靡，面色萎黄少华，声音低微，面颊有 3.5cm×3.5cm 的蝶形红斑各一块，头发枯槁，稀少，尿少，双下肢浮肿，表皮光亮，指压凹陷。腹部移动性浊音明显。脉象细数，尺部尤弱，舌质淡红，苔薄白。体温 36.2℃。超声波检查：4cm 腹水；胸透：两胸腔积液，左侧腋平线相当于第六肋高度，右侧相当于第七肋下缘；心脏左心室较饱满，窦性心律，心电图正常。红细胞 $3.1×10^2/L$，白细胞 $16.5×10^9/L$，血红蛋白 103g/L，红细胞沉降率 33mm/h。尿：尿蛋白（+++），红细胞（++），脓细胞（+），透明管型（少许），颗粒管型（+）。肝功能正常，证属脾肾阴阳两虚，肾阳不振尤为突出。治用温补脾肾。

1970 年 12 月 27 日处方：熟地 15g，肉桂 4.5g，熟附子 6g，萸肉 12g，山药 12g，泽泻 15g，茯苓 15g，大腹皮 12g，五加皮 12g。服药 2 周后，面颊红斑见退，下肢浮肿基本消失，鉴于胸水未消，改用标本兼治，方用葶苈大枣泻肺汤加味。

1971 年 2 月 2 日处方：葶苈 10g，大枣 5 个，甘草 6g，二冬各 12g，枸杞 12g，熟地 12g，绿豆衣 10g，桔梗 6g。服药 1 周后，胸透报告：胸腔积液消失。尿中蛋白、颗粒管型等诸差未见改善，再用补肾之方，拟用"金刚丸"加减调理之。

处方：炒杜仲 10g，枸杞 12g，菟丝子 30g，萆薢 12g，黄芪 15g，龟胶（烊化）12g，鹿角胶 12g（烊化）。

连续服药 1 月余，病情显著好转，皮损、腹水消失，精神振作，食欲增进，尿中蛋白（+），颗粒管型（少许），体温：37.1℃，红细胞 3.18×10^2/L，白细胞 6.8×10^9/L，血红蛋白 99g/L，血沉 10mm/h。与此同时，泼尼松开始剂量 20mg/d，2 月后降为 10mg/d，4 月后保持在 5mg/d，病情显著缓解而出院，共住院 250 天。

［病例二］　亚急性系统性红斑性狼疮合并口腔、消化道真菌感染

何某，女性，24 岁。亚急性系统性红斑性狼疮病史 4 年，发病前主诉有分娩史。1970 年 5 月结婚，1971 年 7 月分娩，产一男婴，满月后发热，关节酸痛，面颊蝶形红斑，食欲不振，夜寐欠安，梦多纷纭，头发脱落。检查：神疲倦怠，体温 38℃，面部暗红色蝶形红斑，软腭黏膜有出血性丘疹，下肢轻度水肿，股部、小腿有轻度鱼鳞病样改变。心率 120 次 / 分，舌质尖赤，苔薄黄，脉象细数有力。红细胞 3.1×10^{12}/L，白细胞 3.1×10^9/L，血红蛋白 96g/L，血沉 31mm/h，狼疮细胞阳性。证属热入营分，治用清营法。

1972 年 5 月 19 日处方：生石膏 30g（先煎），知母 10g，大青叶 12g，甘草 10g，炒黄芩 12g，绿豆衣 15g，生地 12g，炒山栀 10g，连翘 10g，山药 30g。

氢化可的松 200mg，四环素 0.5mg，10% 葡萄糖注射液 500ml，维生素 C2g，静脉滴注，体温尚未完全控制，改用红霉素 0.3g，连续 3 天，体温稳定下降。但在 5 月 24 日午后体温突然升高至 39.7℃，抽搐持续 2 分钟，烦躁不安，呕吐咖啡样物 400ml，大便隐血试验强阳性，腹壁柔软无抵抗。采用镇静药对症治疗，此时考虑为阳盛型的消化道出血是其主要矛盾，采用泻心汤加减：炒黄连 6g，炒黄芩 10g，炒山栀 10g，地榆 10g，生地炭 12g，银花炭 12g，仙鹤草 12g，三七粉 3g。

2 天以后，体温 37℃，患者安静，尚能进食少许，再未呕吐，27 日口腔内发现乳淀块样物，涂片查真菌，镜下发现大量活跃的孢子菌丝，立即撤除红霉素，口服制霉菌素 50 万单位，1 日 3 次，制霉菌素液外搽口腔，输全血 100ml。此时精神软弱，舌尖赤边缘青紫，苔黄腐，脉象濡数，系由湿热困于脾胃，治用清热化湿，佐以抑止霉菌的中药。处方：枇杷叶 10g，佩兰 12g，郁金 15g，党参 12g，白术 12g，黄柏 10g，太子参 12g，橘红 10g，红花 10g，丹参 12g，胡黄连 6g，马鞭草 12g。

10 天后，病情显著缓解，泼尼松降为 0.75mg /d，血象恢复正常，共住院 85 天出院。

［病例三］　亚急性系统型红斑狼疮

王某，女性，20 岁。面长红斑 2 年，面颊两侧暗红斑，不痛不痒，曾诊断为"冻疮"，外擦"冻疮药膏"，致使皮肤变黑，暗红斑越擦越厚，皮肤损害渐向手臂、下肢和背部蔓延。自诉：1971 年 8 月发热，以后反复多次，皮肤损害日渐加剧，伴有头晕、耳鸣、健忘、失眠、月经超前、口干喜饮、五心烦热、小便短少、大便干燥，常是数日一行。检查：全身皮肤散在性紫红色斑，上覆紧固或不紧固的鳞屑，斑块性质有充血性、出血性、浸润性、色素沉着性等多种形态，面色暗红发黑，手指鲜红斑块，压之有痛感，脉象细数，舌质淡红，苔薄黄，红细胞 3.51×10^{12}/L，白细胞 6.3×10^{9}/L，血红蛋白 99g/L，血沉 92mm/h。小便：尿蛋白（＋），证属虚实夹杂型，按急则治标之理，以祛邪为先，给予清热祛风化瘀之方，拟用北京鸿术堂经验方：大黄 30g，芒硝 30g，丹皮 6g，赤芍 6g，当归 6g，天花粉 18g，蒲公英 30g，银花 60g，乳香 6g，陈皮 18g，蜈蚣 3 条，蝉蜕 6g，干蟾 1 个，全蝎 2 个。水煎 3 次，分 6 次 3 天服完，1 周后病情好转，紫红斑减淡，痛感减轻，大便仍间日一行，将上方剂量改为 2 日 1 剂，10 天后全身性紫红斑显著减轻，鳞屑脱光，全身症状也有很大改善，大便日行一行，改用滋阴退热培本之剂：生熟地各 12g，麦冬 10g，女贞子 24g，玄参 10g，丹皮 6g，白芍 12g，山药 12g，旱莲草 12g，地榆 10g。服药后诸恙递减，鉴于泼尼松维持在 20mg /d 的水平，还在治疗巩固之中。

二、讨论

（一）关于辨证

红斑性狼疮一病，中医文献尚未发现明确记载，但是根据本病的临床表现，部分学者认为属于"肾虚"征象。我们观察 15 岁以下患者，肾虚征象并不明显，反而突出地表现脾虚或肺虚征象，因此，本病的辨证，似以属于"虚损"范围，更为符合实际情况，理由如下。

（1）《素问通评虚实论》曰："精气夺则虚"。说明先天不足，后天失调，病久失养均可使人气血消耗不复，而表现出各种虚损证候。

（2）《金匮要略》另立虚损专篇，论述了虚损的证、因、脉、治四方面，在这木书中指出虚损的原因有：亡血失精、阳虚寒胜、阴虚阳浮、风气百疾以及瘀血内结等，从而丰富了中医学对虚损的看法和内容。

（3）从治疗来说，历代前贤也是非常重视的，如李东垣从脾胃立论，长于甘温补中，朱丹溪从肝肾施治，善用滋阴降火，这些治疗经验对于指导红斑性狼疮的临床辨证、遣方用药都是很宝贵的借鉴。

综合上述，说明中医的这些看法，与诱发本病的各种因素和提高机体抵抗力的论述是很接近的，另外和本病同为胶原病中的结节性动脉周围炎、皮肌炎的临床现象亦属虚损，在中西病原上是相类似的，因此，我们认为，不仅对红斑性狼疮而且对胶原性疾病类的辨证，似都应属"虚损"范围较为恰当。

（二）关于治疗

鉴于上述看法，我们根据疾病过程中的不同阶段，分别治以下法。

1. 急性阶段 主要症状为高热、关节痛、颜面蝶形红斑、脉数等，本着"火为元气之贼"（《东垣十书》）的道理，拟用甘寒清凉类的药物，如石膏、知母、大青叶、玄参、竹叶等；若是长期低热不退，则应滋补培本。我们体会到，清热法的药物应用要吸取古人从脏腑用药的宝贵经验，如：心热用水牛角、牛黄、绿豆衣；肺热用桑白皮、地骨皮；脾热用黄芩、黄连；肝热用龙胆草、栀子；肾热用知母、玄参；骨蒸用鳖甲、胡黄连；血热用地黄、水牛角等（《中医治疗法则概论》），这样，才能中西医密切配合，达到尽快控制急性阶段的高热症状，使之平稳地转入缓解阶段。

2.缓解阶段 在热型控制后，出现的多种证候群，在施治中要贯彻"不同质的矛盾，只有用不同质的方法才能解决"的法则，掌握疾病转归，灵活采用"虚则补之"、"实则泻之"的方法。补法的运用总以甘润平和之剂为上，黄宫绣说："欲补气而于血有损，补血而于气有窒，补上而于下有碍，补下而于上有亏，其证似虚非虚，似实非实，则不得不择甘润和平之剂"（《本草求真》）。黄氏之说实为经验之谈，我们选用的方剂有"五福饮"、"金刚丸"等，粗略剖析两方药物性味功能，多为调理冲任（杜仲、熟地、枸杞等）和益气健脾（党参、黄芪、茯苓等）药，特别是菟丝子，《本草从新》推崇本品为"调之上品"。由此可见，恰当地调补脾肾，是治疗本病的重要环节。

硬皮病 30 例临床观察

硬皮病是结缔组织病的一种，近似中医学文献中的"皮痹"。以皮肤失去弹性而硬化，继而出现萎缩和色素变化为其特点。临床上分局限性和系统性两型，前者分片状、带状和点滴状三种，尽管不侵犯任何系统，但常能造成残废和毁容；后者有肢端硬皮病和弥漫性硬皮病之分，实质上两者同属一病。我们根据硬皮病浮肿期、硬化期、萎缩期的临床特征，将其病位分别归纳于肺、脾、肾三脏论治，取得较好疗效。现将 1979 ~ 1985 年治疗的 30 例完整资料，报道如下。

一、临床资料

（一）一般资料

本组 30 例中，住院治疗 4 例，专科门诊 26 例。男性 3 例，女性 27 例。年龄最小者 6 个月，最大者 56 岁，其中 20 ~ 50 岁者 24 例，占 80%，与国内、外文献报告相符。病程最短 3 个月，最长 17 年，其中 1 ~ 3 年者 18 例；4 ~ 5 年者 6 例；5 年以上者 6 例。30 例均符合硬皮病的诊断标准，其中系统性硬皮病 22 例（水肿期 5 例，硬化期 11 例，萎缩期 4 例，混合期 2 例）；局限性硬皮病 8 例（片状损害 6 例，带状损害 2 例）。

（二）实验室检查

血常规检查 10 例，均为轻度贫血。验尿发现肾炎表现者 4 例。血沉受检 11 例，9 例为 25 ~ 80mm/h，2 例正常。病理活检 7 例，均证实为硬皮病病理改变。X 线检查 10 例，其中手指拍片发现异常者 3 例；钡餐透视有胃下垂、消化功能紊乱、食管硬化者各 1 例，心电图检查 6 例，4 例发现异常（多发性窦性早搏 2 例、心肌受损和偶发窦性早搏各 1 例）。眼底镜检 5 例，发现视网膜出血 1 例。狼疮细胞检查 3 例均阴性。

抗核抗体受检 5 例，阳性 2 例，图形呈斑点状。

二、治疗方法

（一）中医药治疗组

1. **内治法** 按辨证分型论治。

（1）卫弱肺虚，寒阻肌肤证（浮肿期为主） 5 例。症见面色㿠白，不任劳作，形寒怕冷，易感外邪，肢体冰冷，略现苍白，病变部位以上半身居多。皮肤光亮、肿胀、变硬、皮纹消失；脉细弱，舌质淡红，苔薄白。病由肺气虚弱，卫外不固，寒邪乘虚稽留肤腠不去，遂致脉络不通，发为皮痹。治宜益气固卫，温阳散寒。方选人参胡桃汤加味，药用：人参 6 ~ 10g（另煎兑入，或重用沙参 30g），胡桃仁、炙黄芪各10g，桔梗 6g，桂枝 4.5g，生熟地各 12g，天冬、麦冬、白术、茯苓各 15g，生甘草、五味子各 6g，日 1 剂。

（2）脾肾阳衰，寒湿痹塞证（硬化期为主） 18 例。症见平素畏寒甚，气短乏力，不任劳作，皮肤硬化，口张不大，舌体活动受限，鼻翼缩小变尖，指端冰冷或弯曲难以伸展，入冬尤甚；偶尔外伤破烂，难以痊愈；或见性欲淡漠，大便稀溏，或完谷不化，日行 2 ~ 3 次，脉沉细，舌质淡红或呈龟裂状，苔薄白。病由元阳衰微，气血痹阻所致。治宜温阳扶脾通痹。方选温阳通痹汤加减，药用：党参、茯苓、生黄芪、炒薏苡仁各 15g，土炒白术、淡苁蓉、陈皮、巴戟天各 10g，淫羊藿、丹参各 12g，山药20g，橘络 6g，日 1 剂。

（3）元气虚怯，血阻孙络证（以萎缩期为主） 7 例。症见病程迁延日久，肤色灰黯发硬，甚则肌肤甲错；皮损区偶尔色素脱落，变薄，状如羊皮纸；伴肢体疼痛，时有呻吟，气息低微，懒言嗜睡，脉沉涩，舌质紫暗或有瘀斑，苔薄或少苔。病由气虚血瘀，络脉不通所致，治宜扶元固本，理气通络。方选十全育真汤化裁，药用：党参、炒白芍各 12g，黄芪、丹参各 15g，三棱、莪术、肉桂、甲珠各 4.5g，炙甘草、路路通各 10g，山药 30g，生熟地各 20g，橘络 3g，日 1 剂。

（4）加减 心悸气短者加高丽参（或红参）、冬虫夏草；肢端青紫、冰冷者加鸡血藤、红藤、片姜黄；食少、呕吐、吞咽困难者加姜半夏、刀豆子、竹茹、橘皮；肢体浮肿者加汉防己、苍术皮、扁豆皮；皮肤硬化者加桃仁、制川乌、制草乌、皂角刺、川芎、甲珠；皮肤萎缩者加龟胶、鹿角胶；溃疡日久，不易收敛者加白蔹、赤小豆。

2. **外治法** 凡皮损处于浮肿期用菖蒲透骨草浸泡方（透骨草 12g，石菖蒲、川乌、草乌各 10g，蕲艾叶、红花、伸筋草、桂枝各 15g），加水 5000ml，煎煮 30 分钟，趁热熏蒸，患处外敷毛巾持续 10 ~ 15 分钟，每日 1 ~ 2 次；硬化期采用红花桂枝酒（红花、桂枝各 10g，50％乙醇 200 ~ 300ml，密闭浸泡 7 天，过滤取汁），微微加温，倒5 ~ 10ml 药酒于手掌中，趁热温熨，轻巧按摩患处 15 ~ 30 分钟，直到局部皮肤发红并有灼热感为度，隔日 1 次。患处发现营养不良性溃疡面，则按溃疡换药原则处理。凡见患处肌肉、关节肿胀、僵硬及麻木等时，酌情选用冲和散掺在万应膏中（处方详见《医宗金鉴·外科》）外贴患处，3 ~ 5 日换 1 次，有散寒通络的功效。

3. 灸法 用于偏阳虚者。取穴：①大椎、肾俞；②命门、脾俞；③气海、血海；④膈俞、肺俞。每次取 1 组穴位，隔丁桂散灸 3 ～ 5 壮，每周灸 3 次。

（二）中西医结合治疗组

选择性用于系统性硬皮病：①年龄偏小，病情有反复；②血沉偏高，多数在 40mm/h 以上；③合并症较多，如人工流产，手指弯曲不伸，状如鹰爪。④中药连续治疗 1 个月以上，病情有加重趋势者。在辨证治疗的基础上，加用泼尼松。每日 20 ～ 30mg。病情稳定后。每隔 15 天递减总剂量的 1 /4 ～ 1 /6，直到最小的有效维持剂量。共 5 例。

二、治疗效果

（一）疗效标准

参考有关专著和专论，结合临床实践，制订如下标准。临床治愈：连续接受治疗 2 个月以上，皮肤松解、柔软，浅表溃疡见好，腹泻、腹胀、畏寒等症状获得明显改善，尚能从事某些轻微活动和家务，实验室检查正常。好转：上述临床症状有不同程度的改善，个人日常生活基本能够自理。无效：连续用中药治疗 2. 个月后，临床症状无改变或有不良进展。

（二）疗效分析

1. 总疗效 中医药治疗组 25 例，临床治愈 13 例，占 52％；好转 9 例，占 36％；无效 3 例，占 12％。中西医结合组治疗 5 例，好转 3 例，占 60％；无效 2 例，占 40％。

2. 服药剂数、分期与疗效的关系 本组 30 例中，服药剂数最少为 35 剂，最多 425 剂，平均 230 剂。浮肿期、硬化期疗效较好；萎缩期效果欠佳，尽管长时间坚持服药，效果并不令人满意。

三、讨论

1. 病分层次，证分上下 在近代文献中，普遍认为硬皮病属"痹证"范畴，但一又不尽相同。我们认为，本病的病位是以肺、脾、肾三脏为主，故其临床证候为初损皮毛在肺，续损肌肉在脾，终损筋骨在肾，是一组从上而下的痹证虚劳综合证。但因兼挟气滞、血瘀，而成虚实兼挟证候。以脏腑辨证为纲，既能分清病位，又便于权衡正虚邪实的轻重。

2. 甘温扶脾，重在通络 本病治疗的重点在于甘温扶脾。脾阳健运，气血流畅，则诸邪随去。具体运用时，一要分清病位深浅，二是兼顾宣通经气。我们的做法是，邪在肺，宜用桂枝、羌活、独活、姜黄、茯苓、桑枝、汉防己以宣通经脉；邪在脾，宜用人参、白术、陈皮、姜半夏、紫苏梗、赤小豆、黄芪、茯苓皮温阳以扶脾，兼理湿热；邪在肾，则用熟地、龟板、鹿角片、当归、海桐皮、制川乌、制草乌、狗脊、淡干姜、巴戟天、淡苁蓉以峻补元阳、宣通脉络。虚实兼挟，孙络不通，则常用橘络、地龙、丝瓜络、路路通、蜈蚣、炮甲珠、元胡、丹参、血竭、鸡血藤、红藤等。在巩固疗效时，可酌情加服全鹿丸、人参健脾丸、大黄䗪虫丸、大活络丸等，效果更为显著。

3. 内外并举，综合治疗 本病症状错综复杂，虚实兼夹，内外同治，易于收效。烤药制剂具有疏风、散寒、通络功效，直接作用于肤表患处，可达到活血脉、蠲痹闭的目的。对阳虚体质者尤效。隔药灸法对于阳虚患者病情的逆转与康复，也是有一定作用的。

温阳通痹法治疗弥漫性
系统性硬皮病 8 例

临证心得

硬皮病分为局限性和系统性两种类型。局限性硬皮病可使部分皮肤硬化，进而影响关节运动，无内脏损害；系统性硬皮病，可使全身大部分皮肤硬化，并伴有内脏器官病变。在系统性硬皮病中，按其皮损发生、发展及全身症状，又分为两种：一是肢端硬皮病，二是弥漫性系统性硬皮病，此型病情重，呈进行性。

硬皮病与中医学痹证相接近，而中医学对痹证的认识，主要集中在《素问·痹论》，其次是汉代张仲景《金匮要略·血痹虚劳病脉证并治第六》，其在病因和脉象方面上提出，筋骨脆弱、腠理不固的人，抗病力薄弱，稍为劳作，更易阳气虚亏，即使是微风之邪，也足以引起疾病的发生，脉象微涩，或阴阳俱微。在临床表现上，明代的秦景明《症因脉治》作过下面一些描述："邪在肺烦满喘呕，逆气上冲，右肋刺痛；邪在心脉闭不通，心下鼓暴，嗌干善噫，心下痛；邪在肾腰痛，小便时时变色；邪在脾四肢怠惰，大便时泻，不能饮食；邪在肠气窒小腹，中气喘争，时发飧泄；邪在胃食入即痛，不得下咽，或时作呕。"上述脉症的描述基本符合弥漫性系统性硬皮病的临床表现。

本组 8 例均为女性，未婚 2 例。年龄最小 19 岁，最大 49 岁，平均年龄 32.5 岁。病程短者 1 年，长者 10 年，其中 1 ～ 3 年者 4 例，5 年以内者 3 例，10 年者 1 例。

一、临床表现

指端皮肤苍白、冰冷，继而青紫，有 3 例手指弯曲伸展极为困难，指节的隆起部位发生营养不良性溃疡。拍片报告：指关节间隙变窄和指骨吸收。8 例均有皮肤紧张，表皮光滑变薄，颜面光亮，鼻翼缩小尖瘦，口张不大等。处于浮肿期 2 例，硬化期和萎缩期或两者兼有者 6 例。8 例均见吞咽困难，腹胀，腹泻等消化道症状，其中 6 例作钡餐检查。仅 1 例报告消化道功能紊乱。肾脏损伤 3 例，发现尿蛋白（+），红细胞（少许）。主诉心悸、气短、胸痛 6 例。有 4 例心电图异常，2 例为多发性窦性早搏，心肌受损和偶发窦性早搏各 1 例。双目干涩，视力减弱者 5 例，眼底检查发现视网膜出血 1 例。实验室检查：全部病例中度偏低贫血；血沉增速在 25 ~ 80mm/第 1 小时 5 例；狼疮细胞检查 3 例均阴性；抗核抗体检查 5 例，阴性 3 例，阳性 2 例，图形呈斑点状。

二、辨证指标

8 例反映的主观症状：怕冷，心悸，气短，神疲乏力，食少，双目干涩，皮肤发痒，性欲减退，月经不调，腹泻每日 2 ~ 3 次，呈清稀状乃至完谷不化。客观症状：面色㿠白，肤色灰黯，皮肤轻度甲错，舌质淡呈龟裂状，苔薄白，脉沉细，尺部尤沉。

三、治法

温阳通痹，拟用温阳通痹汤：黄芪、山药、赤芍各 12 ~ 15g，党参、当归、丹参、茯苓各 9 ~ 12g，白术、陈皮、制川草乌、桂枝各 6 ~ 9g，路路通、炙甘草各 9g。脾阳虚加炮姜、姜半夏、广木香、砂仁；肾阳虚加制附子、巴戟天、淫羊藿、仙茅、鹿角片（胶）、淡苁蓉；肢端冰冷、青紫加细辛、鸡血藤、红藤；皮肤硬化加甲珠、皂角刺、川芎；溃疡不敛加白敛、赤小豆。连续中药治疗 3 个月以上。未用激素。

四、治疗结果

本组 8 例坚持服药多者 280 剂，少者 84 剂，平均 159.2 剂。结果评为近期痊愈 3 例，显效 5 例，未发现恶化病例（近期痊愈：皮损柔软，有毫毛生长，化验正常，能从事一般劳动；显效：皮肤柔软，能从事部分轻微劳动，但内脏和皮损尚未完全恢复，如指端弯曲、伸展困难等）。

五、病案举例

雷某，女性，42 岁。1979 年 6 月 1 日初诊。患者自 1974 年冬天起，始觉皮肤麻木紧张，继而如绳所缚，曾在院外确诊为弥漫性系统性硬皮病，予激素、维生素等药治疗，病情略有控制，停药后又明显加重。检查：颜面皮肤光亮，如蜡所涂，口张不大，舌体活动受阻，鼻翼缩小变尖，表情淡漠，躯干和四肢皮肤硬化，难以用手捏起，指端冰冷，伸屈不利。血红蛋白 105g/L，红细胞 3.6×10^{12}/L，白细胞 5×10^9/L，中性粒细胞 0.74，淋巴细胞 0.24，嗜酸性粒细胞 0.02。血沉 62mm/h。狼疮细胞（−）。抗核抗体（＋），斑点状。心电图报告：心肌轻度受损。钡餐未发现消化道异常。

中医辨证：平素特别怕冷，经常气短乏力，难以支持工作，性欲淡漠，指端冰冷，冬天更重，大便清稀，偶有完谷不化，每天 2 ~ 3 次；脉象沉细；双尺尤沉伏，舌质淡白，少苔。综合脉症属脾肾阳虚，气血亏损，亟宜甘温扶阳，佐以通痹法。处方：黄芪 15g，党参、鹿角片、生地黄、丹参、茯苓各 12g，当归、赤芍、白术、路路通各 9g，桂枝、制川草乌各 6g。水煎服，每日 1 剂。

守上方增减调治 3 个月后，全身皮肤柔软，紧张感完全消失。损害区有毳毛生长和出汗现象。嗣后在门诊又坚持每周服药 5 剂，前后经 10 个月的治疗，皮肤和内脏诸症俱见显著改善，现已上班工作。

六、讨论

笔者认为，弥漫性系统性硬皮病应属于中医学虚劳及痹证范畴。分析其病机主要在肺、脾、肾三脏。肺主气属卫，合皮毛而润泽肌肤，肺气虚损，则气短乏力，毛肤失其柔润，故皮肤甲错、硬化；脾主肌肉，为生化之源，五脏六腑、四肢百骸皆赖以养，脾气虚亏，运化无权，气血衰少，故腹胀、便溏；肾主骨藏精，只宜固藏，不宜泄露，久病失养，必致耗伤精气，表现为脉象沉细弱，舌质淡白，同时，古人又谓久病"穷必及肾"。由此，弥漫性系统性硬皮病先起于皮毛 – 肺，后病及于骨 – 肾，这就是从上损及于下的一种虚损证。故治疗要以调治脾肾为主，活血通痹为辅，药用黄芪、党参、白术、桂枝、当归、制川草乌等甘温之品，益气助阳，补脾温肾；佐以丹参、赤芍、甲珠、路路通、川芎等活血通痹。在通痹之中，尤要重视通孙络之痹的迫切性。

总之，本病后期无不关系到脾肾，因为肾为先天之本，是真阴真阳之所寄；脾为后天之本，是气血营卫的源泉，所以病至后期往往会出现脾肾症状，补脾补肾是治疗本病的根本大法。只是在具体应用中，既要不足者补之以温，又要寓驱邪于补正之中，使之邪去而正又不伤，这是很重要的一环。

大补地黄丸治疗 11 例干燥综合征

干燥综合征在结缔组织病中，其发病率仅次于类风湿关节炎，居第二位，可见，本病不仅并非少见，而且有日益明显增多的趋势。笔者宗《临证指南医案》大补地黄丸为主治疗本病 11 例，获效满意。

一、临床资料

从 1987 年元月至 1988 年 12 月间，应用大补地黄丸为主，不用任何西药辅助治疗 11 例干燥综合征，皆系住院病例，每个病例的临床证候按四诊八纲详细记载；对部分病例也作了一些必要的血液学、免疫学等方面的检查，为诊断和疗效提供了客观性资料。

1.一般资料　11 例均为已婚女性。年龄 36 ~ 40 岁 4 例，41 ~ 50 岁 6 例，65 岁 1 例。病程最短者 6 个月、最长者 7 年各 1 例，1 ~ 3 年 9 例。生育状况：怀孕 2 次 1 例，3 次 2 例，4 次 4 例，5 次 3 例，6 次 1 例，所有病例均先后施行人工流产 1 ~ 4 次不等。

2. 主要证候 所有病例均有眼、口、阴道干燥和关节痛症状。眼：双目干涩或有烧灼感 11 例，视力模糊或视力下降 8 例，畏光 6 例，结膜不定时充血 5 例。口：口腔干燥 11 例，口渴喜温饮 10 例，咀嚼困难非要汤水送下不可 9 例，口苦 4 例，唇燥或干红而脱屑 4 例，龋齿 2 例，腮腺一侧或双侧肿大时轻时重 2 例。耳鼻喉：鼻腔干燥 8 例，鼻燥结干痂或血痂 6 例，鼻出血 1 例，咽干 6 例，耳聋 1 例（耳鼓膜穿孔）。胃肠道：咽下困难 9 例，大便秘结常需 4～7 日一行 7 例。呼吸系统：干咳少痰 5 例。运动系统：关节肿胀疼痛 11 例，肌肉痠痛 6 例。泌尿生殖系统：阴道干燥 11 例，大小阴唇萎缩 5 例，外阴瘙痒 7 例，性欲淡漠 5 例。皮肤：干燥且有糠秕状鳞屑 8 例，瘙痒 5 例。血管：肢端苍白青紫冰冷 6 例，指端轻微溃烂 2 例。脉舌：脉象沉细无力 9 例，细数 2 例；舌质淡红 1 例，绛红 8 例，绛红夹有瘀斑或瘀点 2 例；舌无苔、状如镜面、扪之无津液 7 例，苔少 3 例，薄黄而干 1 例。其他：周身疲乏无力 10 例，夜寐欠安或梦多纷纭 9 例，食少或腹胀 6 例，五心烦热 8 例，头发枯焦疏稀易落 5 例，心悸气短 4 例，牙齿色枯欠润 3 例。

3. 实验室检查 11 例均有轻度贫血，血沉 20～40mm/h 3 例，41～80mm/h 4 例，81mm/h 以上 2 例；查血清蛋白 6 例，发现 5 例为高免疫球蛋白血症，IgG 增高明显，IgA 和 IgM 变化不大；查类风湿因子 7 例，阳性 3 例，阴性 4 例；查 LE 细胞 2 例，均为阴性；查抗核抗体（ANA）7 例，阳性 4 例，阴性 3 例；查血清补体 C_3 5 例，仅 1 例下降，余 4 例皆在正常范围；查肝功能 3 例均在正常范畴；查心电图 6 例，仅 1 例心动过速伴不齐；查 B 超肝胆 5 例，2 例异常，1 例提示胆结石，1 例提示肝右后叶血管瘤；拍胸全片 2 例，1 例报告为支气管炎，1 例为间质性肺炎。

二、治法与疗效

1. 施治方法

（1）内治法 主方宗大补地黄丸加减。处方：生熟地各 12g，炒黄柏 10g，山药 15g，枸杞子 12g，当归 10g，炒知母 6g，山萸肉 12g，炒白芍 10g，肉苁蓉 10g，玄参 10g，天花粉 10g，天麦冬各 10g。双目干涩和畏光加甘菊花、霜桑叶；视力下降加服石斛夜光丸；口干加天花粉、乌梅；口苦加焦山栀；鼻结血痂加黄芩、薄荷；关节肿痛加川续断、老鹳草、鬼箭羽；进食困难加绿萼梅；腹胀加玫瑰花、佛手；咽干少津加山豆根、挂金灯；腮肿加浙贝母、僵蚕、蜈蚣；龋齿加生石膏；干咳少痰加鱼腥草、紫菀；皮肤干燥发痒加何首乌、沙苑子、钩藤；大便干结加郁李仁、松子仁、麻仁；性欲淡漠加仙茅、仙灵脾、阳起石。每日 1 剂，水煎服。

（2）针刺法 以邻近取穴为主，辅以循经取穴。外阴萎缩或瘙痒，针刺曲骨、归来、关元；双目干涩，视力下降，针刺四白、鱼腰、合谷；口干津少，针刺地仓、颊车、足三里。施平补平泻手法，每 2 日针刺 1 次，10 次为 1 个疗程。

2. 疗效评定 本组病例的疗效标准分近期痊愈、有效、无效三级。近期痊愈：临床主症（眼、口、鼻干燥、关节疼）消失；贫血得到纠正，血沉恢复正常；劳动力恢复。有效：临床主症有 2 项明显改善；贫血有所好转，血沉在 30mm/h 之内；劳动力部分恢复；无效：连续治疗 30 天，上述主症无改变甚或有加重趋势。按上述标准评定，本组 11 例治疗后获近期痊愈 4 例，有效 7 例。见效日期最短者 5 天，最长者 21 天，平均为 10.6 天。住院日期最短 15 天，最长 85 天，平均为 43 天。

三、讨论与体会

近些年来对干燥综合征病因的探讨，以阴虚之说居多，包括胃阴虚、脾阴虚和肝阴虚等，分别投用石斛清胃汤、沙参麦冬汤、一贯煎治之。惟傅氏提出本病之燥是既不同于内燥又有异于外燥的一种燥毒。笔者从实践中认识到，女性系阴柔之体，以血为本。若多次孕产哺乳以及意外的奇经八脉损伤（如多次人工流产），皆能导致真水亏败，阴火内炽，血海枯竭，燥疾丛生。如燥毒在肝，症见双目干涩、畏光；燥毒在脾，症见口干唇燥；燥毒在肺，症见鼻燥、干咳少痰、皮肤燥痒；燥毒在心，症见虚烦难寐、舌红少津；燥毒在肾，外阴干痒或萎缩瘙痒、大便干燥如栗等。由此可见，对本病燥因的求索，不仅要反映患者多为中年女性的差异性，而且还要谨慎审揆主症的特殊性。但在具体分析脏腑偏胜或正衰邪退的过程中，必须从动态上权衡邪实、津液、血枯三者之间的消长关系。然而从本质上讲，本病之燥通常是精血下夺，血少火多，病在下焦阴分。

针对燥因的剖析，治法宜用纯阴静药，柔养肝肾，方用大补地黄丸加减。该方系由知柏地黄丸、四物汤、滋燥饮三方药有机糅合组成，药性偏于甘寒柔润占十分之七八，甘温扶元占十之二三，意取阴生阳长，水足火降而阴津易复。综合全方，有主有辅，有扶有驱，实为效方之一。此外，恰当而适时地应用针刺，通其经脉，调其血气，使之收到虚则实之，满则泄之，菀陈则除之，邪胜则虚之。这种双向调节对于改善干燥和阻止外阴萎缩，确实有一定的辅助功效。

扶脾论治皮肌炎

皮肌炎属痿痹证的范畴。病变主要为皮肤、肌肉和血管发炎，使之皮肤呈弥漫性水肿性红斑，肌肉肿痛无力，至晚期还会出现肌肉萎缩的现象，故引起皮肤科医家的广泛重视。其治有宗营血蒸腾之理，法拟凉血解毒；或本风寒湿痹留着不去之机，立祛风除湿，温补脾肾，均取得一定的成效。但是，综查中医文献，痿痹皆由精血亏损，外邪得以乘之居多。如果脾胃健旺，则饮食能受纳腐熟，精微能转输运化，气机升降出入畅利，津液气血生化有源，上能养心肺，下能滋补肝肾，脏腑得养，形神乃旺。因此，《慎斋遗书》说："治病不愈，寻到脾胃而愈者甚多。"鉴于此，笔者近些年来，从扶脾论治皮肌炎，取得较为满意的疗效。

一、护脾阴以解毒

《不居集》说："扶脾即所以保肺，保肺即所以扶脾。"提示凡肺胃阴津在被温热之毒灼伤时，当以清补为宜。症见发病较急，间歇性发热，食欲不振，口渴不多饮，咽喉疼痛。自觉肌肉酸痛无力，重者肢体软瘫，不能翻身活动。眼睑呈淡紫红色浮肿；舌质红绛，苔薄黄微干；脉虚大数。系由风温热毒，侵袭肺胃，邪气充斥于表，则肌肤燔热、红肿、酸痛；津液内耗，元气虚怯，故软瘫无力。治宜护脾阴以解毒。

例1 曾某，女，54岁。1980年7月18日初诊。患者发热，肌肉酸痛，眼睑紫红色浮肿达2月余，某院确诊：皮肌炎。口服过激素、氯喹和金刚藤糖浆等，病情未控制，由家人背来我科门诊。

检查：体温39.5℃；下肢肌肉酸痛、软弱难以站立，双眼睑呈淡紫红色水肿；食欲不振，时有汗出，头晕，口干饮之不多；舌质绛红，苔薄黄微干，脉虚细数。血红蛋白101g/L，红细胞3.75×10^2/L，白细胞7.4×10^9/L；中性粒细胞0.76，淋巴细胞0.34，血沉28mm /h；尿肌酸1824μmol/24h。

四诊合参，证属温热化毒，耗阴损液。治宜护脾阴以解毒，方用益胃汤加减。处方：南、北沙参各12g；石斛15g，玄参10g，生地炭、银花炭、山药各15g，红花6g，凌霄花、防风各10g，浮萍6g，丹参30g，紫草10g。20剂药后，眼睑红肿褪色见淡，肌肉酸痛亦有减轻，在家人的帮助下，可以下床站立一会。此后按原方酌加黄芪、茯苓、紫菀、玉竹、熟地、炒白芍、生薏苡仁、龟板胶、五加皮、炙甘草之类清金、补精、养血之品。先后共服180余剂，眼睑浮肿消退，肌肉酸痛见愈。1982年2月份追访，患者已能从事轻微家务劳动。

二、补脾阳以通痹

脾运则分输五脏，荣润四肢。大抵脾胃虚弱，内则腐熟无能，失其生化之源，从而成为虚损的重要因素；外则可致寒湿诸邪，阻滞脉络，诱发痹证。诚如《景岳全书》所说："痹者，闭也。以血气为邪所闭，不得通行而病也。"对于因脾阳亏虚，痹阻不通的皮肌炎，当甘温补脾与散寒通痹同用，方可获得气旺血行、痹通肤软之效。

例2 熊某，女，48岁。1983年10月29日初诊。患者因皮肌炎于1973年曾在市某院住院诊治，疗效不佳。近年来，肌肉酸痛，日见加重，上肢拾举梳头困难；下肢上楼尤觉艰难，要求中医调治。

检查：眼睑呈现典型的血玉色实质性水肿，并有持续性毛细血管扩张；肢端冰冷、苍白；纳谷欠佳，或食后腹胀不适，心悸，肢软乏力；舌质淡红微胖可见齿痕，苔薄白，脉细弱无力。血红蛋白100g/L，红细胞3.40×10^{12}/L，白细胞6.6×10^9/L，中性粒细胞0.66，淋巴细胞0.34；血沉11mm/h；血清酶正常；尿肌酸1368μmol/24h。

综合脉症，属脾阳亏损，复遭寒湿侵袭，阻塞脉络。治宜甘温补脾，兼通脉络。选用桂枝人参汤加味，处方：桂枝6g，炙甘草、炒白术各10g，党参12g，干姜1.5g，制川、草乌各4.5g，桑寄生12g，制附子6g，路路通15g，甲珠6g，广陈皮10g，鬼箭羽12g。35剂药后，眼睑红肿、肌肉酸痛均见好转，肢末温度亦有升高趋势，纳谷略增。于原方酌加黄芪、丹参、砂仁、羌活、独活、鸡内金、炒二芽、姜半夏、佛手片、柴胡等，续服258剂，皮肤损害和全身症状俱平。患者能胜任家务劳动。

三、益元气以振痿

元气主要指先天的肾气，后天之本的脾气。脾肾两脏之虚，其气是一虚俱虚，一损俱损的互相关系。因此，《冯氏锦囊秘录》提出"虚为百病之由，治虚为去病之要"的学术观点，对于指导晚期皮肌炎的治疗是很有意义的。当然，在具体施治的过程中，要审酌脾肾的盛衰，因肾虚而脾尚健者，补肾而勿伤脾；因脾虚而肾无虚候，扶脾为主，尽量做到助其互生互化，防止滥施妄补之弊。

例3 吴某，女，26岁。1984年2月27日初诊。患者于1978年因发热，双眼睑暗红色水肿，肌肉酸痛等，确诊为皮肌炎。曾用过激素（泼尼松60mg/d）和中药治疗，病情一度好转。近1年来，中辍治疗，皮损和内脏兼证丛生，遂要求中医诊治。

检查：体温正常。双眼睑紫红色浮肿；周身肌肉酸痛颇重，梳头困难，上楼亦感非常吃力，踹部肌肉松软无力，略有萎缩之外观；稍有活动则心悸，气喘，乏力，不耐劳作，食少乏味，睡眠欠佳；舌质淡红苔薄白，脉沉细无力。血红蛋白80g/L，红细胞 3.36×10^2/L，白细胞 10.4×10^9/L，中性粒细胞0.65，淋巴细胞0.34，酸性细胞0.01；血沉26mm/h；心电图正常，尿肌酸1976μmol/24h；肌电图、病理活检；均符合皮肌炎。脉证合参，证属元气虚弱，肌肤筋骨失于濡养，则萎缩失用。治宜益气填精，振痿通络法，方用还少丹加减。

处方：红参（另煎兑入）、黄芪各10g，枸杞子、熟地黄各12g，山药15g，茯苓、川续断各12g，炒杜仲、远志各10g，五味子6g，巴戟天12g，制附子12g（先煎15分钟），丹参15g，路路通12g。服15剂，肌肉酸痛，气短乏力略有减轻。按原方改红参为太子参30g；另据证情变化而酌加鸡内金、炒二芽、厚朴、桑寄生、陈皮、香附、白花蛇舌草、仙灵脾。再服50余剂后，肌肉酸痛见好，心悸、气短、食少等均见改善。

还少丹为主治疗重叠综合征1例

"还少丹"出自《医方集解》，由熟地、山药、牛膝、枸杞、山茱萸、茯苓、杜仲、远志、五味子、楮实、小茴香、巴戟天、肉苁蓉、石菖蒲加枣肉蜜丸而成，主治脾肾虚寒、血气羸乏诸症。笔者以还少丹为主，配合西药治疗1例系统性红斑狼疮、硬皮病、干燥综合征的重叠综合征，经过5年的随访观察，病情缓解较理想，现已参加轻微工作。兹整理报道如下。

一、病史摘要

患者女性，38 岁。1971 年在农场劳动，突然高热（39.6℃），继而关节疼痛，下床活动颇感困难。时隔 2 月，尿中出现蛋白（+++），全身中度浮肿，某院以"肾炎"收住入院。经多种治疗后仍然低热，关节疼，尿蛋白。后怀疑亚急性系统性红斑狼疮，收住我院。周围血液中查到狼疮细胞，抗核因子阳性，血沉 97mm/h，贫血，尿蛋白（+++），经中两医结合治疗，病情缓解出院。1973 年患者自觉全身皮肤紧张发硬；如绳缚，脸部表情淡薄，鼻准变尖，口张不大，指端苍白冰冷。活体组织检查报告：系统性硬皮病。经用中药治疗为主，辅以小剂量激素，病情渐好。1975 年患者多次反映，双目干涩，视力减退，鼻腔干燥，终年无涕，口干咽食困难，需要汤水送下，再次入院。入院后发现皮肤干燥，糠秕状鳞屑较多，但皮肤已变软。口腔科会诊：发现唾液腺开口萎缩。眼科会诊：泪液分泌减少，泪点阻塞。

治疗经过：据当时主症，分 3 个阶段治疗。第一阶段主症：低热、关节疼、浮肿、尿蛋白（+++）。辨证：肾失封藏，阴损及阳。治则：益肾秘精，平补阴阳。处方：熟地、山茱萸、巴戟天、楮实子各 12g，山药、茯苓、金樱子、泽泻各 15g，制附子、五味子、肉苁蓉、枸杞各 9g，水煎服，1 日 1 剂，集中治疗 86 天，病情缓解。第二阶段主症：皮肤僵硬，口张不大，肢厥肤冷。辨证：肾阳亏损，寒滞经络。治则：温肾助阳，散寒通络。处方：巴戟天、肉苁蓉、山茱萸、山药、熟地、枸杞各 12g，制附子（先煎）、楮实子、黄芪、续断各 15g，小茴香、茯苓、党参、怀牛膝各 9g。1 日 1 剂，连续治疗 67 天，皮肤松解、变软，将药方制成膏剂，缓缓图之，但有 1 年半的时间，患者自认为诸患俱平，中西药均停用，于是出现第三阶段的临床症状：双目干涩，鼻腔干燥，口干难咽食物等。辨证：肾阴虚损，精血衰少。治则：养精益血，阴阳平补。处方：山药、生地黄各 15g，龟板（先煎）、天冬、麦冬各 12g，枸杞、肉苁蓉、巴戟天、玄参各 9g，楮实子、炒杜仲、远志、五味子各 6g。调治 113 天后，诸症见好。现在每半月在门诊随诊 1 次。

二、讨论与体会

本例除第一阶段每天口服泼尼松 40mg，4 个月后，撤减到每天 5mg 外，其他阶段的泼尼松每天维持在 5mg 至 2.5mg。但从发病以来，基本上坚持以还少丹为主方的中药治疗。第一阶段所见诸证，皆由肾阴亏损，阳微火衰，尿少浮肿；肾失封藏，尿见蛋白；肾损及肝，血不养筋，故关节疼。方中重用熟、枸、山、楮、五、樱等甘寒、甘平、甘酸之品专补肾阴而填精，佐以苁、巴、附甘温、辛热之味温阳益肾，使以茯、泽意在有阖有开不致壅补；第二阶段阳衰火微是其主要矛盾，方中加重助阳补虚之品，如巴、苁、茴、附、参、芪等，不仅剂量重，而且品种多，但又考虑阴阳相互依存的内在联系，加用少量的补水之药；第三阶段的辨证要点肝肾阴虚，精血衰少，方中加用龟板、天冬、麦冬、玄参滋阴益精，清金降火之味。在运用古方时，要认清主因、主症、主脏，根据具体病情适当加减。

成人硬肿病 1 例治验

杨某，女性，48岁。1年前，自觉颈部俯仰活动不便，继而漫肿发硬，逐渐向背部发展。现觉全身皮肤发紧，如绳所缚，上肢举手梳头颇感困难。周身软弱乏力；嗜睡，畏寒，难以胜任劳动和家务。

检查：颈背、前胸和上肢皮肤肿胀僵硬，难以捏起，光滑如涂蜡，肤色呈淡褐色，毛发无异常。脉沉细，尺部伏，舌质淡白、微胖嫩，苔薄白。血象：血红蛋白90g/L，红细胞2.8×10^2，白细胞4.7×10^9/L，中性粒细胞0.67，淋巴细胞0.32，嗜酸性粒细胞0.01。血沉正常值。病理活检报告：成人硬肿病。

治疗经过：参合脉症，由风寒湿三邪杂至，壅蔽经络，气血痞塞，发为痹证。亟宜益气温阳，祛邪通痹。拟独活寄生汤加减。处方：黄芪、党参各12g，当归、丹参、茯苓、桑寄生各15g，羌活、独活、秦艽、威灵仙、海桐皮各10g，甲珠6g。进上方5剂，自觉项背肿胀、紧张、如绳所缚已有松解。惟仍感疲惫软弱、畏寒、嗜睡。证属元气虚怯。诚如沈金鳌说："痹证因虚而感"。拟益气助阳，填精补髓，佐治外邪。处方：炙麻黄、炒白芥子、甲珠、当归、肉桂各10g，羌活、独活、鹿角胶各12g，黄芪18g，太子参15g，川续断、狗脊各10g。连服15剂，项背俯仰活动自如，上肢抬举轻便，全身如绳所缚的紧张感完全消失，疲惫、畏寒等均有改善。嘱服全鹿丸，1日2次，每次6g，以巩固疗效。

1年后追访，上述硬肿诸症完全消失，已于半年前参加农业生产。

按　《素问·痹论》说："风寒湿三气杂至，合而为痹。……以秋遇此者为皮痹。"皮痹与西医学的成人硬肿病相似。痹证的发病，内因气血两虚，肾阳不足，卫外不固；外因风寒湿邪乘虚侵袭，阻于经络肌表血脉之间。痹证的治疗，《观痹论》强调峻补真阴，促使气血流行，则寒邪随去；《医学入门》提出"痹证初起，若骤用参、芪、归、地，则气郁滞而邪不散，当用行痹流气类的药物"。

我们认识到痹证"因虚而感"。"虚"是本，"感"是标。治疗的关键是治本不忘标，治标莫失本。所以，本例初用独活寄生汤以驱风寒湿外邪为主，标是重点；佐以扶阳益气通脉，本也有顾。待外邪被驱后，治本要力专，故用阳和汤加减，取其益气助阳，散邪通络。这样可使气血充足，更有利于外邪的散解。

从血论治进行期银屑病 46 例

1984年1月～1986年6月，我院皮肤科病房收治进行期银屑病46例，从血论治，疗效满意。

一、病例选择

全部病例均符合上海第一医学院附属华山医院再版修订《皮肤科手册》诊断标准。急性银屑病 21 例,慢性银屑病急性发作 25 例,46 例均趋于进行期。男性 21 例,女性 25 例;年龄最小 2 岁,最大 65 岁,20 ~ 49 岁之间 40 例,平均年龄 35 岁。病程最长者 35 年,最短者 10 天。21 例入院前曾有多种西药治疗史。检查:23 例有不同程度贫血,27 例有白细胞偏高,21 例免疫球蛋白 IgG、IgM 偏高,补体 C_3 低于正常值。

二、治疗方药

基本方:生地、炒槐花各 15g,赤芍、白芍、凌霄花、紫草、玄参各 10g,丹皮、熟大黄、红花各 6g。兼阴虚者加南北沙参各 20g,山药 30g,兼风热者加牛蒡子、连翘各 10g,兼湿热者加藿香、佩兰各 10g,绿豆衣 30g。15 岁以下患者,视情减量,孕妇慎服。上方每日 1 剂,分早、中、晚 3 次内服,3 月为 1 个疗程。

三、治疗结果

红斑褪为减色斑,银白色鳞屑脱尽,瘙痒基本消失。检查:血常规、免疫球蛋白 IgG、IgM,补体 C_3 在正常范围内,为临床治愈。46 例患者,全部临床获愈。其中,1 个疗程内治愈者 38 例,1 ~ 2 个疗程内治愈者 8 例。治愈时间最短者 1 个半月,治愈时间最长者 4 个月,平均获愈时间 2 个半月。

四、典型病例

潘某,男,28 岁,职员。于 1984 年 6 月 27 日入院治疗。检查:周身可见大小不等、形态不一的红斑,小者如绿豆,大者如伍分硬币,上覆银白色鳞屑,皮损以下肢为甚,部分融合成片,鳞屑剥之,则现光滑薄膜,刮下薄膜,则见细小筛状出血。自觉痒感颇重,大便微结,舌质微红少苔,脉细数。查血:血红蛋白 95g/L,红细胞 5.2×10^{12}/L,白细胞 10.8×10^9/L,N0.62,L0.36,E0.02。补体 $C_3$0.725g/L;IgG1.8g/L;IgM0.42g/L。西医诊断为银屑病(进行期),中医辨证属血分郁热,兼见血瘀、血虚。冶以凉血养血、活血退斑,施基本方加牛蒡子、连翘各 10g,配以硫黄软膏外搽。上方治疗 1 月半,红斑明显消退,鳞屑减少,瘙痒减轻,无新皮损出现。减牛蒡子、连翘,加南北沙参各 15g,山药 30g,以养阴护胃。再治疗 1 月半,红斑消退为褐色斑,鳞屑、瘙痒消失。复查:血常规正常。IgG9.2g/L;IgM0.31g/L;补体 $C_3$0.125g/L。共住院 96 天,临床治愈出院。嘱每周服养阴凉血、活血退斑之剂 2 帖,至今皮疾未发。

五、体会

临床观察,银屑病患者,虽致病之因有六淫、七情、饮食不节等,但均是化热入血,方发为本病。且进行期的皮损,具备红斑、鳞屑、瘙痒,即是血热、血瘀、血虚之证同存。所现风热湿象,乃为兼夹之证。据此,我们从血论治,拟定凉血养血、活血退斑之方，重用凉血之药。生地配白芍、玄参，凉血养血；凌霄花配紫草，凉血止痒；赤芍配丹皮，凉血通络；炒槐花配红花，凉血活血，通络退斑；少用熟大黄，使血分之热从下排出。诸药合用，只有凉血养血、活血退斑之功。使热瘀同消，血虚得复。若是银屑病遍发全身，还可选用生玳瑁、藏红花，疗效更佳。本方药性稍峻，长期服用，并未见明显损伤正气之状。若胃纳欠佳者，配服健脾之品，便可消除。

红皮病型银屑病治验

例一：潘某，男28岁。半年前前额发现一处红斑，随后头面、背、腰骶及双下肢又相继出现红斑、丘疹、鳞屑、脓疱，加之骤感暑热之邪激惹，皮损泛发全身，以"红皮病型银屑病"收入院。检查：周身弥漫性红斑，鳞屑细碎且多，呈红皮病样皮损，皮肤干燥，自觉瘙痒剧烈，舌红，苔薄黄，脉细弦而数。系由暑热余毒未清，流窜肤表，隐袭营血，蒸灼肌肤所致，拟清暑凉血，解毒护阴法。处方：羚羊角（镑细后下）3g，钩藤、珍珠母、生龙骨、生牡蛎、生地黄、生薏苡仁各15g，赤芍、白芍、茯苓、龟板、首乌各12g，当归、丹皮各10g，砂仁6g。服上方2周，弥漫性红斑有所消退，但鳞屑仍多，痒剧，影响入睡。此系阴津亏损，肤失濡养，治宜养阴润肤凉血，佐以熄风法。处方：南沙参、北沙参、赤芍、丹参、钩藤、白芍各15g，红花6g，玄参、天花粉、石斛各12g，丹皮10g，生地30g。此方为主加减治疗1个月，周身弥漫红斑完全消退，皮肤复常，亦无痒感，痊愈出院。

例二：魏某，男，50岁，农民。患银屑病20年，今年7月因母去世，过度操劳，周身出现密集红斑，大部分融合成片，1月后门诊以"红皮病型银屑病"收入院。检查：面部潮红肿胀，周身可见大片红斑，状如地图，尤以躯干、上肢呈弥漫性红斑外观，大量脱落银白色鳞屑，头发干燥成束，指甲无华，伴小便清长，大便稀溏，烦躁不安等症。舌淡红，苔薄白，脉弦而无力。综析内外证，系由里虚外实，虚阳外越所致，治用引火归元法。处方：制附子8g，肉桂6g，熟地、淮山药、山萸肉各15g，泽泻、丹皮、茯苓、防风、连翘10g，赤小豆30g，黄芪12g，4剂后，烦躁不适感消失，大便成形，日1次，面部红斑显著消退，躯干、四肢弥漫性红斑色泽减淡，但痒感仍较重，此为虚热游窜于肤腠，上方去赤小豆、连翘，加地骨皮15g，桑白皮12g，用药12剂，住院20天痊愈出院。

按 红皮病型银屑病是病情较重、治疗较困难的一种类型。结合本文2例分析，例一因露宿骤感暑热外邪而诱发，治疗的初期阶段既清暑以从标治，又要护阴解毒以顾其本，使热清斑退。惟鳞屑较多时，说明邪去正衰，阴津耗伤，肌肤失养，此时宜养血润肤，熄风止痒，故在后期重用养血熄风之品，营肌肤，潜虚风，则痒自止，从而达到固本祛邪的目的。例二从内外证结合分析，红斑发生主要由龙雷之火不能寓藏于肝肾，浮游亢旺于肤表。症见弥漫性红斑，兼小便清长，大便稀溏的虚寒之兆，治以温补肾阳，金匮肾气丸加减而获愈。

银花虎杖汤治疗银屑病

根据血热为银屑病的致病主因，笔者拟用具有凉血解毒作用的"银花虎杖汤"，治疗25例银屑病，收效甚好。

25例均为寻常型，病情属进行期；男16例，女9例；年龄21～67岁间，多数在50岁内；病程1年内5例，1～10年9例，10年以上11例；皮损在头颅10例，腰骶及肘膝关节8例，泛发全身7例；其中伴有慢性咽炎8例，家族遗传1例；多数曾用过白血宁、乙亚胺、制斑素，或用过芥子气外搽后，为无效或愈后复发者。

自拟银花虎杖汤由银花、虎杖、丹参、鸡血藤各15g，生地、归尾、赤芍、槐花各12g，大青叶9g组成。若损害以红斑为主加丹皮、紫草各9g，损害在头部加何首乌、山楂各15g，在腰骶、肘膝部位加炒杜仲9g、熟大黄6g，有慢性咽炎加沙参、山豆根各9条。治疗中为排除季节对疗效的干扰，选择在10月份至次年4月份间服药。

结果：基本痊愈（皮损全部消退或残留少数点损害）8例；显著好转（皮损大部分消退）8例；好转（皮损部分消退）9例。药后开始见效为6～21天，平均13.5天。

例一：李某，女，29岁，1980年1月2日初诊。40天前突然高热，咽喉红肿，经西药治疗后的第20天，臀、手背部位有绿豆大小的红色斑丘疹，上覆银白色鳞屑，继而漫延到躯干。某医曾用过多种西药，病情未控制。经活检报告确诊为银屑病，后内服银花虎杖汤5天，斑丘疹开始消退，鳞屑减少。20天后，面、躯干部位的皮损好转。再在原方中加炒杜仲、熟大黄，服药至3月5日，皮损完全消退而愈。

例二：肖某，男，46岁。患银屑病已10余年，先后用过白血宁、乙亚胺等效果不显。由冬重夏轻转为终年红斑不退，鳞屑仍然，皮损主要在头部、鼻梁两侧、腰骶和膝盖等处，见有大如银元、小如黄豆、浸润显著的斑丘疹。内服银花虎杖汤至第13天，头、面部的斑疹、鳞屑明显减轻；至第27天，腰骶、膝盖等处的皮损也开始消退；至第38天，症状基本消除；再于原方加何首乌15g，山楂12g，连服半月而愈。

124 例湿疹临床疗效观察

湿疹是最常见的一种皮肤病，临床上以瘙痒、多形性皮疹、反复发作等为其特点。1980 年以来，笔者对成人湿疹、婴儿湿疹、小腿湿疹、脂溢性湿疹、手部湿疹、乳头湿疹、女阴湿疹采用中医辨证论冶的方法，取得了良好的效果。

一、一般资料

病程：1 年以内者 58 例，1～5 年者 43 例，5～10 年者 6 例，10 年以上者 17 例。124 例中，初诊或接诊时病期处于急性期者 54 例，亚急性期 34 例，慢性期 36 例；病变部位发生在下肢者 63 例，头面部者 53 例，上肢者 36 例，躯干者 35 例，女阴部位者 5 例，乳头部位者 3 例（在成人湿疹、脂溢性湿疹中，病变部位呈泛发倾向）；拟诊为成人湿疹 37 例，婴儿湿疹 38 例，小腿湿疹 24 例，手部湿疹 10 例，脂溢性湿疹 7 例，女阴湿疹 5 例，乳头湿疹 3 例。

二、治疗方法

1. **内治法**　湿疹的发生多与脾湿、心火、肺热有关，因而，内治法以健脾、清心、清肺三法为主。

（1）治脾　症见红斑、丘疱疹、水疱，但又以渗出、糜烂为主，法宜健脾渗湿，方用胃苓汤加减。茯苓皮、茵陈各 12g，苍术皮、炒枳壳、苦参各 6g，陈皮、猪苓、泽泻各 9g，冬皮 15g。

（2）治心　症见小片红斑，丘疹，脱屑，或糜烂，潮湿，不过以红斑、糜烂多见。法宜清心导赤。方用三心导赤汤。莲子心、连翘心、玄参、生地各 6g，栀子心 3g，茯苓皮、车前子各 9g，木通 4.5g，灯心 3 扎。

（3）治肺　症见丘疹、红斑、丘疱疹，渗出不多，但痒感较重，法宜清肺通腑。方用凉膈散加减。连翘、虎杖、山楂片各 12g，黄芩 9g，酒大黄、焦山栀各 6g，茵陈 15g，白茅根 30g，薄荷 3g（另包后下）。

（4）加减法　急性期加炒龙胆草、赤小豆、汉防己；亚急性期加威灵仙、钩藤、乌蛇；慢性期加何首乌、当归、丹参、炒白芍；皮疹在上半身者加桑叶、杭菊花、炒牛蒡子；在中部者加柴胡、郁金、川楝子；在下部者加萆薢、赤苓、川牛膝；偏于血热者加炒丹皮、茜草、紫草；偏于顽湿者加海桐皮、蚕砂、槟榔。

2. **外治法**　急性期用马齿苋、野菊花、蒲公英、石榴皮、蛇床子、苦参、金钱草、萹蓄等，任选 2～3 种，水适量，煮沸取汁，湿敷。1 日 3～5 次。亚急性期：①10% 黄连油擦剂（黄连素片，研极细末，加用食用植物油调成 10% 浓度的糊状）；②湿疹散（黄芩、煅石膏各 150g，寒水石 25g，五倍子 125g，研极细末，用植物油调成 10%～15% 浓度）；③地虎糊（炒地榆、虎杖等份。研极细末，用凡士林调成 25% 浓度）。慢性期：①黑油膏（煅石膏、枯矾、轻粉、煅龙骨各 30g，五倍子、寒水石各 60g，蛤粉、梅片各 6g，薄荷脑 4.5g。研极细末，用凡士林调成 25% 浓度）；
②藜芦膏（藜芦、苦参各 30g，猪油 240g。将二药烤枯，滤去渣，入松香 30g，熔化
离火，再加入枯矾末、雄黄末各 30g，搅匀，候冷即成）。

三、疗效观察

1.疗效标准 近期临床治愈：皮损恢复正常，不痒，或有极轻微的痒感。显效：
85% 皮疹处于正常，余下损害渐趋近愈，轻度瘙痒；好转：75% 皮疹恢复正常，余
下损害略有肥厚或极少渗出，痒感尚能忍受；无效：连续治疗 2 周，病情不见好转，
甚至恶化。

2.治疗效果 近斯临床治愈 76 例，显效 28 例，有效 16 例，无效 4 例，总有效
率为 96.7%。

3.疗效与病种的关系 详见下表。

疗效与病种关系表

疗效 / 病名	近期治愈	显效	有效	无效	合计
成人湿疹	28	8	1		37
婴儿湿疹	31	7			38
小腿湿疹	5	8	9	2	24
手部湿疹	2	2	5	1	10
脂溢性湿疹	3	2	1	1	7
女阴湿疹	4	1			5
乳头湿疹	3				3

从上表看出，对小腿湿疹、手部湿疹和脂溢性湿疹的治疗效果欠佳。无效的 4
例患者，渗出多，糜烂重，后用中等剂量激素及利湿解毒凉血的中药而获效。

四、病例介绍

例1：徐某某，男性，40 岁，1980 年 3 月 26. 日初诊。半年前手背初起丘疹、瘙痒，
皮疹继而渐向全身泛发。曾在院外用扑尔敏、维生素 C、泼尼松等治疗，病情略有
控制。而近一月原病灶区，相继出现红斑、丘疹、丘疱疹等皮疹，日见加重。检查：
在手背、躯干均可见大小不等的红斑、丘疹、丘疱疹、水疱。有部分皮疹呈现渗出、
糜烂；脉象濡数，舌胖微红，苔薄黄。证属脾失健运，湿蕴肤腠。治宜健脾化湿法。
药用苍术皮、白术、炒枳壳、蝉蜕、苦参、荆芥各 6g，防风、陈皮、泽泻各 9g，茯
苓皮、生薏苡仁各 15g，水煎服，一日 1 剂；外用地虎糊，一日 2 ~ 3 次；7 天后，
渗出、糜烂见好很多，斑丘疹亦消退些，但皮肤干燥，痒感仍重，夜间更是难以入
睡，此后郁热伤阴耗液，肤失濡养。步上方去苍白术、炒枳壳、荆芥、防风、泽泻，
加何首乌、生地黄、钩藤各 12 夏，炒白芍、玄参各 9g。又经 20 余天的治疗，获得
近期临床治愈。

例2：田某某，男性，2岁，1981年3月10日初诊。

由母代述：患儿产后第4月，眉间、脸颊和肩胛等处，发现红斑、丘疹、丘疱疹，部分皮疹有少许渗出和糠秕状鳞屑脱落。证属心火偏炽，脾虚湿留。治宜清心导赤，健脾化湿法。药用连翘心、山栀心、莲子心、生地、玄参各6g，木通3g，茯苓皮、冬瓜皮、车前子、车前草各9g，赤小豆12g，灯心3扎。一日1剂。外用地虎糊，一日1～3次。3天后面颊等处皮疹明显好转，大部分红斑、丘疹见退，惟有轻微痒感，守上方去车前草、车前子，加生龙牡各12g，又经11天的治疗而愈。

五、讨论与体会

在中医古代文献里未查到湿疹的病名。仅从各地老中医对湿疹的认识来看，多将急性湿疹称为"风湿疡"，慢性湿疹称为"顽湿"；若皮疹泛发全身，浸淫遍体，渗出较多的称"浸淫疮"；若周身遍起红粟，瘙痒极甚者称"粟疮"。上述各种病名的临床表现都反映了湿疹的剧痒，多形性皮疹和复发倾向的特征。

湿疹的治疗，以往以湿热证治者多，但本组的辨证以脾、心、肺三脏为中心，因而，内服药不应拘泥于清热利湿之剂，其他活血、散风、养阴等药，亦可随证灵活应用。对急性期患者以内治为主，慢性期又需较长使用外用药治疗。在具体辨证中，既要注意病程的长短，又要重视皮疹的演变。一般来说，病程短者，湿热流窜肤腠是其主要方面，治当利湿、清心、导赤；病程长者，湿热化燥，伤阴耗液则是主治的方向，法当养血、疏风、化湿。从皮疹的演变辨别风、湿、热三邪的孰轻孰重，是治疗湿疹选方用药的重要依据。如皮疹泛发，丘疹、鳞屑较多，自觉剧痒，治风治肺为先，药用荆芥、防风、苍耳子、蝉蜕、薄荷、桑叶、杭菊花等；若渗出浸淫，糜烂较重，并有越腐越痒的现象，治湿治脾为主，药用茯苓皮、苍术皮、生薏苡仁、陈皮、冬瓜皮、茵陈、猪苓、泽泻、炒枳壳、赤小豆等；若丘疹、红斑遍发全身，搔破有少许渗血，治热治心为重，药用生地、粉丹皮、玄参、栀子、红花、紫草等。对部分顽固瘙痒，用疏风、散风、搜风诸品，非但痒感不减，反有加重趋势者，可酌加安神平肝熄风之品，如枣仁、柏子仁、合欢皮、夜交藤、石决明、生龙牡、生赭石等，常能获得良效。

全身性瘙痒症的辨证论治

全身性瘙痒症是一种常见的皮肤病，由于剧烈瘙痒而影响睡眠和工作。笔者以中医理论为指导，辨证论治180例，获效尚好。

一、一般资料

本组180例，男性102例，女性78例。年龄30岁以下18例，65岁以上25例，以 30 ～ 65 岁的中、壮年为多，共 137 例。夏天发病加重 81 例，冬天发病加重 99 例。病程最长 8 年，最短 20 天，其中 1 个月以内 16 例，6 个月 49 例，7 个月 ～ 1 年 55 例，1 ～ 3 年 42 例，3 年以上 18 例。

二、辨证论治

1.气血两燔　此型 81 例，占本组病例的 45%。症见皮肤弥漫性红斑，针尖大小的丘疹遍布全身，或者局限于某一部位；自觉痒重，严重时如无数根芒刺刺扎；兼有烦热，口干，小便短黄；脉象洪大数，舌质红或赤，苔薄黄或少苔。证属暑热客于肌腠，肺卫失宣，激惹气血两燔，外邪游窜体表。治以清气凉血，佐以疏透法。方用变通白虎汤。处方：生石膏 15 ～ 30g（先煎），炒知母 6g，麦冬、玄参、赤芍、炒丹皮各 10g，沙参 15g，生地 12g，防风、紫草各 6 ～ 10g，荆芥、细辛、红花各 3 ～ 6g，六一散 30 ～ 45g（荷叶包煎）。

2.脾虚卫弱　此型 54 例；占本组病例的 30%。症见皮肤瘙痒时轻时重，遇风遇冷，痒感明显加剧；皮肤上常可见到线状抓痕或针帽大小的血痂；兼有气短乏力，纳谷不香，倦懒懒言，不任作劳，大便或干或溏；脉象虚细弱，舌质淡红，苔薄白或少苔。本型以久病、产后、失血、体弱者居多。证属脾虚元气虚怯，卫阳摄固不密。治以健脾益气，佐以固表法。方用人参健脾汤加减。处方：党参、黄芪各 10 ～ 12g，土炒白术、陈皮、防风各 10g，茯苓皮 12 ～ 15g，荆芥、砂仁（后下）、炒枳壳、玫瑰花、甘草各 6g，炒黄连 1.5g，广木香 3 ～ 6g。

3.肝肾亏损　此型 45 例，占本组病例的 25%。症见皮肤干燥，常有较多的糠秕状鳞屑脱落；痒感以夜间为剧；兼有腰酸膝软，头晕眼花，夜寐欠安，阳痿或月经不调；脉象沉细迟，舌质淡红或微绛，苔少或无苔。证属肝肾阴虚，亢阳偏胜，灼阴耗液，导致肤失濡养。治以滋养肝肾法。方用地黄饮子加减。处方：生地黄、枸杞子、炒白芍、当归、茯苓、肉苁蓉、炒杜仲各 10g，何首乌 10 ～ 15g，山茱萸、钩藤各 10 ～ 12g，炒黄柏、炒知母各 6g，山药 12g。

三、治疗效果

本组病例全部采用中药治疗，其中有 78% 的患者都曾在外院用西药治疗而效果不显。治疗服药时间少者 1 周，最长不超过 8 周，多数病例服药在 2 ～ 3 周内。

1.疗效标准　①临床痊愈：继发皮疹消失，状如常人；②显效：皮疹基本消退，偶有轻微痒感，但可忍耐不去搔抓；③无效：连续治疗 10 天，痒感和皮疹不减，并有加重倾向。

2.治疗结果　临床痊愈 103 例，占 57.2%；显效 42 例，占 28.3%；无效 35 例，占 19.4%。总有效率为 80.5%。在无效病例中，5 例曾有过慢性肾功能衰竭，3 例伴有恶性肿瘤。

四、讨论与体会

瘙痒症中医文献统称为"诸痒"、"痒症"、"痒风"等。首次阐明痒的病机，当推《灵枢》。《灵枢·刺节真邪》说:"……搏于皮肤之间,其气外发,腠理开,毫毛摇,气往来行,则为痒。"痒的病变部位和成因,一是邪气,二是正虚。即外邪人侵,首先与卫外的阳气相搏,若阳气充足,邪欲发散,驱使人体本能地用手抓爬,使邪气扬出而痒止;若阳气虚弱,邪气乘虚而入,游走在皮肤腠理之间,于是发生淫痒不已。此外,在《黄帝内经》中还有"诸痛痒疮,皆属于火"、"痛为实,痒为虚"等记载。这种痛痒同源的关系,清代·余听鸿曾有过论述,"心属心,肝属火,火微则痒,火甚则痛,惟风能消物,火能灼液,肌肤干瘦痒痛也。"由此可见,外因多责于风,内因多责于虚,虚是主要的。虚分阴血虚、阳气虚。两者相比,阳气虚又居首位。李东垣《脾胃论》说:"元气之充足,皆由脾胃之气无所伤,而后能滋养元气。……元气不能充,而诸病之所由生也。"进而指出,饮食失节,情绪偏激,皆能损伤元气。元气受伤,不能制止阴火,阴火上升,助长了心火暴盛,火旺更能伤害脾胃元气,导致"卫气散解……气之削也"。正因为这样,明代·薛己论痒时首先提出"若专用风药,复伤阴血,必致筋挛等证"的警告。清代·祁坤也有同类看法,他说:"凡瘾疹瘙痒,……慎用风药,复伤元气,反致筋挛",因此,医界也有用十全大补汤治痒者。

瘙痒症的治疗方法很多,归纳起来,有散邪、清里、扶正三类,但其重点应是扶正。在扶正法中健脾益肾更为要着。治脾,法当健运,多用阳药,如黄芪、党参、白术、砂仁、陈皮等;治肾,法当甘润,多用阴药,如地黄、枸杞子、麦冬、山药、白芍等,从表面上看不在治痒,其实正是治痒之本。因为肤腠的固密在于正气存内,而正气的充实,又依赖脾胃所生的营养物质供给。所以,《黄帝内经》说:"治病必求于本",正是此意。

中药治疗老年性皮肤瘙痒症 13 例

一、临床资料

1. 一般情况 性别:男性 7 例,女性 6 例。年龄:50～60 岁者 6 例,61～70 岁者 6 例,71 岁 1 例。病程:1 年以内者 3 例,3 年以内者 5 例,10 年以内者 5 例。

2. 临床特点 ①皮损:皮肤干燥,糠秕状鳞屑较多,抓痕明显,搔破后结有血痂。部位:以胫前为常见,其次在躯干和上肢。②脉象细数,或沉细。苔薄白或少苔,舌质红,微绛多有龟裂。③本组仅 2 例曾患过肌囊炎。

3. 治疗与效果

(1)基本方 何首乌、生地黄、山药各 12g,黄柏、五味子各 6g,菟丝子、沙苑子、生龙牡各 15g,茯苓 9g。加减法:伴有肝胆疾患加茵陈、金钱草、川楝子各

9g；头晕、目涩加桑叶、杭菊花、枸杞子各12g，苦丁茶6g；口干多饮，夜尿多加玄参、石斛、金樱子各12g；刺痒不适加苦参片、钩藤各9g；怕冷，尺脉沉迟加淫羊藿15g，巴戟肉9g，仙茅6g；失眠加合欢皮12g，百合9g。

（2）效果　经过5～23剂治疗后，治愈8例，显效2例，进步3例（未作追访）。

疗效指标：治愈：痒感消除，皮损消失；显效：痒感显著减轻，夜能入睡，皮损大部分消失；进步：痒感减轻，但未完全控制。

二、病例与体会

徐某，男，71岁，1976年感觉胫前皮肤发痒，嗣后痒感波及到躯干部分，曾用过钙剂治疗，痒感并未控制。检查：在胫前和躯干可见线状抓痕，皮肤干燥，并有少许糠秕状脱屑和血痂。脉象细数，舌质暗红有龟裂，苔薄。证属阴虚血燥。治宜养阴润肤，佐以止痒：何首乌、炒白芍、钩藤、淫羊藿、当归各12g，女贞子、生地黄、丹参、玄参各9g，刺蒺藜、生龙牡各15g，制大黄6g。服上方3剂后，痒感明显减轻，上方再进5剂而痊愈。

老年性皮肤瘙痒症的临床表现，与中医文献所述"血风疮"十分类似。其发病原因多是肝肾阴虚而生内热，热胜灼阴，肤失濡养，故皮肤干燥，鳞屑状如糠秕；热搏在肤，遇之风邪，则作瘙痒。方用何首乌、生地黄、沙苑子、黄柏之类养肝滋肾，辅以菟丝子补肾，五味子益心，茯苓化湿，山药健脾，生龙牡平肝。肝肾之虚得补，风邪之实得驱，邪去正复，痒感自除。

寒冷性荨麻疹 10 例中医辨治

寒冷性荨麻疹是一种顽固难治的皮肤病，不少患者为之痛苦和烦恼。近年来，笔者根据脾虚卫弱的基本理论，拟用加味四君子汤治疗，获得较为满意的效果。

一、临床资料

1.一般资料　本组10例，男性3例，女性7例；年龄最小者23岁，最大者45岁，多在24～34岁之间；病程短者1年半，长者23年，多数在3～10年之间；发病季节以冬季为多，其次在接触冷水，或者清晨气温较低的时候，风团明显加重、增多。

2.临床特点　①皮损特点：风团常呈淡红色，以暴露部位为主，依次分布在颜面、耳廓、手背等处；如果用冷水冲洗1～3分钟后，手背皮肤迅速出现风团，保暖或者轻柔按摩则又自行缓解。②脉舌与体征：脉象以濡细弱多见，舌质淡红，苔薄或薄白为主；一般伴见面色㿠白，少气懒言，肢体倦怠，或者食少，形寒怕冷等。

3.治疗方法　以内治为主，少数病例用百部酊（百部25g，75%乙醇100ml，浸泡7天后，过滤取汁）外擦，在治疗过程中，一律不用西药内服或注射。处方：党参、茯苓、白术、阿胶（烊化）各9g，黄芪12g，橘皮、广木香、乌药、防风各6g，益母草15g水煎，1日1剂，分3次内服。

4. 治疗结果 为了准确观察治疗效果，用本方时药味无需增损，分量也不加减，按方治疗。效果：近期治愈7例，有效3例。疗效与病程似无联系，但与明显的内脏组织病变有关，有效的2例，1例伴有原发性不孕症，1例伴有慢性肾炎。

疗效标准如下。近期治愈：风团和痒感完全消失，或者偶有极少数风团发生，若服本方又可见效；有效：绝大部分风团消退，痒感显著减轻；无效；服本方5剂后，风团和痒感均未控制，并伴有恶化倾向。本组10例均追访3个月，未作远期随访。

二、典型病例

例一：某女，36岁。风疹块反复发作约2年有余。在此时期经过多法治疗，效果不显。刻下四肢暴露部位可见大片风团，如果冷风吹拂或冷水浸泡，手背皮肤红肿明显加重。脉象濡细，舌质淡红，苔薄白，证属脾虚卫弱，治宜甘温健脾，益气固表法，方用加味四君子汤，1日1剂。3剂后，风团和痒感显著减轻，再步原方调治3剂以巩固之，追访3月，未见复发。

例二：某女，23岁。全身起风疹疙瘩达10年之久。风团发生部位以颜面为主，偶尔口唇或眼睑突然高度宣浮肿起。发病季节多在冬季。面色㿠白少华，气短乏力，脉象细弱，证属脾虚，复招邪风所致。今本"急则治其标"之理，先予清热、散风、消肿。处方：蝉蜕、麻黄、荆芥、大青叶各6g，银花、茯苓、生地各12g，连翘、玄参各9g，甘草3g，1日1剂，分3次内服。服上方3剂后，口唇、眼睑肿胀见消，但在面部、手部风团仍然时起时没。检查血液中嗜伊红细胞直接计算396个/mm³，改用甘温健脾，益气固表法。方用加味四君子汤。服方3剂，风团和痒感有所控制，只是夜间偶有极少数风团发起，嘱步原方调治。服至26剂后，风团和痒感完全消失，嗜伊红细胞直接计算降为88个/mm³，追访3个月未复发。

三、讨论与体会

荨麻疹在中医学文献里名称甚多。春秋战国时期称之为"风疹"；汉代称之为瘾疹；隋唐时期称之为"风搔瘾疹"、"赤疹"、"白疹"、"风痦瘟"；元代称之为"时疫疙瘩"；明代称之为"白婆癜"、"逸风"；清代称之为"鬼饭疙瘩"、"风疹块"等。寒冷性荨麻疹则与"白疹"或"白婆痎"十分类似。

《脾胃论》中云："历观诸篇而参考之，则元气之充足，皆由脾胃之气无所伤，而后能滋养元气。若胃气之本弱，饮食自倍，则脾胃之气既伤，而元气亦不能充，而诸病之所生也。"从李东垣的这段论述可知，脾胃没有损伤，元气充足，机体的生理活动就能保持正常。如果脾胃虚弱，加之不注意节制饮食，还有情绪过度的喜、怒、忧、恐、思都能损伤脾胃，使之元气因营养缺乏而不充沛，卫外的防御功能也因之而减弱，抵抗不了外邪的侵袭，各种疾病也就比较容易发生。寒冷性荨麻疹的临床表现，风团发生的部位在头面、四肢，伴有面色㿠白、少气懒言、脉象濡细等，说明其正属元气不充，防卫功能减弱，容易招致外邪的侵袭。因此，以甘温益气的四君子汤为主，加黄芪、防风益气固表，阿胶补真养血以辅之，佐以橘皮、木香、乌药理气悦脾，使芪、胶补而不滞，内托外散，另加益母草，意在"治风先治血，血行风知灭"。总之，在甘温益气的同时，佐以养荣，使之卫强御外，荣足以守中，外邪从何而犯呢！由此可见，注重甘温益气，调理脾胃，确是治疗寒冷性荨麻疹的又一法则。

枳术赤豆饮治疗丘疹性荨麻疹 56 例

1. 一般情况　本组男 31 例，女 25 例。年龄在 1～11 岁内，其中 1～3 岁者占 94%。病程 1 个月内者 37 例，1～2 个月者 18 例，仅 1 例迁延达 9 个月之久。合并感染者 11 例。

2. 皮损特点　发病部位在下肢者 51 例，腰骶 48 例，上肢 33 例，胸前、背后各 11 例。皮损呈水肿性红色丘疱疹型 53 例，风团型 48 例，结有脓痂 11 例。

3. 治疗方法　宜清热化湿，疏风止痒法，方用枳术赤豆饮。处方：炒白术、炒枳壳、蝉蜕、赤芍、防风各 6g，茯苓皮、赤小豆、冬瓜皮各 12g，荆芥 3g。水煎服，1 日 1 剂。剧痒者加地肤子 3～6g，苍耳子 1.5～3g；合并感染加银花、绿豆壳各 9～12g。一般外搽 15% 百部酊（百部 15g，薄荷脑 Ig，75% 乙醇加至 100ml，浸泡 5～7 天后滤液备用）；合并感染者外涂地虎散（炒地榆、虎杖各等份，研细末，植物油按 25% 的浓度调成）。

4. 治疗结果　56 例中痊愈 53 例，有效 3 例，痊愈率达 94.6%。本组中 44 例服药 3～9 剂，12 例服药 10～15 剂。

5. 典型病例　李某，男，3 岁。10 天前，在双下肢和腰骶处发现花生米大小的红色风团，痒重，搔破合并感染，结有脓痂。脉濡数，舌质微红，苔薄白。此系脾蕴湿热，复受风邪所致。内服枳术赤豆饮加银花 9g，绿豆壳 12g，水煎服，1 日 1 剂，分 5～6 次内服。外用地虎散油调涂，1 日 1～2 次。3 天后，风团见退，感染明显控制，仅有轻微痒感。原方加苍耳子 1.5g，又进 5 剂，诸恙俱半。

辨证治疗带状疱疹 44 例

带状疱疹是一种多发生在春冬两季的皮肤病。中医传统称为"缠腰火丹"、"蜘蛛疮"、"火带疮"、"蛇串疮"等。由于本病发作突然，进展迅速，常伴有灼热刺痛，给患者带来很大痛苦。我们在中医理论的指导下，结合疾病的临床经过，分型论治44例，取得良好疗效。

一、病例分析

本组44例，男性15例，女性29例。年龄最大者81岁，最小者2岁半，其中30岁以下者6例，30～60岁者34例，60岁以上者4例，青壮年居多数。春冬两季发病者32例。病变部位发生在腰肋区者36例，颜面区6例，散在性分布于下肢区2例。本组44例中有3例为原患系统性红斑狼疮后而伴发者。

二、方法和结果

（一）治疗方法

本组病例按中医辨证分3型进行综合治疗。

1. **火毒型** 共24例。在焮红皮损上可见丘疹、丘疱疹和疱壁紧张的小水疱。自觉灼热刺痛，夜难成寐，伴有口干口苦，溲赤便秘结，舌红，苔薄黄或干黄，脉象弦数。治宜凉血泻火，方用大青连翘汤：大青叶、玄参、贯众、黄芩各9g，连翘、银花、生地各12g，马齿苋12～15g，炒丹皮、赤芍各6g。壮热不退加羚羊角3g，绿豆衣、银花炭、生地炭各12～15g；口苦、溲黄加焦山栀6g，炒龙胆草3～6g；大便燥结加炒枳壳6g，酒大黄6g（后下），桔梗10g。皮损部位在颜面区加杭菊花、霜桑叶各10g；接近眼角区加谷精草10g，炒黄连1.5g。如疱壁紧张欲破，疼痛颇重，外用芙蓉膏（附方1）敷贴，每日换药1～2次。

2. **湿毒型** 共16例。在红晕的皮损上出现数群簇集成串的水疱，状如绿豆大小，排列成带状，各群疱疹之间夹有正常皮肤，3～5天后，疱液浑浊溃破，进而出现糜烂浸淫现象，甚至形成坏疽性溃疡。自觉痛痒交作，口不渴或渴不多饮，纳呆腹胀，大便时溏，舌质淡红，苔薄白或白腻，脉濡数或滑数。治宜清化湿热。佐以凉血解毒。方用薏仁赤豆汤：生薏苡仁、赤小豆各15g，茯苓皮、银花、地肤子、生地各12g，车前子、车前草、赤芍、马齿苋各9g，甘草6g。皮损渗出、糜烂重者加六一散15g（荷叶包煎），藿香、佩兰各10g；皮损溃烂坏死久不收敛者加黄芪12～15g，党参10g，白蔹10g，山药30g；皮损溃破或渗出多者，外用冰石散（附方2）掺在黄连膏内（附方3）（薄薄涂在纱布上），分块贴敷，每日换药1次；脓腐未脱时酌用九一丹（附方4）掺在黄连膏内（稍厚涂在纱布上），分块贴敷，每日换药1次；待脓腐脱净，酌用收敛生肌药，直至结痂为止。

3. **气滞型** 共4例。患处皮损透发不明显，痛如针刺，或隐痛绵绵，动则加重。常伴心烦，夜寐不安，纳差，脉细涩，舌红，苔薄黄。治宜舒肝理气，通络止痛。方用金铃子散加味：金铃子、郁金、紫草各9g，元胡6～9g，醋柴胡、青皮各6g，炒白芍、当归各12g，丝瓜络10g。头晕目眩加茺蔚子10g，川芎、蔓荆子各6g；视物不清加杭菊花、枸杞子各12g，桑叶10g；疼痛日久不除酌用金头蜈蚣1～2条，全蝎 3 ~ 6g。痛处可用樟脑少许掺于平安膏（附方 5）中外贴，2 ~ 3 日换药 1 次；若疼痛日久不瘥，可用丁桂散（附方 6）掺在阳和解凝膏（附方 7）中外贴，2 ~ 3 日换药 1 次，若在丁桂散中加入少许麝香，通络止痛效果更佳。

本组病例中，凡属火毒型和部分气滞型患者均采用围刺疗法。即取 30 ~ 32 号毫针，在肤四周呈 30° 角斜刺入皮下，施泻法，留针 15 ~ 30 分钟，其间捻转 3 ~ 5 次。每日针 1 次。一般针刺 1 ~ 2 次，疼痛即可明显减轻。

（二）治疗效果

本组 44 例，治疗时间最长 19 天，最短 5 天，平均为 12 天，治疗后皮损消退，疼痛消失，评为痊愈者 36 例（81.8%）；皮损基本消退，仅有少量丘疹，疼痛已止，评为显效者 6 例（13.6%）；皮损大部分消退，遗留轻微疼痛，评为有效者 2 例（4.6%）。多数病例经综合治疗 3 ~ 5 天后疼痛减轻，皮损趋向好转，继治 5 ~ 12 天痊愈。

三、讨论与体会

中医学将带状疱疹列入"丹"门，总称为"蛇丹"。中医学将本病分干湿两型，如《医宗金鉴·外科心法要诀》说："蛇串疮，有干湿不同，红黄之异，皆如垒垒珠形。干者色红赤，形如云片，上起风粟，作痒发热……；湿者色黄白，水疱大小不等，作烂流水，较之干者多疼……"。我们在临床上，根据本病的临床经过，参合传统辨证，概分为火毒、湿毒和气滞三型。究其病位主要在心、肝、脾三脏，心火旺则血热，热灼于肤，故痛重；脾气虚则湿不运，水聚于腠，肝病既影响于心，又影响于脾，如肝郁化火，火与心气相连，风火相煽，故皮肤焮红，痛如火燎；肝旺侮脾，脾湿内困，蕴而化热化毒，湿毒流窜于肝胆经脉循行之区，故见丘疱疹、水疱、糜烂、渗出等皮损。因此，立法应以疏肝、泻火、理脾为主，特别是泻火一法，以往从肝胆实火出发，主张多用、重用龙胆草之类，殊不知仅用泻火而不清热，火毒难除；更何况本病患者机体多数是处于正气虚弱的情况下发病，治疗中若大苦大寒之味用之过多，必然克伐生发之气，不利于机体的康复。正如清·沈金鳌在《杂病源流犀烛》中所说："治火切不可久任寒凉之品，重伤脾胃，便不可救。"鉴于火热之邪，销烁津液居多，所以，在本病后期，酌加甘寒救阴、通络止痛之品，是十分必要的。

此外，本病总因气血凝结，经络阻滞而成，故常有灼热刺痛难忍之感，我们遵循《素问·气穴论》"疾泻无怠，以通荣卫，见而泻之，无问所会"的原则，采用毫针围刺治疗带状疱疹，本法常有疏导经气，通络止痛的良好作用。

四、附方

（1）芙蓉膏（经验方）：鲜芙蓉叶（阴干）置麻油内（按 1.5kg 芙蓉叶，50kg 麻油比例配成），煎熬至芙蓉叶焦枯，去渣留油，然后兑入适量黄蜡收膏。

（2）冰石散（经验方）：煅石膏 3g，冰片 0.6g。研极细末。

（3）黄连膏（《医宗金鉴·外科心法要诀》方）：黄连15g，黄柏10g，姜黄10g，归尾15g，生地30g，麻油360g，黄蜡120g。依法熬为软膏。

（4）九一丹（《医宗金鉴·外科心法要诀》方）：煅石膏27g，红升丹3g。研极细末。

（5）平安膏（《医宗金鉴·外科心法要诀》方）：川乌、草乌、白蔹、象皮、官桂、白芷、羌活、苦参、木鳖肉、甲珠、白及、赤芍、乌药、玄参、独活、生地、大黄、甘草、当归各30g，麻油5000g，依法熬膏，每500g药油兑入铅粉240g。

（6）丁桂散（经验方）：丁香、肉桂等分，山柰少许。研细末。

（7）阳和解凝膏（《外科全生集》方）：干牛蒡子草750g，干白凤仙梗60g，川芎120g，桂枝、川附子、大黄、当归、肉桂、草乌、川乌、地龙、僵蚕、赤芍、白芷、白及、乳香、没药各60g，川续断、防风、荆芥、木香、五灵脂、香橼皮、陈皮、麝香各30g，苏合香油120g。依法熬膏。

多发性寻常疣治验1例

多发性寻常疣是由病毒所致的皮肤病。中医学称之为"疣目"、"枯筋箭"、"千日疮""瘊子"等。其发病原因多为肝虚血燥，血不荣筋，复感外邪，抟于肌肤而赘生。传统治疗多用针灸腐蚀、推疣、摩擦等外治法，西医以电灼、钝刮等法治疗。但对多发性寻常疣，针灸、腐蚀容易感染，电灼又多有复发，难以根治。近来我们拟用内外结合的方法，治愈多发性寻常疣1例。

张某，男，41岁。右侧面颊和前额部出现丘疹，高出皮肤，表面粗糙，状似谷壳，曾在市某医院诊断为寻常疣，当即用电灼治疗。时隔不到1月，在原发部位又有寻常疣生长，数目亦较前增多，并向头颈部漫延，自觉微痒，故来我科治疗。检查：右侧面颊、前额、头、颈部均可见米粒至绿豆大小的丘疹28个，表面坚实粗糙，高出皮肤，形如谷壳竖在肌肤之上，推压无疼痛，脉舌正常。诊断：多发性寻常疣。中医辨证：肝虚血燥，复感外邪，血不荣筋，赘生疣目。治法：解毒、软坚、平肝、活血。处方：紫贝齿、灵磁石、代赭石、马齿苋各30g，生薏苡仁15g，大青叶、板蓝根、赤芍各9g，红花6g。1日1剂，日服2次。

外洗方：木贼草、香附、金毛狗脊各30g，蜂房、细辛各15g，加水1000～2000ml煎后去渣，单个疣体可用木贼草摩擦，多个密集者洗涤或湿敷，每日1次，每次15～20分钟。

二诊：经上方治疗5天后，疣体发痒，周围有炎性红晕，似有萎缩趋向，继用上方治疗。在以后续诊中，步原方酌加桃仁、归尾、乌梅等药，连服45剂，面部、额、头、颈部疣体全部脱落，仅留减色斑而愈。

辨证治疗黄褐斑 23 例

黄褐斑以往称为褐黄斑，俗称肝斑，是发生在颜面部位上一种常见的色素沉着性皮肤病。笔者从肝（胆）、脾（胃）、肾（膀胱）三经论治，取得了较好的疗效。

一、临床资料

（一）一般情况

本组 23 例，男性 2 例，女性 21 例；年龄 20～30 岁 3 例，31～40 岁 15 例，41～50 岁 4 例，51 岁以上 1 例，以 30～50 岁之间的中年人居多数，占 83.2%；色素沉着部位：主要在颧部（包括鼻梁、上唇）5 例，前额 6 例，颊部（包括耳门前、下颏)12 例；病因调查：明确回答不孕、月经不调、痛经 5 例，妊娠期发病 5 例，服避孕药 6 例，不明 7 例。

（二）辨证论治

1.肝郁血滞不华 此型 12 例。主症：深褐略带青蓝的色素沉着，呈弥漫性分布在面颊上，日晒后色素更深。兼有情志抑郁，面部烘热，咳晕耳鸣，双目干涩，入夜视力大减，或者少寐多梦，口干微苦，月经不调，或有痛经，或有经潮前乳房胀痛等。脉象细涩，舌质挟有瘀点或瘀斑，苔褐黄。证属肝气不顺，郁而化热，热灼肾阴，精不化血，血不养肝，故气血涩滞，导致血弱而色不华。治以调气和血，补肝悦色法。方用补肝丸加味。处方：当归、苍术、制香附、川芎、生地黄各 10g，炒白芍、山药、山茱萸各 12g，防风、羌活、白附子各 6g，细辛 3g。

2.脾虚痰湿凝聚 此型 5 例。主症：色沉黄褐，状如灰尘，固着在颧部日久未洗，甚则环口黧黑。兼有肢体困怠，少气懒言，周身窜痛，纳谷不香，脘冷腹胀，胸膈痞塞不适，偶有呕吐，或大便稀薄。脉象濡弱，舌质淡红胖嫩有齿痕，苔薄白微腻。证属脾气虚亏，运化失职，痰湿内阻中焦，晦浊之气循经络而上熏于面。治以甘辛益脾，温阳化浊法。方用二陈汤、益黄散合裁。处方：陈皮、白扁豆、茯苓、姜半夏、白术各 10g，甘草、青皮、丁香、桂枝各 6g，泽兰 12g，冬瓜皮、山药各 30g。

3.肾亏本色外露 此型 6 例。主症：褐黑色沉，似如煤形枯暗不泽。兼有畏寒肢冷，周身皮肤干燥发痒，口淡乏味，小便频频而清，甚则不禁，或者尿后余沥未尽，或大便稀溏，或腰部空痛喜按，性欲减退。脉象沉迟无力，舌质淡白，苔少或薄白。证属肾阳虚怯，气化失职，进而命门火衰，阳气蒸腾无力，以致肾脏本色外露。治以温阳补肾，润肤悦色法。方用温肾散加减。处方：熟地黄 12g，肉苁蓉、淮牛膝、巴戟天、麦冬、五味子、炙甘草、韭子各 10g，茯苓、山茱萸、山药各 15g，干姜 3g，菟丝子 30g。

（三）治疗效果

本组病例全部采用中药治疗，服药见效剂数最少 5 剂，最多 55 剂，平均约 27 剂。

1. **疗效标准** 痊愈：色素沉着完全消褪，状如正常人肤色；显效：色素沉着基本消褪，仅有极少数色沉顽固难褪，仍然隐约可见；有效：约有 2/3 色素沉着消褪，遗留部分色沉不褪；无效：连续治疗两周，色素沉着无任何变化。

2. **治疗结果** 按以上方药治疗，本组 23 例，获痊愈 4 例，显效 8 例，有效 10 例，无效 1 例。痊愈、显效率为 52.2%，有效率为 95.6%。

二、讨论

（一）病名问题

自《素问·至真要大论》首次提出"面尘"病名后，历代医家又相继提出许多类似的病名，如隋代《诸病源候论·面体病诸候》的"面黚黯"（黚黯，gǎn yùn）；唐代《备急千金要方·七窍病》的"面黚黯"、"黡黯黑"；明代《外科正宗》的"黧黑斑"；清代《医宗金鉴·外科》的"黧黑黚黯"等。由于对上述文献的理解与认识的不一致，造成概念上的混淆不清，这种状况从清代《外科证治全书》，到今人徐氏[1]、管氏[2] 等均将"面尘"、"黧黑班"、"黧黚黯"视为同一类的黄褐斑。其实，《素问》的"面尘"与黄褐斑相近似；后世医家的"黧黑黚黯"接近于黑变病。笔者认为，阅读上述文献，既要注意皮肤病学是以研究皮肤变化为主要内容的学科；又要重视中医古籍词义深奥的特点，只有将两者结合起来，才能得出比较切合实际的结沦，有利于澄清概念上的混淆。

据《说文解字》、《康熙字典》的解释："黚"，同"奸"，面黑气也；"黯"面黑；"黡"，黑在中央；"黯"，有光润之黑也；"黧"，黑而黄；"尘"，尘垢稽久。由此可见，凡言奸、黯、黧、黯、黡，皆指面部黑色病变，只是在程度和部位上各有差异而已。从形态描述来推敲，《医宗金鉴·外科》说："黧黑斑，初起色如尘垢，日久黑似煤形枯暗不泽，大小不一，小者如粟粒赤豆，大者似莲子黄实，或长或斜或圆，与皮肤相平"，与黑变病的临床表现十分接近，而面尘与黄褐斑相似的说法较为恰当。

（二）经络辨证

经络内属脏腑，外联体表。经脉深藏而难见，络脉浅显而易察。脏腑经脉气血的病变，常可由络脉反映于体表，呈现不同的颜色。《杂病源流犀烛》说："凡面部所有之处，其脉俱有以维络之。"例如足太阳膀胱经，络肾，上额交颠……，前额属肾；足阳明胃经、络脾，循鼻、夹口、环唇……，颜部属脾；足少阳胆经，络耳，出耳，下颊……，颊部属肝。当人体感受外邪或其他原因而导致气血失调，经络及其络属的脏腑必然会产生相应的病理变化，进而出现不同的临床证候，因此，在分析十二经病候时，必须注意脏腑经脉的络属关系。

（三）治疗问题

治疗黄褐斑，既要本着《张氏医通》"风邪入皮肤，痰饮积腑脏"之说，从脾治，方用益黄散合二陈汤，取其甘辛温煦，益气悦脾，脾运则上下通调，痰浊自化。又要从经络部位所属，分别从胆（肝）、从膀胱（肾），论治。治胆（肝）重在和中调达；治膀胱（肾）偏于温补气化。与此同时，在上述诸方中加用《神农本草经》

所推崇的"面生光华，轻身不老"之品，如山药、菟丝子、细辛、羌活、桂枝、山茱萸等，更能相得益彰，功效卓著。

（四）预后

本文 21 例的治疗结果表明，色沉部位在胃（脾）经络区域，疗效满意；其次是胆（肝）；疗效较差是膀胱（肾）。因此，提高疗效的关键在于补肾之阴阳，特别是要重视扶阳。这是因为肾阳亏虚，火不生土，影响到肝（胆）则血弱不华；波及到脾（胃）则痰湿内阻，浊气外露。总之，通过治肾及参治他脏，对控制病情有很重要的意义。此外，本文无效 1 例，病变部位在前额发缘处，色泽暗褐而呈横条状排列，通过病史追询，方才知道这种色沉斑，是因长期戴帽，帽沿之深褐色人造革褪色染上的结果，在诊疗中应注意。

参 考 文 献

1. 徐宜厚. 皮肤病中医诊疗简编，湖北人民出版社.1980：2342.
2. 管汾. 实用中医皮肤学，甘肃人民出版社，1981：225

针刺治疗黄褐斑 10 例

笔者遵循《张氏医通》所述"风邪入皮肤，痰饮积腑脏，则面黑䵟"的遗教，采用针刺耳穴为主，配合面部局部穴位，治疗黄褐斑 10 例，获效甚好。

一、临床资料

本组 10 例均为女性；年龄最小者 25 岁，最大者 45 岁；未婚 2 例，已婚 8 例；病程最短 4 个月，最长 8 年；伴痛经史 3 例，经前乳房胀痛 2 例；怀孕后患斯疾至今未退 2 例；服避孕药 2 月后出现色素沉着 2 例。色素沉着的部位以前额、颧颊部为多，其次在鼻梁或上唇。

二、治疗方法

1. 取穴 耳穴取肾、肝、脾、内分泌；前额区配上星、阳白；颧颊区配颊车、四白；鼻梁配印堂、迎香；上唇配地仓。

2. 方法 取 5 分毫针轻巧刺入耳穴，不透过耳软骨为宜；然后再按色素沉着的部位，分别取上述配穴针刺。予以小幅度捻转轻刺激，留针 30 分钟，其间行针 3 ~ 5 次，2 ~ 3 日针刺 1 次，15 次为 1 个疗程。针刺耳穴要重视针刺前后的消毒，防止感染至关重要。若伴有月经不调病史，可在月经来潮前 5 ~ 7 日，除针刺耳穴的肝、肾、内分泌等外，还应加用王不留行点压之，并嘱每日用手轻压 3 ~ 5 次，要有痠胀痛感，效果更佳。

三、疗效观察

面部色素沉着完全消退，肤色如常人，临床症状基本控制，评为痊愈者 6 例；色素沉着消退 2/3，临床症状明显减轻；评为好转者 4 例。

四、病例介绍

例一：唐某，女性，30 岁，未婚。1982 年夏天始在颧颊区和上唇发现淡褐色色素沉着，并未介意。1 年后，色素加深，范围扩大到前额和鼻梁。1987 年 4 月 18 日接受针刺治疗，3 日针 1 次。10 次后色素沉着明显减淡，继续针治 8 次，上述部位的色素沉着消失，肤色恢复正常。从同年 7 月份起，仍然坚持每周针刺 1 次，3 个月后面部肤色较之以往白皙细腻。

例二：赵某，女性，40 岁，已婚。1980 年怀孕，8 个月后在颧颊区域出现淡褐色色素沉着，直至分娩，色斑非但不退，且在日益加深，转为深褐色。同时，在近二三年内相继发生月经不调，经前双乳房胀痛，腰部酸痛等症。1987 年 5 月 16 日接受针刺治疗，每周 2 次，8 次后色斑转淡；又针 7 次色斑消除，月经不调等也随之显著改善。不过，在针刺治疗的过程中，若逢月经来潮前 5 ~ 7 天加用王不留行点压肝、肾、分内泌等穴。

五、体会

黄褐斑的发生，多与肝、脾、肾三脏有关，分析其病因病机有虚实之分，实者常由肝郁气滞，血瘀孙络，使之血弱不华，导致颜面色素沉着明显；虚者则系脾肾阳衰，痰湿浊邪夹风循经上行于面，促使面肤色泽灰暗，甚则是肾脏本色外露。鉴于上述，本组取穴原则是在脏腑辨证的基础上，参考现代医学的有关论述，取耳穴的肝、脾、肾和内分泌为主穴，意在疏肝解郁，壮阳益精，健脾补气，加上对内分泌紊乱的调整，从而达到气血冲和、肤色复常的治疗目的。

中药治疗玫瑰糠疹

玫瑰糠疹是一种常见的以急性炎症为主要特征的皮肤病。其临床要点为大小不等圆形或椭圆形淡红或黄褐色鳞屑斑，好发于躯干及四肢的近侧端。笔者从皮疹与内症两方面结合辨证论治，取得较好的效果。现将 17 例住院诊断的完整资料，结合立法用药，予以分析。

一、一般资料

本组 17 例中，男 4 例，女 13 例；年龄最小 16 岁，最大 62 岁各 1 例，20 ~ 40

岁 15 例。病程除 1 例在 3 个月以上外，余 16 例均在 2～6 周内。就诊前有 15 例曾先后接受过抗组胺药、硫代硫酸钠、维生素类等多种治疗。

二、分型论治

1.**风热型** 3 例。主症：起病急，皮疹遍布躯干和上肢；其母斑多数发生在腑胁区，圆形或椭圆形斑疹不仅大，而且常有相互融合的倾向，状如地图样；斑疹呈淡红色或鲜红色，上覆较多的糠秕状鳞屑。自觉中度偏重的瘙痒感。皮疹发生前后伴有轻度发热，咽疼不适，轻微咳嗽，口渴欲饮；脉浮微数，舌质微红，苔薄黄或少苔。证属风热之邪，壅遏肤表，气机受阻，肺失治节，郁热波及卫气之间，故见红色斑疹和咳嗽、口渴等。治宜辛凉清解法。方用银翘散加减。银花、绿豆衣各 15g，炒牛蒡子、桔梗、荆芥、防风、生甘草各 6g，生地、炒丹皮、连翘、大青叶各 10g，南沙参 12g。

2.**血热型** 9 例。主症：病程较短；皮疹主要集中在躯干。尤以胸腹区为重；中等大小的圆形或椭圆形环状斑疹，其直径很少超过 2～5cm；斑疹色泽较红，遇热或午后更为明显，中央覆盖少许薄皱褶状鳞屑。自觉轻微瘙痒，偶有短暂性刺痛感。伴有性情急躁，心烦易怒，夜难入睡，小便短黄；脉细数，舌质红，苔少。证属热郁血分，血被热迫而动乱不安宁，或从肤生出；或从小便出；或扰心神而夜难入寐。从表外露则斑疹显见，瘙痒不适；从里而清则溺黄。治宜凉血消风法。方用凉血消风散加减。生地 18g，紫草、炒槐花各 12g，炒丹皮、赤芍、茜草、黄芩各 10g，焦山栀、荆芥炭、防风、桑白皮、红花、凌霄花各 6g。

3.**血燥型** 5 例。主症：病程迁延日久未愈，通常在下腹、腰骶和大腿等处，发现不规则圆形或椭圆形斑疹，皮疹边缘参差不整齐，色泽淡褐至褐色，表面覆盖较多的细碎糠秕状鳞屑，皮肤干燥，偶有轻度肥厚，或少量渗出和轻度糜烂。自觉痒重。伴有咽喉轻微干燥作痛，纳谷欠佳，脘腹时有膨胀不适，口干，饮水不多。小便赤涩。脉滑数无力，舌质红，苔少或无苔。证属脾湿肺燥，阴火内炽。脾湿则气机阻滞，津液难以敷布于表，加之肺阴不足，肤失濡养故肤痒而鳞屑亦多；痒重则搔破有少许渗出与糜烂。治宜滋阴润燥法。方用滋阴除湿汤加减。南北沙参各 30g，玄参、石斛、生薏苡仁、白术各 12g，当归、泽泻、炒白芍、丹参各 10g，白鲜皮、生地各 15g，生甘草 6g。皮疹主要在下腹和大腿内侧加炒杜仲、桑寄生、生薏苡仁；皮疹在腋窝、胁肋区加柴胡、青蒿；大便秘结加炒枳壳、熟大黄、火麻仁、桔梗；痒重加钩藤、地肤子、苦参；病程超过 4～6 周的酌加炒槐花、益母草、赤小豆、丹参。

三、疗效分析

本组 17 例，以上方治疗均获痊愈而出院。见效天数最短 2 天，最长 7 天；治愈天数最短 8 天，最长 82 天，平均 25.2 天，其中风热型为 1.7 天，血热型为 22.2 天，血燥型为 41.4 天。

四、讨论

玫瑰糠疹的病因尚不清楚，一般认为与病毒感染有关。

《医学真传》曰："求其本，必知其原；知其原，治之不远矣。"求本寻源的方法，不外乎发病季节、病变部位、皮疹形态等。玫瑰糠疹主要发生在春秋两季，春主风，秋主燥。而风又是终岁常在，故湿、热、燥、寒，无不依附于风而侵袭人体，诱发疾病。因此，病之初期，除典型红色母斑外，在大多数情况下，伴有低热、头痛、咽喉疼痛、全身不适等内症出现。风为阳邪，极易化热，热扰血分，致使血热扑肤，故在身半以上的区域，常能发现鲜红或暗褐色环状斑疹。随着病程的推延，结合风邪善变而数动的特性，或从湿化，或从燥化。前者以阳虚体质居多，后者以阴虚体质为主，故有血热型与血燥型之分。

基于上述求本寻源的认识，立法用药既要散风而不动血，重在驱邪；又要润燥而不碍湿，意在治本。因而，立法偏于轻剂，用药多宜清解。如：风热型的银翘散加减，血热型的凉血消风散加减，血燥型的滋阴除湿汤等，均是偏于辛凉轻宣，或者甘寒清润之剂，正合善治者治之皮毛之旨，少用或不用大苦大寒之品，避免引邪内犯，变证丛生之咎。此外，在具体用药中应有偏重，如风热型的辛凉之剂，酌加大青叶之类以解毒，沙参以护阴；血热型的辛透之方，重用生地、紫草之类以宁血；血燥型的滋阴之法，辅以泽泻、慧苡仁以淡渗之，其目的在于阳病用阳法。

加味白虎汤治疗夏季皮炎

白虎汤是汉代名医张仲景所创的治疗热结在里、表里俱热的热性病的有名方剂。我科根据该方组成药物用于治疗夏季皮炎，经过几年的临床实践证明有效。

治法及方药：清气泄热。药用生石膏 15 ~ 30g（另包先煎），知母 6 ~ 9g，粳米 9 ~ 12g，甘草 6g，沙参 12g，绿豆壳 15g，竹叶 9g，灯心一扎。水煎，1 日 1 剂，分 3 次内服。偏于瘙痒者加蝉蜕 60g、苦参 9g；偏于皮炎者加生地 12g、丹皮 6g、赤芍 9g。外用百部酊或薄炉洗剂。

上法治疗夏季皮炎共 40 例，有效（皮损消失，痒感显著减轻）24 例；好转（皮损明显恢复，痒感见好，夜能入睡）16 例。

白虎汤方义，根据汪切庵解释："热淫于内，以苦发之，故以知母苦寒为君，热则伤气，必以甘寒为助，故以石膏为臣，津液内烁，故以甘草、粳米甘平益气缓之为使，不致伤胃也。"今于方中加用沙参、绿豆壳清心益气；加灯心、竹叶甘淡渗利以泻心火。一主达热出表，一主渗淡清里，共奏清气泄热之功。

耳针治疗痤疮 80 例

在中医脏腑经络学说的指导下，采用耳针治疗各种类型痤疮 80 例。收效尚佳。

1. 一般情况　男性 51 例，女性 29 例；10 至 20 岁者 8 例，21 至 30 岁者 63 例，31 至 40 岁者 6 例，41 岁以上者 3 例，其中 15 至 25 岁男女患者 68 例；病程最短 2 周，最长 5 年，其中病程在 6 个月以内 63 例；未婚者 58 例。

2. 临床分型　参阅有关文献，结合临床实践分为 6 例：①炎性粉刺痤疮 10 例，多发生于青年早期，皮疹以针帽大小的白头粉刺为主，偶见小脓疮（Ⅰ型）。②丘疹性痤疮 38 例，皮疹以炎性小丘疹为主，丘疹顶端可见黑头粉刺或黑色脂栓或少许脓疮（Ⅱ型）。③脓疮性痤疮 14 例，皮疹以脓疮、炎性丘疹为主，其丘疹顶端可见多发性脓疮，破溃后溢出少量黏稠浓液（Ⅲ型）。④严重型痤疮 11 例，丘疹、脓疮遍布颜面或胸前背后，皮脂溢出较多，往往是Ⅱ、Ⅲ两型混合的严重阶段（Ⅳ型）。⑤结节 – 囊肿聚合性痤疮 5 例，在皮下可扪及大小不等的结节和空洞状囊肿，常会继发感染，破溃溢出黄白相间的脓性分泌物，多数还会形成窦道，或愈后遗留瘢痕（Ⅴ型）。⑥恶病质性痤疮 2 例，多见于体质虚弱者，皮疹为针帽至黄豆大小的暗红色丘疱疹、脓疮、结节，内含血液或稀薄脓液，或为脓血相杂，长期难以痊愈（Ⅴ型）。

3. 皮疹部位　皮疹发生的主要部位与治疗尚有关系，依次排列为面颊区 36 例，前额区 18 例，口鼻周围区 12 例，胸前区 8 例，背后区 4 例，臀部 2 例。皮疹发生在颊面区 66 例。此外，本文 80 例合并大便秘结 58 例，痛经 18. 例。

4. 施治方法

（1）取穴原则　既考虑病因，又考虑皮疹发生的形态、部位，必用穴有肺（双）、肾（双）；辅助穴：脓疮加刺心；大便秘结加刺大肠；皮脂溢出较重加刺脾；痛经加刺肝、内分泌；皮疹发生区的表面投影反应点。

（2）施治方法　先用 75% 乙醇严密消毒被刺耳区皮肤，然后取 5 分长毫针，快速刺入，以不穿透耳软骨为度，2 日 1 次，留针 15 至 30 分钟，其间轻巧捻针 3 ~ 6 次，30 次为 1 个疗程。

5. 疗效分析

（1）疗效标准　临床痊愈：皮疹完全消失，皮脂溢出接近正常，便秘或痛经基本解除；显效：皮疹基本消失，偶有 2 ~ 3 个丘疹或脓疮出现，皮脂溢出减少，便秘或痛经明显缓解；无效：连续针刺 20 次后，皮疹与内症均无变化。

（2）疗效评定　按上述标准评定，临床痊愈 62 例，占 77.5%；显效 11 例，占 13.8%；无效 7 例，占 8.7%，总有效率为 91.3%。其中以Ⅰ、Ⅱ、Ⅲ型痤疮疗效最佳；Ⅳ型次之；Ⅴ、Ⅵ无效。

（3）针刺次数与疗效　针刺见效次数最少 8 次，最多 24 次，平均 16 次，在大多数情况下针刺 10 至 24 次见效有 58 例，占 72.5%。不过，应当指出，即使病情见好后，若能坚持每周耳针 1 次，不仅能巩固原疗效，而且还有嫩面的作用，坚持时间越长，效果越佳。

6.讨论 综观中医文献，在《黄帝内经》时代，开始注意到全身性疾病集中在耳区域反应的现象，为耳针疗法奠定了理论基础。本文采用肺、肾为必用穴，一是从病因上认为肺主皮毛，肺胃积热，上熏于面，故有红色丘疹、脓疱、面油等；二是从治疗上分析肾主水火，调节体内阴阳平衡，结合痤疮病情好转来推论，可能耳针与机体防御功能的加强或免疫力的提高以及性腺系统的调节有关。其次，只要重视严密消毒，一般不会出现继发感染，或给机体造成不适等副作用。

银翘大青汤治疗毒性红斑 10 例

毒性红斑是急性感染所致过敏的一种急性皮肤病，其临床表现为起病急、高热、大片红色风团，伴有上呼吸道感染或毛囊炎等，这些症状与中医学温病中的"肺热发疹"十分接近。我们采用宣肺泄热、清营透疹的法则，自拟银翘大青汤治疗10例，收效迅捷。

10例中男性6例，女性4例；年龄3岁以下者3例，8～18岁者4例，41～47岁者3例。10例患者于接受本法治疗前均用过抗组胺药物及抗生素，其中半数患者静脉滴注了氢化可的松，均未效。

10例中体温均介于38.5℃～40℃，皮肤损害的主要表现为红色风团，6例伴有扁桃体肿大，2例有咽弓充血，血白细胞仅3例在9.3×10^9/L以下，其余均高于13×10^9/L，最高达23.5×10^9/L。

银翘大青汤由银花、连翘各12g，大青叶、牛蒡子各9g，荆芥、薄荷各3g，绿豆衣、生地各12g，丹皮、甘草各6g组成。水煎服，每日2次。大片风团，色红而热者加黄芩、紫草各6g，红花3g；扁桃体红肿并咽痛者加玄参12g，山豆根6g，马勃3g；唇、睑浮肿者加浮萍、蝉蜕各6g，车前子、冬瓜皮各15g；咳嗽、音嘶、咽干者加桔梗6g，玄参12g，玉蝴蝶6g；合并疖肿者加野菊花、紫花地丁各12g。

服药后2～3天体温均恢复正常。9例于1周内痊愈，1例服药10天风团才消退。

补法治疗皮肤病验案四则

一、气虚

皮疹有丘疱疹、水疱、渗出、糜烂、风团、硬化、萎缩、搔痕等；伴有倦怠乏力，少气懒言，食少便溏，不同程度的瘙痒等症；脉象虚细弱，舌质淡红，苔少。常见病种有风湿疡（湿疹）、风团（荨麻疹）、风瘙痒（瘙痒症）、皮痹（硬皮病）、疖、水疥（丘疹性荨麻疹）、席疮（褥疮）等。

病例：王某，男性，12岁。其母代述，近3天来皮肤发痒，日渐加重。检查：在腰骶和大腿、躯干等处可见形如花生米大小的红色风团，形如纺锤状，部分搔破，毒染成疮；食少乏味，精神欠佳，脉细弱，舌质淡红，苔薄白。诊断：水疥。辨证：肺脾气虚，肤腠空疏，风湿之邪乘虚所致。治宜扶脾固表，疏风化湿。方用枳术赤豆饮。药用：炒枳壳6g，土炒白术6g，党参10g，茯苓10g，赤小豆15g，荆芥3g，防风3g，甘草6g，生薏苡仁10g，蝉蜕3g。服2剂后皮疹退，痒顿减，原方去蝉蜕，加炒三仙各10g，又进3剂而愈。

二、血虚

皮疹有红斑、瘀斑、血疱、皲裂、脱屑、肥厚、头发焦枯少华、溃疡、爪甲脆裂等；伴有面色苍白少华，指端青紫冰冷，头晕，健忘，怔忡，失眠等症；脉细弱，舌质淡红，苔少或薄白。常见病种有紫斑病（过敏性紫癜）、油风（斑秃）、瓜藤缠（结节性红斑）、猫眼疮（多形红斑）、白疕（银屑病）、痒症（冬季皮肤瘙痒症）、瘾疹（皮肤划痕症）等。

病例：李某，女性，10岁。家长代述：患过敏性紫癜达1年之久，其间曾用激素治疗，皮疹控制，停药又发。检查：双下肢可见针帽至绿豆大小的红色或暗红色瘀斑，呈散在性分布，部分融合成片状，按压不褪色。自述低热，头晕，心悸，肢软乏力。诊脉虚细无力，舌质淡红，苔薄白。诊断：紫斑病。辨证：虚火内扰，致使脾虚失统，血溢于肤。治宜扶脾统血，养阴安络。方用归脾汤加减。药用：炙黄芪10g，党参10g，生地黄12g，炒白芍12g，茯神10g，阿胶10g（烊化），地骨皮10g，紫草6g，红花3g，当归6g，桑椹子12g，炙甘草10g，大枣5枚。嘱其暂停激素类西药，以便观察。服药5剂后，皮下瘀斑减淡，未见新起瘀斑；头晕心悸症亦有减轻。用原方加丝瓜络6g，又进7剂。2周后复查，皮下瘀斑基本消失。坚持治疗45天，服药38剂，诸恙俱平，追访10个月未再复发。

三、阴虚

皮疹有淡红色斑疹、糠秕状鳞屑、搔痕、皲裂、结节、溃疡；自觉夜间痒重，或有灼热刺痛感，伴有低热，虚汗，口干唇燥，体倦乏力，脉细数无力，舌质淡红裂纹，无苔或少苔。常见病种有风瘙痒（老年性皮肤瘙痒证）、阴蚀症（女阴溃疡）、阴痒（阴囊瘙痒症）、燥毒（干燥综合征）、蛇皮风（鱼鳞病）、肉痹（皮肌炎）、系统性红斑狼疮等。

病例：徐某，女性，42岁。近3年来，自觉口干鼻燥，双目干涩，视物不明，渐已加重，院外确诊干燥综合征。检查：双目干涩，畏光羞明，口干喜饮，进食非要汤水送下不可。皮肤干燥发痒，膝肘关节酸痛，脉沉细无力，舌质淡红裂纹，无苔，手扪苔上无津。诊断：燥毒。辨证：肝脾阴精亏损，不能濡润其外窍，故目涩口干，关节酸痛。治宜甘寒润燥，活血解毒。方用益胃汤、一贯煎合裁。药用：沙参 15g，玉竹 12g，山药 30g，生地黄 12g，川楝子 10g，枣皮 10g，天、麦冬各 12g，五味子 6g，丹参 15g，炒白芍 12g，白花蛇舌草 30g，石斛 12g。服药 10 剂后，目干舌燥，关节酸痛略减。守原方加徐长卿 12g，加服石斛夜光丸，每日 3 次，每次 6g。守方治疗 2 个月后，目干舌燥、皮肤干燥基本控制，关节痛亦减轻，尚能从事家务劳作。又治疗 1 月，诸恙俱愈，嘱其常服杞菊地黄丸以巩固。

四、阳虚

皮疹有淡红色或瓷白色风团，黧黑，暗褐色素沉着。结节，皮肤硬肿等；伴有形寒怕冷，四肢不温，精神疲惫，面色苍白，大便稀溏等症，脉沉细迟，舌质淡红，苔少。常见病种：白疹（寒冷性荨麻疹）、黧黑斑（黑变病）、皮痹（硬皮病）、四肢逆冷（雷诺病）、脱疽（血栓闭塞性脉管炎）、冻疮等。

病例：吴某，女性，31 岁。

据述患荨麻疹 8 年，虽经多方治疗，效果欠佳。检查：周身可见大小不一的淡红色风团，若遇冷水冲洗或冷风吹拂后，不仅风团加重，而且痒感亦剧，脉沉细无力，舌质淡红，苔少。诊断：白疹。辨证：脾肾阴虚，卫外不固。治宜温补脾肾，实腠固表。方用右归饮加减。药用：制附子 10g，枣皮 10g，生地黄 12g，鹿角胶 10g（烊化），肉桂 6g，山药 15g，黄芪 10g，防风 10g，白术 10g，甘草 6g，砂仁 6g（后下），干姜 1.5g。服药 5 剂后风团明显见少，即使用冷水冲洗手背，亦痒感不显，用上方加益母草 12g，陈皮 1g。守方出人治疗 2 周后，风团和瘙痒基本控制，未见新起皮疹。嘱其服 5 剂以巩固。

五、体会

徐之才说："补可去弱"。皮肤病的补法，既有同于内科虚证运用补法的一面；又有其特殊性。在通常的情况下，病位在心肺上焦的皮肤病，如荨麻疹、急性皮炎、瘙痒病、血管炎等，除用宣肺、活血以驱邪，还应酌加安神的酸枣仁、五味子、合欢皮、琥珀；固表的黄芪、白术、白蔹、阿胶；润燥的沙参、百合、胡桃肉、天冬、麦冬。病位在脾胃中焦皮肤病，如湿疹、斑秃、丘疹性荨麻疹、大疱性皮肤病等，拟用化湿扶脾治其本。偏气虚加甘温益气的党参、白术、砂仁；偏于血虚加补血的桑椹子、首乌、鸡血藤。病位在肝肾下焦的皮肤病，如结缔组织病、黑变病、老年性瘙痒症等，伴阳虚加鹿角胶、山茱萸、仙茅、仙灵脾、制附子；伴阴虚加熟地黄、黄精、鸡子黄、龟胶、菟丝子等。总之，补法治疗皮肤病，必须分清病位，辨识缓急，不要将补法视为一般的支持疗法或对症处理的权宜之计，而应该视为是从疾病发生的本质为出发点，所采取的一种防范与治疗的积极措施，用之得当，确能力挽沉疴；用之不当，将会雪上加霜。

中西医结合治愈 1 例 Lyell's 中毒性大疱性表皮坏死松解症

患者，男，51 岁。患者 2 天前由于阴囊生一疖肿，某卫生院给予长效磺胺，服药约 8 小时左右感到口腔灼热、疼痛、进食不便，并起疱，自己挑破，破后继起，第二天高热（41℃），口腔刺痛，全身皮肤出现大小不等的红斑、暗红斑、水疱，来我院诊治。

1. 体检 体温 39.1℃，血压 100/70mmHg 即 13.3/9.3kPa（取束带时皮肤脱掉一圈），急性危重病容，精神萎靡，懒言。脉洪大数，舌质红微绛，苔黄腻。浅表淋巴结不肿大，心率 104 次 / 分，未闻杂音。肝、脾由于表皮松解，未查。除头皮外 95% 皮肤弥漫性红斑，广泛的表皮松解，形如皱纹纸样，酷似浅 II 度烫伤之外观。臀部、前胸和足跟均有碗口大的水疱，疱液清，膝盖、肘尖、腰背骶部等处，因摩擦表皮脱落，露出鲜红色的创面。上腭、颊膜可见针尖大小的出血点，蚕豆大水疱，口张不大，糜烂结脓血痂，尼柯征阳性。

2. 实验室检查 白细胞 12.2×10^9/L，中性粒细胞 0.88，淋巴细胞 0.12。尿检及肝功能均正常。血培养阴性。

3. 治疗经过 第一阶段输入氢化可的松 700ml/d，红霉素、四环素各 1g。口服清营凉血解毒化湿的中药：绿豆衣 30g，生地 12g，沙参 30g，玄参 12g，石斛 12g，连翘 12g，银花炭 12g，茯苓 12g，白芍 12g。治疗 2 天后，体温正常，弥漫性红斑开始收缩、转淡。第三天输新鲜全血 200ml，隔日 1 次。6 天后，红斑明显减退，水疱有所吸收，尼柯征转阴。但水疱开始混浊，疱液培养出金黄色葡萄球菌，溶血凝固酶试验阳性，对氯霉素、卡那霉素、庆大霉素极度敏感。

第二阶段，在表皮松解控制后，3 ~ 5 天撤减氢化可的松 100 ~ 200ml，局部用庆大霉素溶液（每 4 万 U 加 10ml 注射用水）湿敷，口腔用 0.1% 的普鲁卡因呋喃西林溶液漱口。患者进食少，感觉干于，全身软而乏力。服益气养阴的中药：沙参 12g，麦冬 12g，玄参 12g，玉竹 12g；黄芪 15g，党参 12g，茯苓 12g，莲子米 30g，银花 12g，白薇 12g，甘草 9g，茯苓 12g，莲子米 30g，银花 12g，白薇 12g，甘草 9g。1 日 1 剂。第 23 天激素改为口服泼尼松 30ml /d，进食正常，可下床活动，皮损完全恢复。住院 40 天痊愈出院。

守拙杂谈

针灸疗法在皮肤科的临床应用

针灸疗法是我国传统医学的一种古老疗法。自《左传》记载治疗皮肤病以来，迄今已有 2300 余年[1]。时至今日，在皮肤科的应用已十分广泛。为此，本文试将 1954 ～ 1984 年 30 年期间，有关针灸疗法在皮肤科中的临床应用予以简要综述。

一、荨麻疹

针与灸法，或者针灸两法合施，治疗急性、慢性荨麻疹，包括喉头水肿、腹痛、呕吐等危笃重症在内，报告文献所累积的病例数不下 1000 例。在这些众多的临床报告中，大致归纳为四类：①针刺：主穴：曲池、血海、大椎、合谷、足三里。配穴的原则有二，一是以皮疹分布为依据。如皮疹在头面部配丝竹空、迎香、风池；皮疹在腰背部配肺俞、肾俞；皮疹在腹部配中脘、天枢；皮疹偏于上肢配肩髃；皮疹偏于下肢配风市、委中。二是以审证求因为根据，如偏于风热配中冲（放血）、肺俞、大杼、心俞、膈俞；偏于湿热配丰隆、脾俞、谚谵、阴陵泉；热重血燥配身柱、少冲（放血）、神门、行间、内庭、劳宫；体质素虚配气海、脾俞、心俞。手法：多数主张施泻法，每次取主穴 2 ～ 3 个，配穴 3 ～ 4 个，1 日 1 次，留针 10 ～ 30 分钟，有效率波动在 76.9% ～ 95%[2-16]。中国医学科学院皮肤性病研究所针灸室[17]认为：疗效的优劣与刺激强弱有关，强刺激（多穴，粗针，重捻转，留针）比弱刺激（少穴，细针，轻捻转，不留针）的疗效要高得多，两者对比，前者为 71%；后者仅 41.3%。②艾灸：林氏[18]用隔姜灸合谷、阳池、行间、解溪。每穴三壮，1 日 1 次。治疗 33 例，急性 13 例均愈；慢性 20 例，治愈 13 例，好转 3 例，不明 4 例。③穴位放血：刘氏等[19]取后溪穴，常规消毒后点刺放血。配合快速强刺激曲池、足三里，不留针，2 日 1 次。所治 20 例，痊愈 18 例，显效 2 例。最短 1 次告愈，长者 15 ～ 30 次见好。④单个穴位：刘氏[20]从临床实践出发，对大肠俞特别推崇。他认为针刺大肠俞有改善消化紊乱和减低中枢神经敏感强度的作用，故针刺双侧大肠俞治疗急、慢性荨麻疹收到良效。急性荨麻疹有效率 96.51%；治愈率 95.34%。慢性荨麻疹有效率 75.92%；治愈率 51.85%。在治疗中对急性施多泻少补手法；慢性施多补少泻手法。孙氏[21]曾对荨麻疹急性喉头水肿予以针刺而获缓解。方法：先刺膻中穴，针尖向上对喉头，深度 4 分左右，施平补平泻手法；再刺双侧少商穴，能在较短时间里，促使水肿的吸收，缓解窒息。总之，针灸疗法对急、慢性荨麻疹疗效卓著，特别是对特应穴、急救穴，应当深入研究，有利于进一步大力推广，使之列入荨麻疹的常规疗法。不过，孕妇和不合作的幼儿要持慎重态度，最好不用本疗法为宜。

二、神经性皮炎

针灸治疗神经性皮炎的效果，可与药物局部封闭、外搽药和 X 线照射相媲美。

方法：①循经取穴法：常取风池、天柱、风府、哑门、大椎、曲池、合谷、内关、足三里，每次轮流针刺 2 ~ 4 个穴，每日或间日 1 次[22-24]。②围刺法：皮疹区四周沿皮下向中心斜刺，每周 2 次[25]。③灸法：围绕皮疹区，先搽生姜或大蒜，每间隔 1.5cm 放一艾炷，直接在皮疹上灸之，灸后覆盖消毒敷料，每周 2 次[26-28]。其中向氏[29] 随访 30 例，有 7 例复发，究其复发原因，主要是治疗不彻底所致，建议治愈后需继续巩固一段时间为好。既使复发病例，再用针灸疗法仍然有原先的相同疗效。罗氏等[27] 将艾灸组、局部封闭组、搽药组予以对照，治愈率分别为 34.8%、25%、13.6%，可见本疗法止痒作用突出，简易方便，值得推广。

三、瘙痒症

在针刺止痛的启示下，针刺止痒的效果正在被越来越多的人所重视。全身性瘙痒症选用曲池、血海、委中、三阴交、肺俞、大椎等，施平补平泻手法，留针 10 ~ 30 分钟，间隔 5 ~ 10 分钟捻转一次[29 ~ 31]；局限性瘙痒症（包括阴囊、女阴、肛门）取委中、肾俞、承山、三阴交、环跳等，同时灸大敦或血海，手法向上[31-32]。近来卢氏[33] 采用 1% 普鲁卡因溶液，以 6 号半针头直刺曲骨穴，小幅度提插，其针感向下散至阴部皮疹区时，推注 2ml，2 日 1 次，5 ~ 10 次为 1 个疗程。按此法治疗 82 例，获痊愈 52 例，好转 22 例，无效 8 例，总有效率 90.2%。

四、带状疱疹

针灸治疗带状疱疹，不仅控制疼痛快，而且治愈时间亦短。选穴原则，多数是循经取穴与"以痛为输"相结合，循经取穴有身柱、合谷、曲池、血海、三阴交等；以痛为输取穴常是按皮疹所在神经干来取，如皮疹在眼睑、额部配太阳、头维、阳白、上星、攒竹；皮疹在面颊配四白、睛明、颧髎、下关；皮疹在下颌配颊车、地仓、大迎、翳风；皮疹在躯干脐上为主配外关、肺俞；脐下为主配太冲、侠溪、足三里；皮疹在胁肋区配支沟、阳陵泉、肩贞、极泉；与此同时，部分病例加用"围刺法"，即皮疹四周，呈 25° 角斜刺，针尖向疱疹中心，每次围刺 4 ~ 8 针。按法治疗一般在 24 ~ 48 小时内能基本控制疼痛，疱液吸收平均 2.7 天，其治愈率在 85.3% 以上[34-41]。向氏[42] 用针刺疗法与维生素 B_{12} 疗法分别治疗 32 例与 20 例，对比项目包括平均病期，前者为 6.6 天，后者为 7.7 天；治愈天数，前者 4.1 天，后者 8.5 天；平均总的天数，前者为 10.7 天，后者 16.2 天；后遗神经痛，前者无，后者有 5 例。汤氏[43] 进一步从免疫功能方面观察，发现针刺治疗后植物血凝素（PHA）、双链酶（SK-SD）、OT 皮试红晕反应较之治前明显扩大；末梢血液的白细胞、淋巴细胞计数，针后也明显增加；血清免疫球蛋白 IgA、IgG、IgM 及补体 C_3 在正常范围，无明显变化。由此表明针刺确能增强人体的非特异性细胞免疫作用，而体液免疫在本病治疗中变化不大。

此外，俞氏[44] 等在先发的疱疹上及水疱较密集的两点上各放麦粒大小艾炷一壮，点燃至有灼痛感觉后，吹去尚未燃尽的艾炷，3 ~ 5 天即可获愈。

五、寻常疣

常规消毒，疣体局部麻醉后，将圆锥形艾绒放置在疣的顶端，点燃任其烧灼，烧至疣体基底部偶闻爆炸声，局部呈 Ⅱ～Ⅲ度烧伤焦黄状态，待烧完用换药镊子再将残余疣体予以涤除，外涂 2% 龙胆紫溶液，盖消毒纱布，大多数是一次治愈[45, 46]。经百余例追访，复发率约为 10%，比之电烙疗法要方便、优越。

六、扁平疣

扁平疣以青年人多患，在药物疗法效果不好的情况下，采用针灸及其衍化的疗法，常能收到满意的疗效。①针刺骨空穴[47]：在双手拇指大骨空穴（拇指第 1、2 指骨关节联合中央背面及足拇趾相应部位）针刺 3 分深，留针 30 分钟，每日或间日 1 次，施平补平泻手法。经治 31 例，痊愈 19 例，显效 5 例，进步 4 例，不明 3 例。②耳背静脉放血法[48]：用尖头刀片挑破一侧耳背上方近耳轮处浅表小静脉，挑破出血后任其外滴，待自行血凝，再外涂碘酒。每周 1 次，双侧交替挑之。共治 100 例，痊愈 49 例，显效 5 例，无效 46 例（连续治疗 6 次，病情无变化，列为无效）。

七、蹠疣

蹠疣为主要发生在足部的常见疣赘，即使手术治疗亦感困难。王氏[49]用针刺疗法治疗 192 例蹠疣，对其中 87 例随访，完全脱落 70 例，无效 17 例。方法：局部消毒，先用修脚刀轻巧削去疣体表面角质层，露出疣赘的基底部，再以手捏紧疣赘基底部，取 20 号针在疣表面选择呈三角形的三个点，快速进针，约 5 分深，立即大捻转后快速出针，挤压使之出血，每日 1 次。多数在 10～20 天脱落。

八、红斑性肢痛症

针灸治疗红斑痛肢痛症，除红斑、疼痛消失快外，复发率也很低。主穴：三阴交、太溪、太冲；配穴：复溜、内庭、行间、解溪、丘墟、中封、侠溪、曲池、合谷、外关、阳池。施泻法（当病程处于急性期时，可酌情十宣放血），或者部分在针柄上点燃拇指大艾卷。每日 1 次，留针 15～30 分钟。共治 30 余例。全部获愈，多数追访 1 年以上，未见复发[50-58]。

九、麻风

当麻风反应引起神经痛时，采用针刺疗法可以收到较好的疗效，从而，为麻风的防治提供了新的方法。①手部神经痛：取风府、风池、肩髃、肩中俞、肩外俞、少海、尺泽、曲池、内关、太渊、大陵、中渚、后溪；②脚部神经痛：取环跳、承扶、殷白、委中、承山、委阳、阳陵泉、足三里、绝骨、昆仑、申脉、复溜、公孙、然谷、解溪、临泣、太冲、内庭、血海、风市。方法：每次取穴不超过 10 个穴，其中在疼痛部位相邻近的穴位应多取，同时配合较远部位 1～2 个穴，施雀啄术（将针上下快速提插 15～20 分钟），留针 30～60 分钟，疼痛剧烈者则留针 2～3 小时。每日或间日针刺 1 次，多数病例经过 8 次施治，疼痛反应得到完全控制[54, 55]。中国人民解放军第 52 医院[56]等用针刺疗法，治疗 46 只鹰爪手，获得完全恢复正常 10 只（21.7%）；基本恢复正常 10 只（2.7%）；好转 21 只（45.7%）；无效 5 只（10.9%）。并经过数月至 1 年的观察，疗效巩固，未见复发和恶化现象。方法：取合谷、曲池、少海、治瘫、内关、外关、肩贞。每次选 2 ~ 3 个穴，1 日 1 次，施泻法。

十、红斑狼疮

从戴氏[57]报告描述来推测，对慢性盘状红斑狼疮可采用围刺疗法，有利于皮疹范围的缩小乃至消失。方法：顺皮疹边缘向中央点刺，至微出血，消毒干棉球擦去，再在中央针刺，使针感向四周扩散。间日 1 次，经治两月而告愈。陈氏[58]用耳针疗法治疗 15 例，痊愈 10 例，显效 3 例，无效 2 例。方法：按五条原则来取穴：①病变部位：如面颊区、外鼻等；②中医理论：如肺、肾等；③西医病理机制：月经不调。内分泌功能紊乱取内分泌等；④阳性反应点；⑤对症取穴：如睡眠差取神门，纳谷差取胃、脾。每次取 3 ~ 4 个穴，双侧耳穴针刺，留针不少于 30 分钟，每隔 10 分钟行针 1 次。王氏[59]针刺内关、太渊、尺泽、合谷、曲池、足三里、肩井。施平补平泻手法，连续 9 天，使红斑狼疮合并无脉症的患者，恢复正常。孙氏[66]根据经络学说，按辨证论治取穴的法则，首次选用醒脑开窍穴，如人中、风池、风府、丰隆、十宣放血。施泻法。次选用通腑泄热穴，如腹结、二间、厉兑、丰隆、风池、风府、大陵；后选培补脾肾穴，如关元、中脘、公孙、太溪、足三里、脾俞、气海等。前后共治 8 次，力挽沉疴，终使病愈。

十一、痤疮

针刺治疗痤疮取穴方法，分局部取穴、调整肠胃、调整肾精三方面选穴[61, 62]。局部取穴如下关、颊车、攒竹；调整肠胃取足三里、合谷、曲池、丰隆；调整肾精取关下（关元下 5 分）、邻宫（关下旁开 2.5 寸）。施泻法，1 日 1 次，10 次为 1 个疗程，平均针刺 10 ~ 20 次见效。共治 99 例，坚持治疗获痊愈 80 例，余下未坚持治疗而疗效不明。对其中 30 例追访，2 年未复发 17 例；3 年未复发 13 例。孙氏等[63]报道用三棱针直刺两侧耳轮，手挤出血，埋入绿豆大药粉（大蒜：胡椒 =2：1），胶布固定；另一侧耳轮脚处用眉毛刀划破长约 0.3cm，亦埋上药粉，二三日 1 次，交替使用，10 次为 1 个疗程。共治 60 例，获基本痊愈 46 例，好转 3 例，无效 11 例。

十二、酒渣鼻

崔氏等[64,65]报道主穴：印堂、素髎、迎香、承浆、颧髎；配穴：禾髎、大迎、合谷、曲池、风门、肺俞。方法：2 ~ 3 日针刺 1 次，施平补平泻手法。所治 24 例，痊愈 10 例，显效 7 例，好转 6 例，无效 1 例。见效次数最少 5 次，最多 41 次，平均 11 次。不过，应予说明报告病例均属红斑、丘疹期，未谈鼻赘期。

十三、斑秃

阎氏等[66]根据多年经验，精选防老穴（百会穴后 1 寸）、健脑为主穴；两鬓脱发配头维；痒重配大椎；油脂多配上星。施补法，但在拔针时行雀啄术，每日或间日1次，留针15～30分钟，10次为1个疗程。观察108例，痊愈70例（81.5%），好转38例（18.5%），有效率达100%。钟氏[67]用梅花针治疗斑秃5例，据称疗效满意。方法：先用手检查脊柱两侧有无条索状、结节状、泡状软性物等，或者自觉疼痛、麻木感觉，以及颈部、腰骶部、脱发区、太渊、内关均为叩刺的主要部位。叩刺方式：脱发区从外向内向心性密刺；穴位区在其表面0.5～1cm直径区域里密刺，2日1次，15次为1个疗程。

十四、银屑病（牛皮癣）

郭氏等[68]选足三里、曲池、合谷为主穴，然后视皮疹所在部位，如下肢配阳陵泉；臀部、阴部、躯干配三阴交。2日1次，施泻法。经治60例，痊愈10例，近愈6例，进步24例，无效24例。夏氏[69]在治愈1例泛发性银屑病的过程中，除拟用上穴外，特别推崇加刺心俞穴，效果良好。

十五、头癣

钟氏[70,71]曾2次报道针刺曲池、然谷治疗头癣144例，治愈122例，好转19例，无效3例，其中对黄癣、白癣、脓癣疗效较好，对黑点癣稍差。主穴：曲池、然谷；伴血虚配肝俞；消化不良配足三里；腰痛配肾俞。除曲池施泻法外，余下诸穴均施补法，1日1次，7次为1个疗程。

十六、接触性皮炎及湿疹

接触性皮炎，针刺治疗收效迅速[1, 72]。主穴：百会、风池、大椎、尺泽、曲池、承扶、委中。伴胃肠症状配中脘、天枢；伴扁桃体炎配合谷；伴便秘配大肠俞、丰隆；皮疹在颜面区配四白、阳白、印堂、瞳子髎。沈氏[73]介绍艾灸治疗急性湿疹的经验。主穴：曲池、血海；配穴：肩髃、环跳、合谷、百会、大椎、神应穴。每日1～2次，每个穴位灸10分钟。葛氏等[74]亦用血海、足三里为主穴，选犊鼻、曲池、三阴交、囊底（禁针）为配穴。除犊鼻外，均针刺后加艾灸5～10分钟，1日1次，10次为1个疗程。所治23例均被治愈。

十七、过敏性紫癜

谭氏[75]报道因服新诺明药物引起过敏性紫癜，服各种药物（包括激素、中药在内）治疗未效，改用针刺20次而愈。主穴：筑宾、飞扬；配穴：曲池、足三里、血海。李氏[76]采用两组穴，交替应用亦获良效。一组为伏兔、血海、足三里、阴陵泉；一组为承扶、殷门、委中、承山。

十八、其他

针灸疗法还能治疗许多皮肤病。比如：结节性红斑取足三里、阴陵泉、三阴交、解溪、太溪、昆仑[76]。脂溢性皮炎取肝俞、胆俞、脾俞、胃俞、承山[77]。鹅掌风取大陵、劳宫、少府[78]。多汗症取合谷、后溪、复溜[79]。小儿硬化症取印堂、人中、承浆[80]。大疱性表皮松解症取足三里为主穴，配阿是穴（即指水疱周围）[81]。舌尖海绵状血管瘤取神门、内关、太冲[82]。丝虫病象皮肿取足三里，上、下巨墟，阳辅，光明，三阴交，绝骨，蠡沟，太冲，陷谷，丰隆，八风等[82]。外阴白斑取曲骨、横骨、阴阜穴、坐骨结节穴[84]。梅花针叩刺局部，或艾条直接熏灸白癜风区域，能活血化瘀，促进血液循环，以改善营养，有利于白斑的消退[85, 86]。

综上所述，30年来针灸疗法在皮肤科的临床应用上，确实积累了许多丰富经验，不仅对常见的皮肤病如荨麻疹、瘙痒症、湿疹、神经性皮炎、带状疱疹、寻常疣等，疗效甚佳；而且对某些顽固难治的皮肤病，如头癣、麻风、红斑狼疮、硬皮病、银屑病等也显露出值得进一步探索的苗头。但是，还存在一些亟待解决的问题，诸如：疗效标准不统一；客观指标尚少；病例累积数不多等，造成结论说服力不强的印象。今后，应从多学科方面去深入研究其机制，使之更有效地指导临床实践。

守拙杂谈

参 考 文 献

1. 王光超 . 中华皮肤科杂志, 1959,（5）: 318

2. 聂金铎 . 北京中医, 1954,（10）: 2

3. 黄锦清 . 中医杂志, 1956,（11）: 600

4. 张若帆 . 上海中医药杂志, 1958,（12）: 28

5. 黄建章。浙江中医杂志, 1958,（11）: 12

6. 刘济拯 . 中医杂志, 1959,（7）: 29

7. 王维人 . 江苏中医, 1960,（12）: 封3

8. 湖北医院皮肤科 . 中华皮肤科杂志, 1960,（3）: 153

9. 张善忱 . 山东医刊, 1966,（9）: 34

10. 张针 . 云南中医杂志, 1983,（2）: 37

11. 孙迅 . 上海中医药杂志, 1964,（9）: 22

12. 张纬武，等 . 中华皮肤科杂志, 1955,（4）: 249

13. 福建省人民医院针灸科 . 福建中医药杂志, 1959,（3）: 24

14. 侯瘊珍 . 浙江中医杂志, 1959,（4）: 24

15. 周惠民，等 . 中华皮肤科杂志, 1959,（4）: 241

16. 汪心治，等 . 中华皮肤科杂志, 1960,（2）: 96

17. 中国医学科学院皮肤性病研究所针灸室，中医争鸣, 1958,（3）: 24

18. 林碧英 . 福建中医药杂志, 1965,（6）: 29

19. 刘桂珍，等 . 中国针灸, 1984,（2）: 48

20. 刘景和 . 中华皮肤科杂志, 1960,（3）: 151

21. 孙俊华 . 上海中医药杂志, 1965,（11）: 2

22. 上海第一医学院针灸科 . 上海中医药杂志, 1958,（12）: 43

23. 向众苏，等 . 中华皮肤科杂志, 1958,（4）: 302

24. 郭武成，等 . 福建中医药, 1963,（3）: 43

25. 高洪宝 . 吉林中医药, 1982,（1）: 44

26. 袁明忻，等 . 中华皮肤科杂志, 1958,（5）: 398

27. 罗汉超，等 . 中华皮肤科杂志, 1957,（4）: 298

28. 刘华 . 中医杂志, 1980,（2）: 7

29. 江西省皮肤性病研究所 . 江西中医药, 1960,（9）: 40

30. 李琦 . 中医杂志, 1955,（12）: 47

31. 吴铁锋，等．江西中医药，1959，（8）：32

32. 庞中彦．中医杂志，1955，（8）：44

33. 卢勇田．新医学，1983，（11）：20

34. 谢长明．中医杂志，1962，（6）：30

35. 于春贤．中医杂志，1960，（5）：11

36. 李定忠．中华皮肤科杂志，1959，（2）：108

37. 蒋彩云．云南中医杂志，1980，（6）：21

38. 胡一柱，等．中华皮肤科杂志，1959，（2）：110

39. 杨楣良．上海中医药杂志，1960，（5）：214

40. 居贤水．上海针灸杂志，1984，（1）：23

41. 马岳青，等．新中医（增刊），1980，（1）：43

42. 向众苏，等．上海中医药杂志，1965，（3）：24

43. 汤瑞，等．中国针灸，1981，（3）：7

44. 俞震渠，等．浙江中医杂志，1980，（8）：365

45. 李树莱，等．中华皮肤科杂志，1964，（4）：273

46. 尤长龄，等．中华皮肤科杂志，1964，（1）：64

47. 吕美珍．中华皮肤科杂志，1964，（1）：20

48. 徐昌泰，等．中医杂志，1984，（12）：8

49. 王高松．皮肤病防治研究通讯，1980，（1）：46

50. 王启明．广东中医，1958，（12）：30

51. 韩祖濂，等．中华医学杂志，1974；（2）：103

52. 蒋汉林．新中医，1977，（6）：37

53. 殷克敬．陕西中医学院学报．1981，（3）：11

54. 颜炳昌．广东中医，1957，（2）：7

55. 欧镇南．中华皮肤科杂志，1958，（1）：26

56. 中国人民解放军第52医院．新医学，1972，（1）：21

57. 戴玉钧．江苏中医，1962，（9）：38

58. 陈育生，等．中医杂志，1984，（12）：50

59. 王天任．江西医药，1965，（2）：631

60. 孙吉山．上海针灸杂志，1983，（3）：29

61. 杨秀．上海针灸杂志，1983，（2）：35

62. 李风波．中国针灸，1983，（4）：39

63. 孙梅倩，等．浙江中医杂志，1981，（9）：424

64. 崔连山，等．中医杂志，1964，（3）：36

65. 阜新市中医院．辽宁医药，1971，（2）：40

66. 阎世燮，等．江苏中医杂志，1982，（3）：6

67. 钟梅泉．中医杂志，1980，（10）：58

68. 郭再唐，等．中华皮肤科杂志，1959，（1）：9

69. 夏玉卿．哈尔滨中医，1965，（8）：28

70. 钟以圣．湖南医学杂志，1982，（3）：45

71. 钟以圣．中医杂志，1984，（1）：57

72. 陈雄扬．江西中医药，1960，（2）：29

73. 沈由吉．中华皮肤科杂志，1960，（1）：62

74. 葛萍等．中医杂志，1960，（2）：37

75. 谭善凡．新中医，1980，（1）：23

76. 李定忠，等．中华皮肤科杂志，1958，（6）：468

77. 李斌，等．江西中医药，1960，（2）：30

78. 王东山．中医杂志，1959，（1）：37

79. 许海岚，等．中医杂志，1956，（9）：490
80. 简国雄．广东中医，1959，（9）：376
81. 裴廷辅．中医杂志，1964，（5）：28
82. 陈作霖．上海中医药杂志，1980，（6）：29
83. 周卫峰．中医杂志，1960，（5）：34
84. 王珍．上海针灸杂志，1982，（2）：25
85. 程鸣明．北京医学，1980，（4）：232
86. 李洪福．中国针灸，1983，（3）：29

中医药治疗白癜风近况

　　白癜风是一种顽固难治的皮肤病。中医古籍中对本病治疗多有记载。有人考证[1]马王堆汉墓出土的帛书《五十二病方》中，从第 115 行至第 132 行里所载"白处方"二则，应视为白癜风的最早处方。方一用丹砂、鲔鱼血、鸡血外涂；方二用灌曾（一名曾青。杨惊注：曾青，铜之精也）、食盐、灶黄土（即伏龙肝）内服，从而开创了内、外两法结合治疗白癜风的先河。近年来，在中医理论的指导下，各地从临床实际出发，进行了多途径的探索治疗，取得了某些新的进展。为了促使中医药治疗白癜风的深入研究，现就白癜风的治疗近况综述如下。

一、治疗的方法和效果

　　现在对白癜风的治疗，大体上有以下几种形式，即一以中医传统辨证论治；二以一方为主，随证加减；三按西医分型施治，以及单验方和针灸疗法等。

（一）辨证论治

　　舒氏[2]对本病辨证分 3 型：①风燥型：白斑光亮，多发于头部或泛发全身，起病速，蔓延快，皮损对称分布，苔薄白干，患者以青壮年居多，治宜祛风润燥。药用白蒺藜子、桑椹子各 300g，旱莲草 200g，丹参 150g，附子 100，甘草 50g，蜂蜜适量。制成蜜丸内服，每日 2 次，每次 9g。②湿热型：白斑粉红，或红丘疹，或褐色斑疹，多发生在颜面、七窍周围以下，皮损不对称，具有在夏秋两季发展快、冬春两季则不扩大的现象，若经日晒后，不仅皮损加重，痒感也格外明显，苔黄薄微腻，患者以中青年人居多，老年人次之，治宜清热祛湿。药用白蒺藜子、桑椹子各 300g，旱莲草 200g，女贞子 150g，苦参 100g，甘草 50g。制法与用法同上。③寒湿凝滞型：白斑暗晦，面积不大，病情发展极慢，长久不愈，皮损不对称性地发生在面颊和肢体，苔薄白而润，患者以中年人和老年人多见，青少年甚少，治宜补肝肾、祛寒湿法。药用白蒺藜子、何首乌各 300g，旱莲草 200g，丹参 150g，附子 100g，甘草 50g。制法与用法同上。

（二）一方为主，随证加减

朱氏[3]治疗白癜风用疏肝解郁、活血祛风；主方药用当归、白芍、郁金各9g，八月扎15～30g，益母草12～16g，白蒺藜12～18g，苍耳草12～15g，朱茯苓9～12g，灵磁石（或自然铜）30g，性情急躁、易怒、面赤、大便干结、舌边红、脉弦数，加丹皮、山栀、蚤休；面色萎黄、神疲纳呆、脘腹不舒、泛酸、肠鸣、便溏、舌淡、脉濡弦细，合痛泻要方，或加补骨脂；兼乳房结块加王不留行、元胡、远志、青陈皮；皮损在头面部加白芷、羌活、升麻、桔梗、藁本；胸腹部加瓜蒌皮、薤白、木香、乌药、香附；下肢加牛膝、木瓜、蚕砂、萆薢；上肢加姜黄、桑枝、鸡血藤；泛发全身加桔梗、牛膝。此外，还有浮萍、蝉蜕、豨莶草、葱白、白附子等，也可随证灵活加入主方中服之。作者观察100例，分局限于身体一部分者35例；散发多处，超过体表总面积达50%者50例；泛发全身，仅残留小片者7例；皮损发生在身体一侧者8例。按上方服药5～40剂，结果痊愈12例，显效32例，有效46例，无效10例，总有效率达90%，疗效以局限型、散发型较好，治愈率分别为20%、10%；而偏身体一侧者疗效较低，其有效率仅为50%，无1例治愈。另对散发型治愈10例。随访2～5年，仅1例在痊愈后4个月复发，但其病情较之以往要轻，再用原方仍有效果。金氏[4]等治疗本病也是以一方为主，随证加减，并配合消斑酊外涂，治疗235例，总有效率为86.3%。内服药有当归、苍耳草、连翘、浮萍、八月扎各12g，生地15g，赤芍、桂枝、郁金各9g，丹参、白蒺藜、生牡蛎各30g，附子6g，生甘草4.5g。气虚加黄芪15g，党参12g，白术9g；阴虚加首乌12g，麦冬及枸杞子各9g；湿热加茯苓15g，薏苡仁30g，黄芩6g。每周内服4～6剂。消斑酊由乌梅60g，补骨脂30g和毛姜10g组成，配制时取上药1份，80%～85%乙醇3份，浸泡2周，过滤去渣，备外用。用时以棉花和纱布，蘸药液均匀地涂于患处，直到局部皮肤发热为止，每日次数不限。

（三）按西医分型施治

周氏[5]分3型施治。Ⅰ型：病程短，发病多在1年以内，皮损多为大小不等的斑点、斑片状，边缘清楚，光滑，常伴有肢体困倦、头重、食少，舌边有齿痕，苔厚腻，脉浮滑或涩，系由内蕴湿热，外受风邪所致，治宜清利湿热，活血祛风。药用首乌藤20g，赤白芍各6g，泽兰13g，秦艽、冬瓜皮、防风、黄芩、当归、茯苓、苍术、苍耳子各10g。湿邪偏重者加藿香、木香；痒重者加地肤子或重用首乌藤至30g。Ⅱ型：发病时间长短不一，白斑明显，形态呈圆形或椭圆形，与精神刺激、体质变化（如贫血、神经衰弱等）有关，舌质胖淡，脉沉细，系由气血失和，风邪袭表引起，治宜调和气血，疏散风邪。药用首乌藤25g，鸡血藤、旱莲草各15g，防风、当归、白芍各10g，苍耳子13g，苏梗、生甘草各6g，桂枝3g，贫血明显加阿胶、山药；瘙痒加党参、黄芪。Ⅲ型：常有遗传倾向，因而发病时间长，白斑局限或泛发，毛发也受累变白，病情发展缓慢，在盛夏季节，白斑对日光敏感。系肝肾不足，血虚受风而发，治宜滋补肝肾，养血祛风。药用首乌藤30g，补骨脂、覆盆子各15g，黑芝麻、当归、苏叶各6g，女贞子13g，远志、枸杞、乌梢蛇各10g。作者按此分型验证观察 84 例，其中 I 型 32 例，痊愈 20 例，显效 12 例；Ⅱ 型 22 例，痊愈 12 例，显效 10 例；Ⅲ 型 30 例，显效 4 例，有效 19 例，无效 7 例，总有效率达 91.6%。由此说明，本方对 I、Ⅱ 型疗效较为满意，对 Ⅲ 型还有待深入研究和提高。

（四）单验效方治疗

近年各地报道治疗白癜风的单验方颇多，如河北医学院附属第三医院皮肤科[6]自制白蒺藜冲剂（白蒺藜 5kg，洗净，水煎 2 次，浓缩至 10:1 浸膏，再按 1:4 加糖，干燥成颗粒），每包 30g，每日 2 次，1 次 1/2 包，温开水冲后送下，并嘱血压偏低、孕妇慎用。经治疗 27 例，痊愈者 4 例，显效者 7 例，好转 11 例，无效 5 例。蔡氏[7]等用验方祛白糖浆（白蒺藜、生地、丹参、钩藤各 15g，丹皮、当归、鸡血藤、夜交藤各 10g，浓煎取汁，加糖适量），每日 2 次，1 次 15ml。治疗 185 例，显效 51 例，有效 116 例，无效 18 例，有效率为 90.3%。钟氏[8]选用白蒺藜 30g，紫草、重楼、天花粉、白薇、苍术、海螵蛸、首乌、龙胆草各 10g，桃仁、红花各 3g，甘草 6g，煎汤内服，治疗 20 例，白斑消失者 6 例，范围缩小者 6 例，白斑变红者 8 例。傅氏[9]等自拟验方玄机汤（紫草、丹皮、刘寄奴、威灵仙各 25g，草河车、丹参、浮萍各 50g，川芎 15g，琥珀、地龙、䗪虫各 10g，水煎服，治疗 141 例，痊愈 5 例，显效 17 例，好转 107 例，无效 12 例，有效率 91.4%。一般服 3~10 剂见效，且无副作用。山西省临汾县地区医院皮肤科[10]用白癜风丸（白蒺藜、补骨脂、丹参、熟地、五味子、红花、女贞子、白鲜皮、菟丝子、旱莲草各 2500g，黄芪、首乌各 5000g，当归 2000g，山药、川芎各 1500g，研末，炼蜜为丸，每丸重 10g），每日 3 次，1 次 1 丸，饭后服，观察 121 例，经 6~10 个月的连续治疗后，有效率为 86%。郭氏[11]拟用滋补肝肾佐以活血的四子四物白斑乌黑汤（沙苑子、女贞子、全当归、何首乌、白蒺藜各 15g，覆盆子、枸杞子、生熟地、川芎、赤白芍各 10g，黑芝麻 10~12g）水煎服，每日 1 剂，治疗 85 例，痊愈 9 例，显效 28 例，好转 47 例，无效 1 例。1 年后，又报道 150 例，有效率仍达 98%[12]。类似温肾活血为主治疗白癜风的报道还有孙氏[13]等。孙氏用菟丝子、桑椹子、仙灵脾、首乌、红花、鬼箭羽各 12g；肉苁蓉 15g，丹参、丹皮各 15g，赤芍 6g，水煎服，每日 1 剂，对局限性白癜风的疗效优于泛发性者。此外，来氏[14]验方如意散（旱莲草 100g，白芷、首乌、沙蒺藜、白蒺藜各 60g，紫草 45g，重楼、丹参、苦参各 30g，苍术 24g，研细末）每日 3 次，1 次 6g，开水送下，临床验证，效验恒多。

单用补骨脂一味药治疗白癜风，不论是内服（包括肌内注射）还是外用，临床资料颇多。四川省皮肤病防治研究所门诊部[15]用补骨脂液（每毫升含生药补骨脂 2g），每日肌内注射 1 次（10 岁以下则 2 天 1 次），每次 4ml，观察 20 例，均有不同程度的改善，其中痊愈 1 例，显效 5 例；但注射后局部疼痛，故强调注射时推药应缓慢。旅大市第二人民医院皮肤科、湖北医学院附属第一医院皮肤科[16, 17]提取补骨脂的有效成分，制成补骨脂注射液，每支含量 1ml/2ml，每日 1 次，肌内注射 2ml；同时，外涂含补骨脂素的药水，配合日晒。两家报道有效率分别为 92.2% 和 68%，分析这种差异性的原因，可能与日光照射和皮损分布有关。北京医学院附属第三医院皮肤科[18]用未炮制的补骨脂提取的补骨脂素和异补骨脂素，压成含量 5ml 的片剂，1 次 1 片，每日 3 次口服，若无反应则逐渐加量，最高 1 日可达 120ml，分 3 次口服。结果最短 5 天，最长 50 天，大部分在 7～20 天见效。在其报道的 27 例中，痊愈 2 例，显效 9 例，有效 14 例，无效 2 例。杭白芷总香豆素研究协作组[19]根据杭白芷提取物——杭白芷总香豆素能提高皮肤对紫外线的敏感性，进而通过紫外线增强酪氨酸酶的活性，刺激黑色素细胞的原理，用来试治白癜风 321 例，结果总显效率和总有效率分别为 24.29% 和 61.05%。杭白芷总香豆素用乙醇提取，分别制成 0.5% 和 1% 两种规格的酊剂与软膏，涂擦患处后，立即或间隔 10～20 分钟，皮损处加日光照射，初次照射时间 5 分钟，逐渐延长，直到照射时间为 20～30 分钟为止。初次照射后出现红斑则不必延长；若发现局部丘疹、红肿、渗出、糜烂等反应时，则应暂停，对症处理，待其局部反应消失后再治。贾氏[20]报道无花果注射液（每毫升含生药 1g），每日肌内注射 2 次，1 次 2ml，若无不良反应则可加至 4ml。统计分析 119 例，获痊愈 8 例，显效 9 例，进步 70 例，无效 49 例，有效率 58.8%。

此外，石氏[21]等合作选用新疆维吾尔民族医学的验方复方卖朱尼·阿特立拉勒治疗白癜风 112 例，有效率 95.5%，尤其对皮损位于颜面，呈对称型分布的白癜风，有较为满意的疗效。内服方一为巴豆泻药丸（原名：艾白·木合力吉）：芦荟 8g，白鲜皮 16g，诃子 32g，巴豆仁 60 粒，甜巴旦仁 10g，柠檬精 4g，阿拉伯胶 10g；方二为野茴香膏（原名：卖朱尼·阿特立拉勒）：野茴香 222g，除虫菊根、白鲜皮、干姜各 44g，蜂蜜 1062g；外用方蛋黄油擦剂（原名：卖勒艾米·毕孜）：羊油 100g，鸡蛋黄 20 个，黑芝麻、家黑种草籽、红芥子、丁香各 100g。给药方法：开始服巴豆泻药丸 1 次，以后每隔半月至 1 月再服 1 次，成人不超过 3 丸，儿童酌减，饭后服之。野茴香膏系本病长期服用的主药，每日 3 次，每次 15～50g，其剂量随治疗时间的延长和耐受性的提高而增加，但在服巴豆泻药丸时停服本方；皮损局部外涂蛋黄油擦剂，同时进行日光浴，开始时间短些，逐步递增，维持每日日晒 2～6 小时。

（五）针灸疗法

针灸治疗白癜风，古有记载[22]迄今仍为临床医生所常用。吴氏[23]等采用放血加针灸法治疗 2 例，显效 11 例，进步 10 例，无效 3 例。具体方法为取侠下穴（肱二头肌外侧缘中 1/3 与下 1/3 交界稍上方），以三棱针刺出血，未出血者，加拔火罐，每周 1 次，两侧交替进行。与此同时，灸单侧癜风穴（中指末节鱼腹下缘正中之指间关节横纹稍上方），1 次灸 3 壮。灸药处方为五倍子、桑叶、威灵仙、当归、川芎、白蔻仁各 100g，石菖蒲、白芥子各 30g，全蝎 10g，研末备用。程氏[24]用梅花针以中度刺激手法，叩刺局部和腰骶部，治疗 1 例额部局限性白癜风，经治 10 余次后，白斑变为淡红，改用重叩刺手法，又经 20 余次而治愈。

（六）局部外用药

白癜风的治疗，在大多数情况下，是内治与外治并用。但也有人仅从外治而获救。霍氏[25]外用白斑酊治疗白癜风 200 例，有效率 87%，其中痊愈 39 例，显效 48 例，有效 87 例，无效 26 例。外涂药后，若发现皮肤红肿起水疱，灼痛，暂停用，自行消失后，继续再用；用药后发泡者，疗效较好。白斑酊处方与制法如下：赤霉素 1g，补骨脂 200g，白鲜皮、骨碎补各 100g，白蒺藜 50g，斑蝥 10g，菟丝子 150g，二甲基亚砜 430ml，75% 乙醇适量。先将以上中药粉碎，加 75% 乙醇适量，浸泡 7 天，加压过滤，得棕色药液，若收回药液不足 570ml，则加入 75% 乙醇至 570ml，再加入赤霉素 1g，二甲基亚砜适量，充分混合而成。每日外涂 1～3 次，酌情配合日晒。蒋氏[26] 采用《千金要方》中处方，取鲜鳗鲡鱼 1.5～2.5kg，洗净切小块，小火炼至油出，备用。先用生姜擦皮损区，然后再涂鳗缅鱼脂，再用玻璃纸及氧化锌橡皮膏包封，3～5 天更换 1 次。所治 13 例均头面部单侧白癜风，除 3 例中断治疗外，经过 4～5 次治疗，痊愈 3 例，进步 5 例，无效 2 例。鳗鱼脂外涂对小面积白癜风的治疗，简便易行，值得研究。

二、存在的问题和展望

通过上述部分文献的简略回顾，中医药治疗白癜风的有效率在 90% 左右，痊愈和显效接近 40%，说明中医药对白癜风的治疗不仅疗效好、副作用少，而且方法多样，如果能够依据病情需要，采用综合治疗，疗效肯定还会提高。

从现有资料来看，对白癜风的治疗和研究，还缺乏完整、系统的观察与分析。比如运用现代技术测定内环境中免疫球蛋白和锌、铁、铜等微量元素的变化；监测外环境中气候、水土、饮食对白癜风的发生和治疗所起的干扰和影响；缺少根据四诊八纲去进行细致、客观的诊察。总之，要把中医药治疗白癜风的研究，引向纵深发展，必须在吸收现代新技术的同时，重视传统经验的发掘和整理，使两者有机地结合起来。此外，还要充分发挥我国现有中医、西医、中西医结合三支队伍的积极性，坚持不懈地共同努力，攻克白癜风的难关，是大有希望的。

参 考 文 献

1. 戴玉琳 . 皮肤科防治研究通讯，1979，（4）：216
2. 舒有艺 . 辽宁中医杂志，1982，（7）：32
3. 朱光斗 . 中医杂志，1981，22（2）：30
4. 金洪慈 . 辽宁中医杂志，1983，（6）：35
5. 周若愚 . 皮肤病防治研究通讯，1979，（1）：34
6. 河北医学院附属第三医院皮肤科 . 河北医药，1981，（2）：45
7. 蔡唯立，等 . 湖北中医杂志，1983，（1）：12
8. 钟傅贵 . 浙江中医杂志，1980，（6）：282
9. 傅明魁，等 . 中医杂志，1981，22（6）：54
10. 山西省临汾地区医院皮肤科 . 皮肤病防治研究通讯，1978，（3）：137
11. 郭念筠 . 中医杂志，1979，20（7）：32
12. 郭念筠 . 北京医学，1980，（4）：200
13. 孙泽民，等，基层医刊，1982，（2）：31
14. 来春茂 . 新中医，1977，（5）：202
15. 四川省皮肤病防治研究所门诊部 . 皮肤病防治研究通讯，1977，（1）：41
16. 旅大市第二人民医院皮肤科。皮肤病防治研究通讯，1979，（1）：36
17. 湖北医学院附属第一医院皮肤科 . 皮肤病防治研究通迅，1975，（4）：455

18.北京医学院附属第三医院皮肤科.皮肤病防治研究通讯，1975，（2）：102：
19.杭白芷香豆素研究协作组.皮肤病防治研究通迅，1980，（1）：8
20.贾泰元，等.皮肤病防治研究通讯，1980，（4）：43
21.石得仁，等.皮肤病防治研究通讯，1975，（3）：334
22.唐·孙思邈.备急千金要方.人民卫生出版社影印本，1955
23.吴靖寰，等.临床皮肤科杂志，1981，（1）：12
24.程鸣明，北京医学，1980，（4）：323
25.霍秀珍.临床皮肤科杂志，1981，（2）：99
26.蒋耕六.江苏医药，1981，（5）：32

瘙痒纵横谈

一、痒是怎么回事

痒是每个人所熟悉、所亲身经历过的一种感觉。对于这种极为普遍存在的生理、病理现象，迄今为止，还没有揭开其全部的奥秘。国外学者给痒所下的定义：痒为产生搔抓欲望的一种皮肤感觉。

二、中医止痒十法

1. 祛风止痒法 风痒多在头面，重时遍及全身，痒感颇重。偏寒用麻黄、桂枝、独活、细辛；偏热用牛蒡子、浮萍、薄荷。通用的有荆芥、防风、苍耳子、蝉蜕等。

2. 理湿止痒法 湿痒多在下半身，伴湿烂腐痒的现象。兼热用茵陈、白鲜皮：兼寒用槟榔、沉香；通用的有藿香、佩兰、薏苡仁、苍术等。

3. 杀虫止痒法 痒在趾缝、皱襞处，夜间尤重。内服有使君子、雷丸、榧子；外用有硫黄、蛇床子、芦荟、蟾酥等。

4. 清热止痒法 痒无定处，痒中兼有刺痛。药用寒水石、生地、丹皮；热重化毒则用山栀、黄芩、银花、蒲公英、黄柏等。

5. 润燥止痒法 痒感多发生在秋冬之际，皮肤干燥，搔抓皮屑较多。药用首乌、小胡麻、熟地、白芍、阿胶、沙参、夜交藤等。

6. 解毒止痒法 多由药毒经口、鼻、耳、目引起瘙痒。选用绿豆粉、胡黄连、大青叶、蒲公英、土茯苓等。

7. 消食止痒法 凡食鱼虾海鲜食品而致痒，选用蒲公英、苏叶、神曲、山楂、谷芽、麦芽、生大黄等。

8. 化瘀止痒法 痒时非要抓破出血不可，否则不能止痒。选用蒲黄、甲珠、紫葳、山茶花、桃仁等。

9. 醒酒止痒 痒由饮酒而发生。选用枳椇子、白豆蔻、砂仁、葛花等。

10. 补虚止痒 全身瘙痒不止，状如虫行皮中。偏阴虚用沙参、鸡子黄；偏阳虚用沉香、紫石英、仙茅；偏气虚用黄芪、党参、白术；偏血虚用熟地、首乌、阿胶。

三、西医止痒五类

人们在难以忍受的瘙痒时刻，总是希望用一种特效药或方法，立即达到止痒的目的。可是，时至今日，世界上还没有这种药物问津。不过，在痒感发生时，有针对性选择现有的药物，仍然可以达到止痒的效果。

1. 抗组胺类　用于过敏引起的各种瘙痒，口服或注射后，30～60分钟内发挥药效，维持4～12小时。常用药：苯海拉明、扑尔敏、布克利嗪、羟嗪、赛庚啶等。注意事项：驾驶员、高空作业者不能服用，避免因头晕、思睡和精神灵活性的减弱而发生意外事故；妊娠初期也不宜服布克利嗪类，因对人类胎儿有潜在不良影响；原患肝病者也应慎用。

2. 钙制剂类　用于过敏反应引起的瘙痒。这类药虽然没有抗组胺药那样的抗过敏作用，但能增加毛细血管的致密性，降低其渗透性，从而达到消肿、消炎、止痒的目的。常用药：10%葡萄糖酸钙、乳酸钙等。但钙剂注射液刺激大，静脉注射不要漏出血管外，推注速度亦要慢。

3. 镇静安定剂类　用于因神经精神障碍引起的剧烈瘙痒，特别是夜间，通宵达旦地搔抓不止。常用药：盐酸氯丙嗪、地西泮、氯氮草等。这类药临睡前服，效果更佳。但是，肝、肾、肺功能不好者要慎用；长期服用有成瘾的可能性。因此，只能作为抗组织胺药的辅助药来用。

4. 维生素类　除个别维生素由人体自己合成外，一般需体外供给。凡维生素供给不足也能导致痒感的发生，比如：维生素 B_2 能治阴囊炎及瘙痒；维生素 B_1 能减轻神经性瘙痒，维生素 B_6 能抑制皮脂分泌过多的瘙痒；维生素 C 能解毒止痒等。

5. 激素类　大凡用于某些危急严重性皮肤病，如青霉素过敏、急性血管性水肿、急性湿疹和皮炎等。这类药物用之恰当，力挽沉疴；用之不当，也能引起一系列的生理、病理性变化，严重时还能直接或间接导致死亡。

四、头皮痒

有人推测头皮痒的发生，主要是由于皮脂的大量溢出和化学成分的改变。其表现为：一方面由于皮脂溢出而有利于卵圆形糠疹芽孢菌的繁殖、生长，进而侵犯头皮而发生瘙痒。另一方面外溢的皮脂在非致病微生物的作用下，分解出游离的脂肪酸，刺激头皮也能引起瘙痒。

此外，精神因素、饮食习惯、嗜酒、维生素 B 族的缺乏，还有某些先天性疾病、肾上腺肿瘤、乳癌等都能促使头皮痒的发生。

头皮痒在许多疾病中都有，如皮脂溢出、石棉状糠疹、脂溢性皮炎、头部银屑病、婴儿湿疹、白癣等。

中医学将头皮痒统称"头风白屑"或称"白屑风"，造成这种多屑而痒的原因，传统认识多与风热外邪，侵袭肤腠毛孔有关。治宜祛风、清热、润燥。病程短选用消风散；病程长选用祛风换肌丸（大胡麻、苍术、牛膝、石菖蒲、苦参、何首乌、天花粉、威灵仙、当归身、川芎、甘草）。同时配合透骨草 30g，王不留行 15g，皂角 10g，加水适量，煎沸取汁待温洗头，5～7 日 1 次，有祛屑正痒，除脂护发的作用。

洗头不要过勤。7～10 日洗 1 次比较恰当，洗头时不用碱性强的肥皂。但可选用中性肥皂或硫黄皂。

五、耳痒

耳分外耳、中耳和内耳 3 部分。耳痒经常发生在外耳与内耳的通道上。

中医学认为，耳为肾窍，肾气通于耳，肾和则耳能闻五音。凡耳病，包括耳痒在内，都应从肾的寒、热、虚、实来考查，不能仅仅当作火邪或外邪来论治。

耳痒常见有 3 种情况：①耳内潮湿发痒，掏之有少许黏稠状分泌物，缠绵难愈，这是肝经湿热上壅所致；②耳内突然干痒，掏之略减，隔段时间，痒感复发，这是风火上乘的缘故；③耳内奇痒难忍，非要掏之出血才住手，常因肾虚风毒上攻所致。

鉴于临床表现的不一致性，内服汤药也有差别。肝经湿热所致耳痒，治宜清肝热，化脾湿，选用清肝汤；风火上乘所致耳痒，治宜疏风清热，选用清胆汤；肾虚风毒上攻所致耳痒，治宜固肾清肝，祛风止痒，选用玄参贝母汤。

与此同时，外用花椒 10～15g，麻油 85～90ml，浸泡 1 周，滤去药渣，取油滴人耳中，每日 1～2 次，或用 75% 乙醇滴人耳内 2～3 滴，每日 2～3 次，亦有止痒效果。

六、眼睑痒

眼睑分上下两睑，为眼球的保护器。

眼睑痒主要指发生在眼睑部位的睑缘炎。俗称烂眼边。

本病多数因风沙、烟尘，其次是沙眼、慢性泪囊炎等的刺激，致使眼睑干痒，自觉刺痛。

睑缘炎因致病因素不同，病变部位各异，临床分为四类：①鳞屑性睑缘炎：由葡萄球菌感染所致，在睫毛间有散在性白色鳞屑。剥除鳞屑后显露轻度充血；②溃疡性睑缘炎：致病因素和鳞屑与前者相同，但睑缘红肿、肥厚、结痂，剥去痂皮能见到小脓点和溃疡，日久睑缘瘢痕收缩，有形成倒睫或睑外翻的可能；③眼角睑缘炎：病变发生在眼睑内、外眦部位，皮肤发红，眼角处球膜充血；④湿疹性睑缘炎：因泪水外溢，使睑缘经常潮湿而发生湿疹和糜烂。

按中医辨证论治原则，眼睑痒如虫行，奇痒难忍，多因风邪，治宜祛风，选用驱风一字散（川乌、川芎、荆芥穗、羌活、防风等）；眼睑痒而有鳞屑，多由风热，治宜疏风清热，选用银翘散；眼睑痒兼有湿烂，多属湿热，治宜清热除湿，选用除湿汤。

局部外滴 5% 磺胺眼膏、0.5% 金霉素眼膏、1%～2% 黄氧化汞眼膏；眼角睑缘炎滴 0.5% 硫酸锌有特效；眼缘溃疡严重，加用 2%～5% 硝酸银涂之，每日 1 次。即使见好，仍应继续用药 1 周，避免复发。

七、鼻痒

鼻由外鼻、鼻前庭、鼻腔和鼻窦四部分组成。在鼻腔和鼻窦的黏膜内，含有丰富的血管、神经和分泌腺等。当外界寒热不均的空气、灰尘、烟雾和有刺激性的气体，吸入鼻腔，刺激鼻黏膜后，常能导致鼻痒发生。

中医学认为，引起鼻痒的常见原因，一是风寒或风热外邪的侵袭；二是湿热疳火的上熏。前者多见于感冒，后者多属于小儿疳疾。此外，在鼻前庭发生赤痒，鼻翼两侧湿烂发痒，亦应予以分辨。

大凡风寒所致鼻痒，兼有鼻塞声重，骨节酸痛，治宜温散，选用葱豉汤；风热所致鼻痒，兼有发热、咽干，治宜辛凉，选用银翘散。小儿疳疾见鼻内作痒，时用手挖，形瘦腹胀，治用调胃，选用六君子汤；鼻前庭赤痒或鼻翼湿烂、发红、奇痒，搔抓有少许渗液，兼有手足心热，毛发焦枯，治宜清热化湿，选用五福化毒丹。

鼻内发痒酌用青黛散，麻油调成糊状，外涂患处，每日2次；鼻孔发红，湿烂作痒，选用武汉外科名医单苍桂验方：鼻疳散（百部根6g，密陀僧75g，川贝母1.5g，梅片0.9g，研极细开）植物油调搽，3～5日常获效。

八、唇痒

口唇由口轮匝肌所围绕，其外有皮肤覆盖；其内被有黏膜，因而，唇红区是皮肤与黏膜移行部位，分布着丰富的血管、神经网、皮脂腺和混合腺体。

唇痒的发生主要与刺激因素有关，特别是口唇化妆品、刺激性食物更为多见。

中医学认为，唇为肌肉之本，脾气精华比较集中地反映在口唇上。从唇的色泽和局部形征，不仅能测知疾病的浅深，而且还能推测致病的某些因素。比如：湿病则唇肿，风病则唇瞤，寒病则唇揭，热病则唇皱，燥病则唇裂，火病则唇痒，气病则唇麻，血病则唇木，等等。

唇痒因火致病居多，但在治疗中又不可过用凉药，需在清法之中，兼顾辛散，选用泻黄饮子（白芷、升麻、黄芩、炒枳壳、防风、姜半夏、金石斛、甘草）。与此同时，酌情内服维生素B族药物，在饭后和睡前局部外涂新氢松软膏，其效果更能相得益彰。

九、舌痒

舌是位于口腔内的肌性器官，它既能搅拌食物，又能感觉食物的不同滋味，这是因为舌体同时有感觉神经和运动神经的缘故。正因为这样，在舌的表面上见到许多形态不一的乳头，有如丝状、有如菌状、有如轮廓。丝状乳头数目最多，是苔垢生长的主要场所；菌状乳头和轮廓乳头有味蕾存在，能够十分敏锐地察觉各种食物的酸、甜、苦、辛、咸。不过，在舌体表面对各种味觉的敏感性并不一致，一般而论，甜味在舌尖，苦味在舌根，咸味在舌尖和舌缘，酸味在舌侧面的中部。

舌痒则是指发生在舌乳头上的一种特殊感觉，引起这种痒的原因，在大多数的情况下与某些内脏疾病有关，如糖尿病等；其次是紧张的情绪和过多饮用兴奋性的饮料，特别是咖啡、浓茶，还有巧克力等，皆能激惹舌体上的感觉神经而引起舌痒不适。

中医学根据舌为心之苗，肾脉夹舌本的理论，对舌痒症多数认为，心主火，肾主水。：火旺耗阴，阴血愈虚；阴虚不能制火，虚火更炽。因而，制火之法在于壮水，通常用麦味地黄丸加百合、白芍，水煎服，1日1剂，5～7天，可望治愈。

十、喉痒

喉是呼吸的管道，同时也是歌唱家甜润而有魅力歌声的发音器官。在军事上，人们习惯地将山谷要塞比喻为咽喉之地！

喉痒既是多种疾病的并发症，常见有急性鼻炎、鼻窦炎、咽炎、麻疹、流行性感冒、猩红热等，又是喉部本身病变的主要症状之一。比如：中医学所称"喉疳"，"喉癣"等。不论是何种病证的存在，均有咽喉干燥、痒多痛少、微有肿胀等症，严重时还能见到咽喉腐烂、迭起腐衣、吞咽疼痛和声音嘶哑，病至此时，多属难治。

因此。治疗宜早、宜快，重点在于尽快控制原发性疾病，特别是喉癣更应予以高度重视。历代医家对本病的治疗，主张清咽喉，祛风热，方用广笔鼠粘汤（《医宗金鉴》方：生地、浙贝母、玄参、甘草、牛蒡子、天花粉、射干、连翘、僵蚕、竹叶）加减。

十一、手足掌疏痒

手足掌蹠痒，俗称手脚瘙痒。

手和足是劳动与活动的主要器官，每天要接触种类繁多的物质，但由于人类本能的保护，很少造成包括瘙痒在内的损伤。

既然如此，为什么有的人在春末夏初，手脚痒得钻心呢？要回答这个问题，还要简要谈一下小汗腺在人体上的分布。成人皮肤有 200～500 万个小汗腺，平均 $1cm^2$ 有 143～339 个；而手足掌蹠每 $1cm^2$ 约有 620 个。这个小汗腺的活动受交感神经的支配，当人情绪紧张，汗腺分泌活动增强，大量的汗液要排出体外，但在掌蹠部位遇到坚实而较厚的角质层所阻挡，于是在手足掌蹠对称性发生深在性水疱，疱液清亮无色，加上汗液内含有多种有机物，如乳酸、尿酸等刺激皮内感受器，造成奇痒和烧灼的感觉。

简易的预防方法，首先要避免情绪波动，减少出汗；其次，选用葛根 30g，枯矾 15g，水煎取汁，待温泡手足；或用 5% 水杨酸乙醇外搽，均有干燥止痒的作用；若见反复脱皮，干燥疼痛，外涂 2%～5% 水杨酸软膏；必要时酌服镇静剂。

十二、女阴瘙痒

妇女外阴是各种原因引起瘙痒的常发部位。女阴瘙痒的因素，大致分全身性和局限性两大类。全身性因素包括精神因素、糖尿病、淋病、尿失禁、子宫脱垂、宫颈癌等；局限性因素包括白带刺激、阴道滴虫、白色念珠菌、卫生巾、避孕药、紧身裤等，都能导致女阴瘙痒的发生。

病变的部位主要集中在大阴唇和小阴唇，但阴阜、阴蒂及阴道黏膜亦常有痒感。由于剧烈瘙痒而难以自控地不断搔抓，使之局部皮肤肥厚、糜烂、浸渍以至皲裂，给患者精神造成极大的负担和痛苦。

女阴瘙痒只要找出原因，对症治疗，通常是可以治愈的。白色念珠菌用制霉菌素阴道栓、克霉唑阴道栓；滴虫感染口服灭滴灵，也可外用阴道栓；至于全身性疾病导致的女阴瘙痒，只要彻底根治原发性疾病，痒感也会随之减轻，乃至消失。此外，讲究卫生，避免刺激，杜绝感染，也是防止复发的重要一环！

十三、肛门瘙痒

肛门瘙痒在成年人和儿童中都时有发生，是一种是很常见的皮肤病。

一般认为，引起肛门瘙痒的原因不外乎蛲虫、痔核、肛瘘及前列腺炎，其实还有许多因素，都能造成肛门瘙痒。比如：突然出现剧烈的肛门瘙痒，直至患者非要将肛周皮肤抓破出血不可，这是一种精神性肛门瘙痒，主要发生在自卑情绪和焦虑状态的精神神经患者格。在检查肛门时，若发现白色浸湿的表皮和皲裂，这种肛门痒很可能是真菌引起，应重视腹股沟、趾与甲的真菌检查。若在肛周发现境界清楚的浸润性皮疹，同时在其他部位也有银屑病（牛皮癣）的典型损害，应考虑银屑病所致肛门痒。此外，男性淋病的肛门痒、肠阿米巴病的肛门痒、阴虱引起的肛门痒、四环素引起的肛门痒、特别是恶性病变引起的肛门痒，都必须分别予以彻底检查，不应有所忽略。

不管引起瘙痒的原因有哪些，都必须注意仔细洗涤，避免大便次数过多。大便后尽可能用温和肥皂水洗涤，适当加以内服与外涂药，多数肛门痒可以获得有效的控制。

十四、阴囊瘙痒

阴囊瘙痒较之前面所述的女阴瘙痒和肛门瘙痒要少见一些。奇怪的是，尽管在腹股沟有真菌感染存在，但很少使阴囊也感染上真菌，这种现象表明，阴囊瘙痒主要是一种精神性瘙痒。

有的学者认为，皮肤是表达怒、怕、怨、羞的器官，它通过痒使之神经紧张起来，驱使搔抓、磨擦，导致皮肤肥厚，状如苔癣化。因此，凡是阴囊瘙痒的患者，阴囊表皮增厚、粗糙；附近阴毛几乎拔光，时间一久，有的形成习惯性瘙痒，常常影响工作和休息。

基于上述事实，阴囊瘙痒若用抗组胺类药物来治疗，往往收效很少，或者无济于事。若用安定剂，氯氮䓬，成年人每次口服 5 ~ 10mg，1 日 1 ~ 3 次：地西泮 5mg，临睡前服，均有镇静和止痒的作用。与此同时，局部外擦含有皮质类固醇霜或软膏，更能发挥其协同作用。

十五、老年性瘙痒病

有些年逾古稀的老年人，经常有皮肤干燥、瘙痒不适的感觉。在夜间，更是由于不停的搔抓而心烦意乱，难以入睡，这就是老年性瘙痒病。

人在 60 岁开始步入老年期，这个时期皮肤干燥，主要是由于在内外环境的影响下，体表皮肤的含水量低于 10%，加上性腺功能的衰退，皮肤腺的分泌活动也随之降低，皮肤处于萎缩退化阶段，因而，皮肤远不如婴幼儿和青年人那样柔润光滑而富有弹性。

针对上述生理特征，老年性瘙痒病如果单纯只用抗组胺类药物治疗，效果虽有，但不理想。因此，应该酌情增补体内所缺乏的性激素，男性患者用丙酸睾丸酮 25mg，肌内注射，每周 2 次；女性患者用黄体酮 10mg，肌内注射，每日 1 次，或者口服己烯雌酚 0.5mg，每日 2 次。此外，常服维生素 A 及复合维生素 B，还有中成药六味地黄丸等，以补充皮肤代谢所必需的物质，对于改善皮肤干燥是很有裨益的。

在治疗的同时，只要思想豁达，避免焦急情绪，尽量做到不抓，不乱搽药，不用热水烫洗，不吃刺激性的饮食，那么在短期内是可以治愈或控制老年性瘙痒病的。

十六、冬令瘙痒病

每当大雁南飞的初冬，只要在气候发生急剧变冷的情况下，部分中老年人的胫前、大腿内侧、关节周围，甚至全身皮肤干燥奇痒，或者当一股寒潮刚来就有成批的人，白天皮肤不痒，夜间解衣上床睡觉便开始瘙痒。这种痒感若不及时治疗，往往要持续到次年的春暖花开季节，才会减轻乃至消除。

冬令瘙痒病的发生，主要为寒冷气候所诱发，其次过多洗浴，皮脂分泌减少也是常见的因素。预防这种瘙痒病的发生。首先要说服患者避免抓挠和其他刺激。穿着的内衣内裤不仅要宽松一些，而且最好用柔软的棉织品缝制，减少纤维对皮肤的不良刺激。一旦出现因剧烈瘙痒而影响睡眠，选用养阴润肤止痒的中药：首乌、生熟地、当归、白芍各 12g，天麦冬、炒丹皮各 10g，仙茅、防风各 6g。水煎服，每日 1 剂。局部外涂 1%～2% 石炭酸软膏，或 2% 樟脑霜，每日 2 次，然后用火烤之，对冬令瘙痒病，尤为有效。

另外，在临睡前取 1.5～2 寸毫针，刺入合谷、曲池、血海、神门、足三里等穴，施补法，留针 15 分钟，每日 1 次，能收到养血祛风、安神止痒的效果，是一种值得大力提倡的简便疗法。

十七、夏令瘙痒病

在炎热的夏天，高温气浪对人体的冲击，不仅表现为头晕脑胀，挥汗如雨；而且在皮肤上发生灼热刺痒，状如针扎一样的难受。自控能力较弱的人，经常用手搔抓，在全身各处更能见到道道抓痕。血迹斑斑，体质虚弱的人还会并发脓疱疮、毛囊炎、疖病等。

预防本病的有效方法：①劳动、工作和学习环境要阴凉通风阳五行；②经常洗澡，水温最好在37℃上下，有利于汗腺的正常分泌，从而达到最佳的体温调节；③饮食以清淡为好，根据个人的生活习惯，尽量食用一些具有清热利肠、凉血解毒作用的蔬菜和瓜果，如冬瓜、苦瓜、黄瓜、丝瓜、赤小豆、绿豆和西瓜等。

病情较重时选用清气涤暑的中药来治疗，一般在3～5日内，瘙痒可以明显减轻或者消除。常用药有生石膏、沙参、知母、寒水石、细辛、生地、丹皮、藿香、佩兰、六一散等。痒感的减轻还可以通过局部用药来辅助之，含酚、含薄荷脑、含麝香草脑所配制的各种外用药，都有优良的止痒作用。但应注意，每次外涂的面积不得超过体表面积的1/6，否则由于大面积的一次性吸收，就有引起中毒反应的可能性。

十八、尿毒症瘙痒

在患有慢性肾炎病的晚期，由于肾脏排泄和调节功能的失常，临床上出现头痛、厌食、恶心、呕吐、疲劳乏力、贫血等一系列尿毒症前期症候群。其中有2/3的患者，不仅有瘙痒的感觉，而且在皮肤上还能摸到细盐一样的尿素霜。

尿毒症为什么会出现皮肤瘙痒呢？这里先谈一个人所共知的事例：春天汗多尿少，冬天汗少尿多。这个事实说明在皮肤上的大量汗腺，通过出汗的方式来排泄水分和体内部分代谢产物，以减轻肾脏的负担，因此，从某种意义上讲，汗腺具有类似肾脏的排泄功能。一旦当肾脏出现慢性功能衰竭，体内许多代谢产物，如尿素、胍类、酚类、甲基尿素等，特别是氮质等代谢产物不能及时排出体外，潴留于体内而产生上述症候。有人测定尿毒症患者，发现皮肤表面的非蛋白氮的含量比皮肤不痒者要高，由此说明尿毒症瘙痒可能是由于蛋白质的衍生物所引起的。

预防的方法，积极救治尿毒症，诸如纠正水与电解质平衡，减少氮代谢产物的潴留，尤其对有皮肤瘙痒者应限制蛋白的食入，每日从饮食中摄取蛋白量减少到30g以下。

此外，有人用肝素作静脉注射，每12小时1次，治疗3周，约75%患者的瘙痒可以完全消失。

十九、糖尿病瘙痒

糖尿病是一种常见的有遗传倾向的代谢内分泌疾病。鉴于本病多饮、多食、多尿的基本特征，属中医学消渴范畴。

患者年龄绝大多数在40岁以上。近代将本病分为无症状期与症状期两大阶段，而糖尿病瘙痒主要发生在症状期阶段。

糖尿病患者由于胰岛素的绝对或相对的缺乏，引起全身糖、脂肪、蛋白质、维生素、电解质及水代谢紊乱和酸碱平衡紊乱。当患者在易饥多食的情况下，吃进的大量碳水化合物，得不到胰岛素的分解，糖分未能充分利用，大量的糖尿刺激外阴，造成女阴瘙痒；同时，由于糖代谢失常，形成氮质负平衡，使之皮肤大量失水，出现身材矮小瘦弱，皮肤干燥发痒。

糖尿病瘙痒，总的来说；以积极治疗糖尿病为主。从皮肤科的角度来说，习惯用甲基磺酰丁脲 0.5g，每日 2 ~ 3 次。服药后若有头晕、心悸，应及时冲杯糖开水以补充乏，药量酌情递减。名医施今墨治疗糖尿病阴痒，常用酒炒熟地、麦冬、沙蒺藜、五味子各 9g，花粉、野台参、石斛各 15g，绿豆衣、玄参各 12g，生黄芪、山药各 30g。猪胰子 1 条，煮汤代水煎。

二十、肝胆病瘙痒

肝胆系统与皮肤的关系十分密切，既可以因肝脏的合成、排泄或调节功能的异常而导致皮肤病的发生，如黄疸、瘙痒、色素异常和指甲、毛发的改变；又可以因患皮肤病而引起肝脏功能的异常。因此，要警惕在皮肤上的许多表现，可能是肝胆病的先兆。比如：成人病毒性肝炎 40% 有瘙痒；50% 原发性胆汁性肝硬变在早期具有诊断价值的症状，也是瘙痒。

在肝胆病中，瘙痒是最常见、最痛苦的症状之一。痒感的程度，有的是轻度暂时性痒，有的则是严重持续性瘙痒，约有 40% 肝胆患者由于这种严重瘙痒而无法睡眠。多数患者的皮肤被搔得条条抓痕，甚至表皮剥脱，结有血痂，或者继发感染。病程日久，在躯干、四肢伸侧和臀部的皮肤，呈现肥厚、湿润、状如苔藓样斑块。

肝胆病为什么会发痒呢？有人发现这种痒主要与胆盐的潴留有关。胆盐的毒性很强，在试管中证明能使溶酶体破裂，导致蛋白分解酶的释出，刺激皮肤而引起瘙痒，因此，普遍认为胆盐是强有力的致痒原。

由此可见，肝胆病瘙痒与血浆组织胺关系很小，抗组胺药的疗效很差。有人报道用能与胆盐结合的阳离子交换树脂考来烯胺，每日 6 ~ 10g，分 3 次口服，止痒效果显著。或者舌下含服甲基睾丸酮也有止痒作用，但是，偶尔使黄疸加深，应谨慎应用。

二十一、内分泌障碍性瘙痒

内分泌腺主要指垂体、肾上腺、甲状腺、甲状旁腺、性腺等，控制或影响机体的生长、发育、成熟和衰老的过程。当内分泌腺的分泌功能发生衰退和病理性障碍时，常有许多特殊的临床表现，原因不明的泛发性瘙痒就是其中之一。

尽管瘙痒是共同的表现，但由于病变的内分泌器官不同，痒感所发生的部位和程度也有差别。

甲状腺功能衰退，尤其在尚未出现黏液性水肿的病例中，意外地较多见到泛发性瘙痒，同时发现皮肤苍白或蜡黄，粗糙而肥厚，干燥脱屑；而在甲状腺功能亢进患者并不多见，有人统计有 5% ~ 8% 发生瘙痒。少数妇女在绝经期，或者月经异常（包括闭经、痛经、不孕等），还有口服避孕药等皆能产生皮肤麻木、刺痒、蚁走感等异常感觉，有时在喉咙口发生烧灼刺激性痒感。

内分泌障碍性瘙痒的治疗，关键在于积极治疗原发病，只要原发病得到控制，痒感也会随之减轻或消失。对于绝经期，和其他与雌激素及代谢有密切关系的刺痒异常感，古代文献多用丹栀逍遥散加减；近代人在中西理论的指导下，衷中参西，以调整肾阴阳平衡为主，常用近代名方二仙汤（仙茅、仙灵脾、当归、巴戟天、知母、黄柏）来治疗，确有卓效！

二十二、妊娠性瘙痒

妊娠性瘙痒通常发生在两个时期：其一，发生在受孕后的三四月内，病变多在胸背、上臂和股部；其二，发生在妊娠期的最后 2 个月，尤其多见于临近分娩的前 2 周内，这个时候的痒感主要集中在腹壁妊娠纹处，偶尔蔓延全身。因剧痒而搔抓，在皮肤表面常能见到抓痕、血痂和状如席纹样的肥厚。引起上述瘙痒的原因，有人认为可能是妊娠时的瘀血所致。

这里，应当提醒注意：尽管妊娠性瘙痒的发生率约占孕妇的 2%，分娩后 3 周内不治也会自行消退，仅仅留下暂时性色素沉着，但是，这种痒感在以后的各次妊娠中仍会再发，皮疹严重时，还会有死胎的出现。

痒感较重，夜难入睡者，局部用中药：金钱草 30g，香附、吴茱萸、艾叶各 15g，加水浓煎 2 次，取药汁兑在一起，待温外洗患处。同时，外涂含有皮质类固醇激素软膏，每日 2 ~ 3 次，多数患者的痒感可以迅速减轻。

二十三、癌肿性瘙痒

人们对癌肿的发现，过分地依赖于内环境的种种检查，比如：血液学、细胞学、免疫学、X 片和 CT 等，殊不知某些癌肿的早期症状就发生在体表或者向皮肤扩散。

据统计，乳房癌转移到皮肤的占 25% ~ 60%；何杰金病有 16% ~ 30% 发生剧痒；淋巴结肿瘤约有 4% 先有瘙痒；各种白血病、蕈样肉芽肿、直肠癌、子宫癌、肺癌、食道癌等都有泛发性瘙痒；其他还有真性红细胞增多症、淋巴细胞瘤、肥大细胞瘤、脂肪黑素性网状细胞增多等，也时有瘙痒发生。由此可见，细心体会和观察皮肤上的各种异常感觉，可能是捕捉早期癌肿有效而方便的群众性措施之一。人们会问，上述癌肿所引起的瘙痒有没有一些特别的不同呢？从本质上讲，与普通瘙痒相近似；从现象上看，还有些不同的地方。比如：蕈样肉芽肿是全身性顽固瘙痒，一般止痒药难以解除；何杰金病痒感是持续不减，伴有严重的烧灼感；真性红细胞增多症痒感局限，温水洗洁后痒感更重；白血病特别是慢性白血病，除痒感外，还能见到皮肤结节、斑丘疹、红皮病；乳房癌除胸部和邻近区域有痒感外，还会出现皮肤嫩红丹毒样皮损。

总之，凡年龄在 40 岁以上，全身泛发顽固性瘙痒，经过中西医有规律地治疗一段时间后，痒感仍不减轻，宁可将这种瘙痒视为某一癌肿的初发体征，提高警惕，千万不要麻痹大意。

二十四、尿道瘙痒

新陈代谢是宇宙间普遍的规律，人类的生命活动也不例外。就机体代谢废物的排泄形式而言，除气体如二氧化碳及少量水蒸气外，绝大部分都是以水溶液的形式排出，而这种水溶液主要是指尿液。因此，尿液不仅含废物种类最多，而且量也最大，其排出的通道主要在尿道。

当尿道及其邻近的前列腺发生了病变，诸如前列腺肥大、尿道狭窄、膀胱炎，除常见的尿急、尿频、尿痛等症状外，在下腹区或腰骶处，常伴有轻度瘙痒感，这种痒感偶尔播散到全身。

尿道病瘙痒的发生，一方面固然与致病性细菌有关；更重要的是尿液中各占一半的有机物和无机盐，由于堵塞或其他种种原因，不能及时排出体外，重被吸收到血液中，刺激附近区域的皮肤感受器或尿道口黏膜，因雨促使痒感发生。

防治的方法：要视具体情况分别对待。比如：尿道狭窄应以外科治疗为主；前列腺肥大和膀胱炎，当从内科治疗。与此同时，酌情内服中成药知柏地黄丸，每日 2 次，每次 6 ~ 10g，淡盐开水送下。对慢性炎症的控制很有帮助。针刺：关元、三阴交、中极、肾俞。施平补平泻手法，每日 1 次，有明显止痒、止痛的效果。

中医药治疗红斑狼疮述要

红斑狼疮是一种自身免疫性结缔组织病，多发于中青年女性，可累及全身多脏器，造成多种损害。红斑狼疮为一种病谱性疾病，病谱的一端是仅有皮肤损害的局限性盘状红斑狼疮，另一端是多脏器损害的系统性红斑狼疮，中间为亚急性皮肤型红斑狼疮和深部红斑狼疮等。

一、病名的探索

综观有关文献的报告，对其病名的认识有三大特点。

（一）宗皮损特点

部分医家将本病称之为"红蝴蝶疮（斑）"、"马缨丹"、"日晒疮"、"鬼脸疮"等。

（二）宗主要症状

有人认为关节疼痛，贯穿始终，故隶属于痹证；伴有肾炎、肾功能损害属水肿；有肝脏损害属黄疸、胁痛；有急性心内膜炎、心肌损伤属心悸；有胸水属悬饮，等等。

（三）宗脏腑损伤

鉴于病发急促，体温升高，病情危笃，有人将其归纳为"温毒发斑"；在病变过程中，脏腑损伤，往往是虚实并见，寒热错杂，故而将其隶属于虚损。

二、病因的剖析

本病在西医看来属于免疫功能低下的一种疑难性疾病，中医对其病因的剖析多数是从症析因，当前对病因的论述有五个方面。

（一）六淫外伤

在六淫之中，风、暑、火、燥四淫被称为阳邪。阳热亢进，消灼阴液，是其主要外因。凡是体质虚弱，或者先天禀赋不足之人，在强烈阳光的暴晒后，皆能酿成毒热。温热化毒，外能伤肤损络，内能波及营血、脏腑。

（二）情志内伤

暴怒暴喜、大惊大恐均可影响机体气血的周流，导致疾病的发生。况且情志活动又是以五脏精气作为物质基础，所以，凡内伤情志无不与五脏生理功能有关。《素问·阴阳印象大论》说："人有五脏化气，以生喜怒悲忧恐。"在五脏之中，心为大主，故在情志变动方面起着主导作用，因此，"心者，五脏六腑之主也。……故悲哀忧愁则心动，心动则五脏六腑皆摇"（《灵枢·口问》）。

（三）脏腑虚损

脏腑辨证是杂病论治的纲领，故古人有"业医不知脏腑，则病原莫辨，用药无方"之说（《血证论·脏腑病机论》）。本病脏腑病机的重点在心、脾、肾三脏。

"心主身之血脉"（《素问·痿论》），又主神明，居脏腑之首。病邪入心，既会影响血脉的运行，出现血瘀或血虚的证候；又会波及其他脏腑，出现邪热内陷或者本虚标实的证候。所以，《灵枢·邪客》说："心者，五脏六腑之大主也，精神之所舍也，其脏坚固，邪弗能容也；容之则心伤，心伤则神去，神去则死矣。"

脾胃之病，莫不与消化功能和津血失常有关。劳累过度，所思不遂，皆能郁而化火，火扰阴血，在表，是筋脉失养，血热搏肤，故有皮疹、关节肿痛等症出现；在里，肝木侮脾，肝脾不和，则会发生运化失常和各种血证。

肾为水火之脏，内寄真阴真阳。病邪入肾，一方面是"温邪则热变最速"，"热邪不燥胃津，必耗肾液"（《外感温热论》），出现阴虚诸症；另一方面阴损及阳，出现阳虚诸症，或者阴阳寒热夹杂之症。

不仅如此，肾病还能影响心、肝、脾、肺四脏；当然，四脏病久也能传及于肾。一般而论，肾阴虚多影响心、肝、肺；肾阳虚多影响脾和胃。

（四）气滞血瘀

本病之发热、五心烦热、红斑等一系列热象都和血瘀相关；本病多见于妇女，且常见月事紊乱，中医学认为经血闭阻、月经失调，都和血瘀相关。从宏微观辨证角度看，红斑狼疮发病过程中有许多血瘀见症，如肢端紫绀（雷诺现象）、舌质青紫、体表紫癜或瘀斑，月经紊乱、肝脾肿大或淋巴结肿大、毛细血管扩张、血沉增快、血流减慢、血液黏稠度增高及脱发等。

（五）综合论说

通常认为本病外因包括阳光暴晒，六淫侵袭，劳累过度；内因包括禀赋不足，情志内伤，病后失调。然而，发病之初，始由阳邪、热邪、火毒之邪的侵犯，导致体内阴阳平衡失调，气血运行不畅，瘀滞脉络；热毒燔灼，逼血外溢，症见壮热、皮肤红斑、瘀斑；气滞血瘀，阻隔经络，症见关节、肌肉疼痛，手足指趾冰冷、青紫。若热邪、火毒之邪留而不去，进而损伤阴液，病则深入筋骨脏腑，如毒邪攻心则心悸、烦躁，甚则神志恍惚；毒热伤肝，灼阴耗液，肝脾失和则见纳呆、少食、胸闷、胁胀痛、腹胀、乏力等症；热耗肾阴，真阴亏损，则见低热、颧红、五心烦热、盗汗、腰酸腿痛、发脱齿摇、耳目失聪，严重时肾阳势微以致阳虚水泛，则见周身浮肿、尿少等症；毒热炽盛则见高热、烦渴，甚则神昏谵语。总之，正不胜邪之象，呈渐进性倾向，故而五脏六腑诸症迭见。

三、治法的思路

中医对本病的治疗，丰富多彩，各有所长，但仍然处于一种探索的阶段，为此，将国内比较多见的治法概述如下。

（一）辨证的思路

（1）毒热炽盛证　治宜凉营清热，解毒化斑。方选清瘟败毒或化斑汤加减。

（2）心脾两伤证　治宜养心健脾，益气补血。方选归脾汤加减。

（3）肝脾不和证　治宜舒肝和脾，疏达气机。方选逍遥散加减。

（4）脾肾阳虚证　治宜温阳益肾，扶脾利水。方选真武汤加减。

（5）肝风内动证　治宜凉肝熄风，化痰通络。方选羚羊钩藤饮加减。

（6）气阴两虚证　治宜益气养阴，清虚热。方选生脉散加味。

（二）辨病的思路

鉴于系统性红斑狼疮证候，缓解与恶化交替出现。我主张病证结合，偏重扶正为先，并贯穿于治疗的始终。

1.分期论治

活动期：症见高热，烦躁口渴，周身软弱，脉数等，乃气血两燔所致。本着"火为元气之贼"（《东垣十书》）的道理，治宜清气凉营，生液保津，选用甘寒清凉类的方药，常用人参白虎汤或清瘟败毒饮加减：生石膏、炒知母、绿豆衣、玄参、炒丹皮、甘草、连翘、炒白芍、银花炭、琥珀、竹叶、生地炭等。

缓解期：依据五脏主证而分别施治，如：心虚为主者，症见虚烦心悸，夜难入寐，梦多或惊惕不安、健忘、多疑善惑，治宜养心宁神，选用三子养阴汤加减：女贞子、沙苑子、茯神、枣仁、枸杞子、生地、杭菊花、黄连等；肺虚为主者，症见潮热、咳嗽、胸闷、盗汗、虚烦、咳血等，治宜养肺保阴，常用百合固金汤加减：生熟地、麦冬、五味子、炒白芍、玄参、川贝、桔梗、百合、当归等；脾虚为主者，症见短气懒言，乏力，食欲减退、便溏等，治宜益气健脾，常用小建中汤加味：黄芪、茯苓、白术、白芍、木香、党参、炙甘草、大腹皮、炮姜、山药、陈皮等；肝虚为主者，症见两胁胀、口苦、食欲减退，治宜养血柔肝，常用一贯煎加减：川楝子、北沙参、杭菊花、生地黄、枣皮、沙苑子等；肾阴虚为主者，症见低热或午后烦热、咽干口燥，苔少或无苔，治宜甘润壮水，常用河车大造丸或麦味地黄丸加减：生地黄、山药、枣皮、麦冬、五味子、桑椹、枸杞子、沙苑子、茯神、炒丹皮、炒白芍等；脾肾阳虚者，症见尿频，下肢水肿，腰部空痛等，治宜补肾助阳，常用拯阳理劳汤加减：黄芪、党参、肉桂、炒白术、陈皮、茯苓皮、制附子、桑寄生、徐长卿、炙甘草、鸡内金、姜半夏、胡芦巴、山药、大腹皮等；阴阳两虚为主者，症见形体消瘦，神疲倦怠，头晕目眩，口干，厌食，下肢浮肿，小便频短，治宜阴阳两补，常用还少丹加减：熟地、山药、枣皮、茯神、炒杜仲、远志、炒丹皮、怀牛膝、巴戟天、肉苁蓉、青蒿、何首乌等。

2. 兼证的治疗

（1）狼疮性肾炎

初期：症见眼睑浮肿，肢节酸楚，或者烦痛，小便短少，兼有发热、恶寒、恶风，脉浮数，治宜祛风宣肺行水。常用越脾加术汤加减：麻黄、生石膏、甘草、土炒白术、鲜茅根、杏仁、桔梗、连翘、赤小豆、生姜、大枣。

活动期：症见面色灰黯，浮肿，腰下部位的浮肿明显，按之凹陷，小便量少，腰痛或酸，四肢厥冷，脉沉细，治宜温补命火，化气利水。常用真武汤加减：制附子、土炒白术、茯苓、炒白芍、胡芦巴、巴戟天、肉桂、汉防己、黄芪、赤小豆、猪苓。

肾功能不全早期：症见浮肿、小便短少、纳呆，气短乏力，恶心、呕吐、腹胀，脉细濡。治宜扶脾燥湿，降逆和胃，常用小半夏加茯苓汤加减：姜半夏、茯苓、厚朴、土炒白术、泽泻、猪苓、薏苡仁、淡竹茹、白茅根、陈皮、伏龙肝。

尿毒症高血压：症见眩晕，头重脚轻，神志恍惚，头痛，以额前区为最重，口苦且干，急躁易怒，少寐多梦，尿少，脉弦数。治宜滋阴潜阳，常用建瓴汤加减：生赭石、石决明、珍珠母、生白芍、首乌藤、夏枯草、钩藤、炒枣仁、琥珀、泽泻。

（2）狼疮性恼病

初期阶段：症见面红目赤，壮热不退，兴奋多话，手足好动，情绪容易激动，夜难入睡，大便秘，小便短赤，脉沉细，治宜清心降火，常用清心汤加减：防风、连翘、炒山栀、黄芩、桔梗、大黄、芒硝、炒黄连、生地、生白芍、琥珀、川芎、甘草。

中期阶段：症见身热时高时低，突然昏迷不语，时有癫痫发作，或者肢体僵直状如木乃伊动作奇怪，脉滑数，治宜涤痰开窍，常用清心温胆汤加减：法半夏、陈皮、炒枳实、白术、白芍、姜制黄连、川芎、麦冬。

终末期阶段：症见手足蠕动，甚者全身性瘈疭，时有不自主的心悸或怔忡，心神不安，神疲乏力，脉虚细，舌绛，治宜滋阴固脱，潜阳熄风，常用大定风珠加减：生白芍、阿胶、生龟板、生地黄、麻仁、五味子、生牡蛎、麦冬（连心）、炙甘草、鸡子黄、生鳖甲。缓解期：症见性情抑郁，沉默少言，食少，失眠多梦，头痛，时轻时重，脉弦细。治宜舒肝解郁，清心泻火，常用逍遥散加减：醋柴胡、当归、生白芍、白术、陈皮、茯神、远志、川芎、琥珀、甘草、尘谷芽。

（3）狼疮性脂膜炎　又名深在性红斑狼疮，较为少见，我遵循前人辨证论治的原则分两证治之。

气滞血瘀证：症见皮下结块，小如蚕豆，大如樱桃，乃至更大，偶尔有数个结节融合的趋势，肤色正常或者暗红，时有压痛，肢端青紫冰冷，脉沉细，治宜理气活血，通络散结，常用桃红四物汤加减：桃仁、苏木、炙地龙、制香附、当归、赤芍、泽兰、青皮、丹参、川牛膝、酒大黄、生地。

气虚痰凝证：症见皮下结节，数个相互融合，肤色正常，略有压痛，伴有体倦乏力、头晕，轻微咳嗽，脉虚细重按无力，治宜健脾益气化痰散结，常用健脾温中丸加减：潞党参、土炒白术、姜半夏、当归身、炮姜、制附子、橘红、僵蚕、土贝母、茯苓。治宜清气凉营生液保津，选用人参白虎汤或清温败毒饮。

（三）辨证与辨病结合

热毒炽盛型（急性型或暴发型）：急宜养阴清营解毒，以免阴竭阳亡之变，昏迷者宜配合针刺，因本病不同于外感温病，龙麝之辛香劫液伤阴之害甚于开窍醒神之功。与此同时，配合激素共同抢救。选用犀角地黄汤加减。若神志昏迷加服神犀丹或紫雪丹。

痹痛型（亚急性型中表现以关节酸痛为主）：治宜养阴清热，凉营通络，选用清营汤加减。

肝肾不足型（慢性缓解期）：以滋养肝肾为主，清热解毒为辅。选用归芍地黄汤加减。

加减法

阴虚时加女贞子、旱莲草、龟甲、枸杞子、菟丝子、桑寄生、西洋参、玉竹参、石斛；阴损及阳加制附片、上肉桂、川巴戟、鹿角胶、淫羊藿、仙矛、补骨脂、锁阳、桂圆肉；增补气血加黄芪、党参、人参、沙参、北条参、黄精、阿胶、当归；益脾助胃加白术、茯苓、鸡内金、淮山药、泡参、砂仁、谷芽；高热重者加水牛角（代犀角）或选用西黄丸、紫雪丹、至宝丹或安宫牛黄丸等；虚热重者加石斛、桑白皮、玄参、鳖甲，知母、焦黄柏、天冬、麦冬、白薇；出盗汗者加龙骨、浮小麦、地骨皮、牡蛎、麻黄根；四肢关节酸痛或一身酸痛者加威灵仙、续断、秦艽、桑寄生、寻骨风、杜仲、牛膝、乌梢蛇、木通、石楠藤、老鹳草；血瘀滞重用丹参，选加红花、地龙、牛膝、归尾、细辛、赤芍；浮肿者加茯苓皮、五加皮、海桐皮、大腹皮、桑白皮、车前草；心悸者加重用炒枣仁，选加远志、茯神、柏子仁、阿胶、百合、炙甘草；心阳虚者加肉桂、附片、干姜、炙甘草；肝虚者加当归、大枣、鸡血藤；肝阳亢者加龙骨、牡蛎、珍珠母、磁石、生代赭石；脾虚者加泡参、白术、茯苓、扁豆、芡实、甘草；肺虚者加百合、川贝母、党参、黄芪、玉竹、黄精、泡参。

四、特色用药

我在学习有关文献的基础上，将治疗本病的特色用药综合整理如下。

1.虎狼药的研究　所谓虎狼药，就是一些毒性较大，副作用较多的药物，但这些药物用之得当，则有力挽沉疴顽疾之长，尽量做到毒与用两方面的统一。目前，对结缔组织病选用较多的虎狼药达40余味，其中以大黄、马钱子、白花蛇、青风藤、昆明山海棠、肿节风、黑蚂蚁、雷公藤、蜀羊泉、豨莶草、天龙等，特别是雷公藤，近些年来研究日趋深入和系统，初步统计该药能治疗疑难性皮肤病达23种之多，由此可见，虎狼药将会成为治疗结缔组织病最有希望的药物。

2.养阴药　具有补阴、生津、润燥、清热的作用。养心阴者如柏子仁、酸枣仁、五味子等；养肺阴者如麦冬、天冬、玄参、知母、沙参、芦根等；养肝阴者如首乌、乌梅、白芍、五味子、枸杞子、生地等；养胃阴者如玉竹、天花粉、芦根、石斛、黄精等；养肾阴者如龟甲、鳖甲、枸杞子、首乌、玄参、女贞子、知母、旱莲草等。

3. **清热药** 具有清热解毒、凉血、退虚热等作用。清热解毒药常用的有银花、连翘、黄连、蒲公英、地丁、白花蛇舌草、半支莲等；清热凉血药常用的有生地、水牛角、羚羊角、丹皮、紫草等。清气凉营药常用的有生石膏、知母、寒水石、丹参、玄参等。退虚热药常用的有青蒿、地骨皮、白薇、知母等。

4. **活血药** 具有促进血液运行、驱除瘀滞的作用。活血解毒药中常用的有虎杖、槐花、羊蹄根、红藤、银花藤、雷公藤、昆明山海棠等；活血化瘀药中常用的有桃仁、红花、当归、川芎、鬼箭羽、鸡血藤、乳香、没药、刘寄奴等；活血止血药中常用的有藕节、三七等；养血活血多选用大黄、红藤、赤芍、生地、玄参、麦冬、黄柏、知母、水牛角、丹皮、玳瑁、黄藤、生石膏、鲜茅根、鲜芦根等；壮阳活血常用红花、丹参、三棱、莪术等；理气活血常用药有鸡血藤、血竭、柴胡、苏木、郁金、香附等；益气活血常用药有党参、黄芪、桂枝、丹参、鸡血藤等；养血活血常用药有丹参、当归、川芎、泽兰、鸡血藤、益母草。

5. **祛风药** 具有祛风散邪、除痹、除湿、通络止痛功效。临床上常用的药物有羌独活、防风、忍冬藤、桑枝、海风藤、威灵仙、桂枝、川牛膝、木瓜、五加皮、寻骨风、川乌、细辛、附子等。

6. **益气药** 具有健脾、补肺、益肾、强心的作用。临床上常用的有黄芪、党参、白术、西洋参、人参、甘草、黄精、大枣等。

7. **补肾药** 具有补肾、生髓、壮骨作用。常用的补肾阴药有龟甲、鳖甲、熟地、首乌、山萸肉、山药、枸杞子、女贞子、旱莲草、玉竹、石斛、桑寄生、鹿角胶、菟丝子等；补肾阳药有仙灵脾、补骨脂、仙茅、杜仲、巴戟天、狗脊、川续断、附子、肉桂、肉苁蓉、锁阳、龙眼肉等。

8. **其他类药** 如养心药、润肺药、调肝药主要是针对红斑狼疮所导致的大脑、心、肺、肝损害等。如正气衰败，心力衰竭时，重用黄芪、桂枝、附子、人参或西洋参并加利水药；全身浮肿加仙人头、抽葫芦；心悸失眠加紫石英、石莲子、合欢花皮、茯苓；虚烦难眠加枣仁、柏子仁、首乌藤、珍珠母、石菖蒲；伴心律不齐加麦冬、五味子；心包炎加五皮饮；胸闷加枳壳、厚朴、苏梗、荷梗；伴气虚加人参、黄精；伴心火旺加莲须、栀子；胸痛加瓜蒌、薤白、枳壳；头晕头痛属气血两虚所致者，多为午后后头紧箍感，可用川芎、菊花、茺蔚子、钩藤、桂枝；必要时加养血通络药如首乌藤、鸡血藤；肺部感染初起用桑菊饮加银花、连翘、黄芩、贝母、杏仁、芦根；狼疮肺迁延不愈，加重补气药如黄芪、黄精，并加葶苈子、苏子、桑白皮泻肺利水，加紫菀、化橘红、款冬花止嗽化痰。痰多可用蛇胆陈皮末冲服。

五、经验与体会

从我治疗红斑狼疮的临床实践出发，归纳其要点有五。

（一）剖析病因，重在脏腑

系统性红斑狼疮证候纷杂，究其发病原因多由先天禀赋不足，情志内伤，病后失调，复受六淫侵袭，特别是风、暑、火、燥四淫阳邪的外袭，导致阴阳气血失于平衡，气血运行不畅，气滞血瘀，阻于经络和脏腑而致病，然而，在证候变化多端之中，我认为脏腑失调是其内因，外邪则是致病条件。病之初，常为热邪、火毒等阳邪侵犯肌肤，进而导致气血失和，热毒燔灼，逼血外溢，病位在皮肤、筋脉、关节；病之久，火毒之邪，灼伤阴液，病邪则深入脏腑，致使毒邪攻心，或肝阴被灼，或肝脾失和，肾阴亏损，病位在腑在脏，重点在心、脾、肾三脏。然其核心是正不胜邪，脏腑虚损之象呈渐进性倾向，故而五脏六腑诸证迭见。

（二）用药贵精，善于化裁

红斑狼疮侵犯全身多个组织器官，临床表现多种多样，有发热，皮疹，脱发，血管炎，关节炎，胸膜炎，心包炎，贫血，心、肾、脑组织损害。对此必须做到用药要精，善于化裁，对改善症状颇有裨益。在临证中，根据症状的不同，结合自己的经验进行加减，常得良效。如高热者加生石膏、炒知母，配以银花炭、生地炭，旨在清气凉营；低热者加南北沙参、石斛、玄参、青蒿、地骨皮、银柴胡，旨在养阴清热；蝶形红斑者加红花、凌霄花、银花、鸡冠花；皮下瘀斑者加阿胶、仙鹤草、藕节炭；关节、肌肉酸痛者加桂枝、伸筋草、制川草乌、羌独活、细辛；肢端酸痛者加豨莶草、炒杜仲、川续断；肢软乏力者加人参、黄芪、太子参；心悸、怔忡者加龙眼肉、石莲子、玉竹、紫石英；头晕目涩者加沙苑子、枸杞子、杭菊花；胸闷不适或积液者加老苏梗、姜半夏、全瓜蒌、甜葶苈、大枣；食后腹胀，呕吐嗳气者加法半夏、刀豆子、炒麦谷芽、砂仁、陈皮、白术、沉香、厚朴；湿热蕴蒸而成黄疸者加茵陈、栀子、白茅根、大小蓟；虚烦难寐或失眠者加合欢皮、枣仁、夜交藤、柏子仁；自汗或盗汗者加黄芪、糯米根、煅龙骨、煅牡蛎；咳嗽痰中带血者加沙参、百合、藕节炭、川贝；手足抽搐、昏谵者加安宫牛黄丸；尿毒症恶心、呕吐重用姜半夏 30～60g，灶心土煎汁代水再熬群药；低血浆白蛋白性水肿者加阿胶、高丽参、鹿角胶、紫河车；浮肿以颜面甚者加麻黄；下肢水肿明显者加白茅根、赤小豆、车前子或草；蛋白尿长期不消失者加金樱子、山茱萸、芡实、莲须、菟丝子、地肤子，且重用黄芪、人参、乌梅炭；尿中红细胞者加忍冬藤、马鞭草、败酱草、大小蓟、白茅根、鱼腥草；尿中出现管型者重用白薇；外感引发的水肿加银花、大青叶；尿中有红细胞者加蒲公英、蛇舌草、野菊花、山豆根、红蚤休；面色、爪甲苍白、血红细胞减少者加何首乌、枸杞子、龟胶、高丽参、天麦冬，血白细胞减少者加熟地、山萸肉、鹿角胶、高丽参；头痛、前额胀痛，高血压者加杜仲、苦丁茶、蔓荆子、生龙牡、草石决明、夏枯草；经前腰酸，白带清稀者加益智仁、楮实子、覆盆子、菟丝子、补骨脂等。

（三）论治重补，补中兼调

本病是本虚标实，尤以脏腑虚损为本，且以脾肾两虚为主。故而，对本病以补虚为其基础，扶脾益肾为其治疗要点。然而，在具体运用中，要善于圆机活法，当脾虚时，补之于脾；肾虚时，补肾顾脾；两者俱虚时，宜脾肾并补，而重在脾。其道理正如古人所说"后天之本绝，较甚先天之根绝"，如狼疮性肾炎的治疗，用药重点和顺序为：健脾、益肾、佐以调气活血。常用的健脾药为黄芪、党参、山药、茯苓、白术、青皮；常用的益肾药为生地黄、枣皮、炒杜仲、菟丝子、五加皮、桑寄生、制附子。除此之外，还应当掌握好病情的进展和脏腑间的传变关系，注意因症制宜灵活用药，如在温阳益气的前提下，将护阴、养阴、补阴之品，寓寄其中。温补肾阳常佐生地黄、淮山药、枸杞子、楮实子等，重点在养精补血，精足则形充。在滋阴方中，适当扶阳，如熟地与人参（或党参）配伍同用，熟地补血，人参补气。诸经阴血虚损，非熟地不可；诸经阳气虚亏，非人参不可。人参有健运之功，熟地禀静顺之德。熟地与人参，一阴一阳，一形一气，互主生成，性味中正。其他如白芍配甘草，柴胡配黄芩等，都有互相彰益的涵义。同时，还特别强调应当保护好脾胃的阳气、元气和生发之气。正如明《理虚元鉴》中指出："阳虚之症，虽有夺精、夺火、夺气之不一，而以中气不宁为最险。故阳虚之治，虽有填精，益气，补火之各别，而以急救中气为最先。"主张通过建中来治本病的阳虚，实为本病调治的重要法则。

（四）辨析主次，调燮阴阳

《素问》曰："阴平阳秘，精神乃治；阴阳离决，精气乃绝。"说明人体阴阳平衡，百病不生，然而，机体的阴阳平衡是相对的，不平衡是绝对的，特别是在病态中这种不平衡则更为突出。因此，辨析主次是调燮阴阳的前提。结合本病的病势演变，初期以阴虚证为主，病程迁延，则以阳虚证居多；久而久之，由于阴阳互根的原理，则出现阴虚损阳，或阳虚损阴，导致阴阳两虚证。对本病首先审察阴阳的盛衰，然后令药补偏救弊，调节阴阳。如《寓意草》说："夫人身之阴阳，相抱而不脱。故阳欲上脱，阴下吸之，不能脱也；阴欲下脱，阳上吸之，不能脱也。但治分新久，药贵引用，新病者，阴阳相乖，补偏救弊，宜用其偏；久病者，阴阳渐入，扶元养正，宜用其平。引用之法，上脱者，用七分阳药，三分阴药而夜服，从阴以引其阳；下脱者，用七分阴药，三分阳药而昼服从阳而引其阴。"领悟和掌握喻氏之说，将有助于提高本病的疗效。

（五）病证结合，遣药灵活

由于本病是一种全身性疾病，病变往往是加重与缓解交替出现，针对病情的不同阶段，灵活用药。如急性阶段主要证候为高热、关节痛、颜面蝶形红斑、脉数等。常拟甘寒清凉之品：生石膏、知母、大青叶、玄参、竹叶、羚羊角粉等；若是长期低热不退，则用滋补培本法。再根据脏腑用药的认识结合自己的经验：心热用水牛角、牛黄、绿豆衣；肺热用桑白皮、地骨皮；脾热用黄芩、黄连；肝热用龙胆草、栀子；肾热用知母、玄参；骨蒸用鳖甲、胡黄连；血热用地黄、水牛角等。诚如《景岳全书》说："治病用药，本贵精专，尤宜勇敢。"这样，才能尽快控制发热症状，使之平稳转入缓解阶段。针对缓解阶段出现多种证候群，在施治中，应遵循"不同质的矛盾，只有用不同质的方法，才能解决"的法则，灵活采用"虚则补之"、"实则泻之"的方法。在补法的运用上，以"甘润平和"之剂为上。正如《本草求真》

曰："欲补气而于血有损，补血而于气有窒，补上而于下有碍，补下而于上有亏，其证似虚非虚，似实非实，则不得不择甘润和平之剂。"我常用方剂有"五福饮"、"金刚丸"等，剖析两方药物性味功效，多为调理冲任（杜仲、熟地、枸杞等）和益气健脾（黄芪、党参、茯苓等），正如《医宗必读》曰"治虚劳，当以脾肾两脏为要"。故而，我十分强调"恰当地调补脾胃"，实为治疗本病的核心。

干燥综合征证治之我见

干燥综合征，是一种慢性炎症性自身免疫性疾病。以淋巴细胞介导的病变，主要侵犯泪腺和大小唾液腺，导致腺体的破坏和分泌减少或缺乏。临床表现为以眼和口腔黏膜为主的干燥证候群。常合并类风湿关节炎或其他自身免疫性疾病。淋巴细胞增生一般为良性，少数病例可向恶性增生转变。

1882 年 Leber 曾描叙丝状角膜炎是干燥综合征的主要眼部表现。1888 年 Haden 首次对 1 例老年妇女的口腔干燥和泪液分泌缺乏作了详细描述。1892 年 Mikulicz 报道 1 例双侧腮腺肿大的德国农民，腮腺活检显示显著的局灶性淋巴细胞浸润。直到 1933 年 Sjögren 对本病作了全面研究，认识到病理改变的广泛性，并强调眼是全身疾病的局部表现后，才确定干燥综合征是一个独立的全身性疾病。

本病应该包括干燥性角膜结膜炎（眼干）、口腔干燥和类风湿关节炎三个主症。患者以女性为主，发病年龄多数在 30 ～ 50 岁，其中约半数患者的主要症状发生在 40 岁以前。

中医学虽无此病名，但在《素问·阴阳应象大论》首次提出了"燥胜则干"的论点，金·刘河间对燥证作了进一步的补充和阐述，他说"诸涩枯涸，干劲皴揭，皆属于燥"。枯，不荣生也；涸，无水液也；干，不滋润也；劲，不柔和也；揭，举也，起也，指燥而起皮，皴而翘。刘氏据此津液燥少，短气等，主张用麦门冬饮子。清·喻嘉言论燥较之刘氏更为完整，如燥伤于外则皮肤皴揭；燥伤于内而精血枯涸，并提出辛凉甘润之法，制定出清燥救肺汤。清·叶天士在继承先贤学术思想的基础上，结合个人临床经验，从证治两方面予以阐发，给今人颇多启示。叶天士说："燥火伤郁，龈胀、咽痛，当以辛凉清上，方用薄荷、连翘、生甘草、黑栀皮、桔梗、绿豆皮等以清上焦气分的燥热；若脉虚数，舌红口渴，上颚干涸，腹热不饥，此津液被劫，阴不上乘，心下温温液液，宜炙甘草、生地、阿胶、麦冬、人参、胡麻仁等。"今人傅宗翰氏根据本病的临床表现，提出"燥毒"病名，颇具实际意义。在治疗上，既要本着"上燥治肺，下燥治肾，保存津液"的原则，又要依证分别结合清营、解毒、益气、蠲痹、化瘀、化痰诸法。

病因言燥，非指六淫之燥，是指一种既不似一味火热，又不同于单纯的阴虚液乏，而是由于某种因素在影响机体津液代谢的基础上所表现出来的阴阳偏胜，简要分述如下。

凡阴虚液燥的禀赋素质，女性常多于男性，况且女子有经产乳育等特殊生理，因而阴津亏耗更为明显。阴津亏耗，易从热化燥化，首受其害，当推肝肾，肝肾阴虚，精血不足，不能濡润脏腑、四肢和百骸，故有以燥象为主相伴而生的全身性阴虚内热诸症的出现。

燥盛不已，蕴酿成毒。燥毒隐袭，煎灼阴津，更助其燥，二者互为因果。然而，燥毒之成，或因反复招罹外来温热之邪，干扰津液的生成、转化和敷布；或因久服某种金石药毒；或因职业久触有害物质，均能积热酿毒，灼津炼液，化燥阻络。然其根蒂所在肝肾两脏。不过，此种燥毒致病是缓慢累积而来，既不像热毒、血毒那样剧烈迅猛，又不似外燥（如秋燥）那样有严格的季节性。

总之，本病之燥不是某种因素直接所生，证虽属燥而又非一般内燥可比，掌握这种特殊属性，是准确认识本病的关键。

本病主要是皮肤、眼、口腔干燥和关节炎及其他结缔组织病的三联证。三者并不一定同时出现，有两种同时存在即可诊断。

眼：干燥性角膜结膜炎，其发生率为90%～100%。系泪腺萎缩，泪液分泌减少。此外，还会自觉眼内灼热感，或干涩感、眼睑运动障碍，丝状黏液性分泌物等。

口：口腔干燥占66%；唾液减少占52%；龋齿占50%；咀嚼困难占11%。自觉口干、唇干、口渴，尤其吃馒头或面包时，吞咽更感困难。还能常见鼻干、咽干、外阴干燥，甚至呼吸道、消化道分泌液减少而引起相应症状。

关节症状：关节痛或关节炎，为63.6%～100%。合并类风湿关节炎者约占50%，而类风湿关节炎合并干燥综合征者占10%～25%。X线表现为侵蚀性关节炎。

唾液腺肿大：所有的唾液腺、泪腺都可肿大，但腮腺肿大最多见，其发生率为43.7%～59%。

皮肤症状：约有1/2患者出现皮肤干燥，其中有鳞屑者占15%～25%。全身瘙痒及苔藓样变化为主要症状者也不少见。5%～8%皮肤紫癜；17%～23.8%皮肤红斑（包括多形红斑、环形红斑、硬红斑、蝶形水肿性红斑、盘状红斑、皮肌炎样红斑等）。

血管病变：约1/3出现雷诺现象；其他血管炎的表现占13%～20%。

其他：常见的其他表现有药物过敏、脱发、甲状腺肿大、淋巴结肿大、肝脾肿大、心包炎或心肌炎、肺炎、胸膜炎、纤维化性肺泡炎、食道炎、胃酸缺乏、肾小管性酸中毒、慢性间质性肺炎、胰腺炎、神经病变（感觉神经症状）、肌炎等。

实验室检查：约半数患者可见轻度的正细胞性贫血；8%～46%白细胞减少；19%～44%嗜酸性细胞增高；血沉多见增速；67%～98%类风湿因子阳性；10%狼疮细胞阳性；40%～65%抗核抗体阳性；血清总补体和C_3低于正常。

一、内治法

1. 燥胜成毒证 目赤似鸠，口干喜饮，唇焦燥揭，关节、肌肉疼痛，毛发干燥，稀少而脆，易落；兼身热恶风，偶有壮热；舌质红，苔少，脉细数。治宜清营、解毒、润燥。方选犀角地黄汤加减。绿豆衣 30 ~ 45g，生地、丹参、玄参、生石膏、沙参各 15g，山药、大黑豆、赤小豆各 30g，桔梗 6g。

方释：方用绿豆衣清心解毒，生地、玄参、石膏、知母、沙参、山药、黑豆既养阴清肺，又生津润燥；丹参、桔梗、赤小豆化瘀散结。

2. 津失敷布证 口、眼干燥，口臭，口渴但不多饮，食少，胸闷腹胀，关节肿胀疼痛，肌肤甲错，面色黧黑，偶有腮颊濡白肿胀，舌质红，苔少或薄黄，脉濡数。治宜清宣凉润，佐以解毒。方选桑杏汤加减。桑白皮、杏仁、砂仁（后下）、栀子皮各 6g，藿香、佩兰、沙参各 15g，桔梗、浙贝母、白僵蚕、玄参各 10g，赤小豆、桑寄生各 30g。

方释：方用桑白皮、杏仁、栀子皮、藿香、佩兰清宣凉润；沙参、玄参、桔梗滋阴润燥；僵蚕、浙贝母、赤小豆化痰散结，消肿润肤；桑寄生、砂仁既调理气机，又通痹止痛。

3. 气阴耗伤证 病程较长，多系晚期症状，少气懒言，倦怠乏力，双目干涩，视物不明，口干唇燥，咽干少津，五心烦热，形体干瘦，牙齿色枯欠润，皮肤干燥发痒，关节痠痛，大便秘结，阴门干涩，舌质红边有齿痕，苔少或无苔，脉虚细且数。治宜益气养阴，润燥解毒。方选七味白术散加减。党参、炒白术、茯苓、广木香各 10g，山药、生地黄各 15g，炒白芍、炒白扁豆、天冬、麦冬各 12g，葛根 3g，白花蛇舌草 30g。

方释：方用参、苓、术、芍、二冬、生地黄、扁豆益气养阴，润燥祛热；葛根生津益胃；蛇舌草解毒驱邪。广木香调理气机，使之补而不壅。

4. 痰瘀壅滞证 口鼻干燥，颈项处可摸及大小不等的瘰核、痰核，腮部肿硬，关节、肌肉痠痛，肢端冰冷，色泽紫暗而失红活，舌质暗红，苔少，脉细涩。治宜活血化瘀，祛痰散结。方选血府逐瘀汤加减。归尾、桃仁、红花、赤芍、丹皮各 10g，玄参、土贝母、山慈姑、茯苓各 12g，夏枯草、连翘各 15g。

方释：方用归尾、桃仁、赤芍、红花、丹皮活血化瘀；土贝、山慈姑、玄参、茯苓、夏枯草、连翘化痰散结，消肿止痛。

加减法：偏于阴虚者加石斛、龟板、玉竹、黑芝麻；偏于血虚者加阿胶、小胡麻；偏于肝肾精血亏损加何首乌、沙苑子、核桃仁；津枯而致痹痛加秦艽、虎杖、威灵仙；燥结而成痰核加牡蛎、白僵蚕、煅蛤壳；口、咽、舌溃疡干痛加甜柿霜、挂金灯、金莲花；阴门干涩加紫石英、桑椹子、枸杞子；双目干涩加服石斛夜光丸；口干加乌梅；口苦加焦山栀；鼻结血痂加黄芩、薄荷；关节肿疼加续断、老鹳草、鬼箭羽；进食困难加绿萼梅、紫菀；大便干结加郁李仁、松子仁、麻仁；性欲淡漠加仙茅、仙灵脾、阳起石；皮肤干燥发痒加何首乌、沙苑子、钩藤。若合并系统性红斑狼疮加服雷公藤制剂或红藤糖浆；合并系统性硬皮病加用鸡血藤、香附、葛根、鹿角片、丹参、川芎、桑枝等；合并肾小管性酸中毒加芡实、金樱子、桑螵蛸、覆盆子等；合并慢性肝病加龟板、鳖甲、旱莲草、青蒿、白芍、川楝子、芦根等。

二、外治法

凡见唇燥、鼻干、阴门干燥者可选用生肌玉红膏，或胡桃仁油，或蛋黄油，外涂，日2～3次。

凡见口、舌糜烂或女阴溃疡，可选用禄袍散、养阴生肌散、珠黄散，漱净或洗净后，外掺上方中一方，日2次。

三、经验与体会

叶天士说"上燥治气，下燥治血"。具体言之，燥火上郁，龈胀，咽痛，当以辛凉清上，方用薄荷、连翘、生甘草、黑栀皮、桔梗、绿豆皮等，以清上焦气分的燥热；若脉虚数，舌红口渴，上腭干涸，腹热不饥，此津液被劫，阴不上承，心下温温液液，宜炙甘草、生地、阿胶、麦冬、人参、麻仁。在治疗上，既要本着上燥治肺，下燥治肾，保存津液的原则，又要依证分别结合清营、解毒、益气、蠲痹、化瘀、化痰诸法。诚如喻嘉言所说："若但以润治燥，不求病情，不适病所，犹未免涉于粗疏耳。"

硬皮病诊治之管见

本病是一种原因未明的结缔组织疾病。其病理特点为小动脉及毛细血管壁增殖性、闭塞性病变和系统、器官的纤维化改变，常累及皮肤、食管、肺、心及肾等。在临床上，最引人注目的是皮肤肿胀、发硬及腊样增厚，故通常称为硬皮病，一百多年前，人们就称之为"硬化性皮炎"。不过除了皮肤受累外，内脏器官亦可有改变，它可呈多系统多器官损害，如进行性系统性硬化症，亦可为局限性损害，表现为皮肤局限性硬化，或为内脏硬化型等。

中医所称皮痹，类似于硬皮病；若出现内脏损害时，则与中医学所称五脏痹或虚痨十分接近。《金匮要略》在病因和脉象方面，提出了筋骨脆弱，腠理不固的人，抗病力薄弱，稍微劳作，更易阳气虚亏，即使是微风之邪，也足以引起疾病的发生，脉象微涩，或者阴阳俱微。《症因脉治》对本病的脏腑症候有了进一步的描述："邪在肺，烦满喘呕，逆气上冲，右肋刺痛；邪在心，脉闭不通，心下鼓暴，嗌干善噫，心下痛；邪在肾，小便时时变色；邪在脾，四肢怠惰，大便时泻，不能饮食；邪在肠，气窒小肠，中气喘争，时发飧泻；邪在胃，食入即痛，不得下咽，或时作呕。"上述脉症，基本上符合系统性硬皮病的临床表现，因此，有的学者认为，本病还可纳入五脏之痹、肠痹、胞痹等。

《景岳全书》说："痹者，闭也。以血气为邪所闭，不得通行而病也。"分析其病位，在肺、脾、肾三脏。肺主气属卫，合皮毛而润泽肌肤，肺气虚损，则气短乏力，毛肤失柔润，故皮肤甲错、硬化；脾主肌肉，为生化之源，五脏六腑，四肢百骸皆赖以养，脾气虚亏，运化无力，气血衰少，故腹胀，便溏，畏寒；肾主骨藏精，只宜固藏，不宜泄露，久病失养，必致耗伤精气，表现为脉象沉细弱，舌质淡白等。具体分述如下。

六淫之中，主要致病因素是风、寒、湿三邪，杂侵肤表，阻滞经络，导致痞塞不通。

大凡阳虚则卫外不固，肤腠不密，风寒湿邪，乘隙外侵，既有营血不足，气血凝滞的一面，又有经络阻隔，经气不宣，痹塞不通，故而出现虚实挟杂的症候群。

寒为阴邪，外袭肤腠，痹阻经络，气血难以温煦于外；或由经络深入，内传脏腑，以致脏腑不和，肝失条达，肺气不宣，脾失健运，气血凝滞而成。

久病必虚，常以气血两虚居多，体虚之人，易招外邪侵袭，导致经络、肤腠、血脉之间，营血失和所致。

一、局限性硬皮病

局限性硬皮病又称皮肤型硬皮病，主要包括点状硬皮病、斑块状硬皮病、泛发性硬皮病、线状或带状硬皮病。其要点分述如下。

（1）点滴状硬皮病　多发生于上胸、颈、肩、臀或股部。损害为黄豆至五分硬币大小，白色或象牙色的斑点，圆形，稍有凹陷。病变活动时，周围有紫红色晕。质地柔软或有"羊皮纸"感觉。病变发展很慢，向四周扩展而相互融合或持续不变。某些皮损可消退，局部残留轻度萎缩的色素沉着。

（2）斑块状硬皮病　较常见。最常发生于腹、背、颈、四肢、面。初呈圆、椭圆或不规则形淡红色水肿性斑片，经数周或数月后扩大且硬化，呈淡黄色或象牙色。表面干燥平滑，周围有轻度紫红色晕。经过数年后渐渐萎缩，中央色素脱失。皮损的数目和部位不一，多数患者只有一个或几个损害，有时呈对称性。皮损在头皮时可引起硬化萎缩性斑状脱发。

（3）泛发性硬皮病　点滴状、斑块状和线状等类型损害可部分或全部合并存在，损害很多，分布于全身各个部位，但很少累及面部，损害常有融合倾向，常可合并关节痛、腹痛、神经痛、偏头痛和精神障碍，偶可转为系统性硬皮病。

（4）线状或带状硬皮病　皮肤硬化常沿肋间神经或一侧肢体呈带状分布。亦可发生于前额近正中部向头皮延伸呈带状分布。亦可发生于前额近止中部向头皮延伸呈刀砍形，局部皮损常显著凹陷，常开始即成萎缩性，皮肤菲薄不发硬，贴着于骨面上。额部带状硬斑病大多单独出现，某些病例可合并颜面偏侧萎缩。带状损害常累及浅部及深部皮下层如皮下脂肪、肌肉和筋膜，最终硬化固定下方的组织，而常引起严重的畸形。在肘、腕、指等关节面越过时，可使关节活动受限，并发生肢体弓状挛缩和爪状手。

此外，还有报道发生于儿童的致残性全硬化性硬斑病，发病年龄自 1～14 岁，多见于女孩。真皮、皮下组织、筋膜、肌肉及骨骼发生炎症和硬化，好发于四肢特别是伸侧，手、足、肘和膝呈屈伸挛缩，很少侵犯内脏，无雷诺现象。

（一）内治法

1.寒湿痹阻证 初起皮损多呈紫红色，逐渐扩大，肤表光滑，经过数周乃至数月后色泽变淡，皮肤变硬，局部毫毛稀少，汗出亦少；后期则皮肤萎缩，色素减退；轻微瘙痒或刺痛；部分静止不再发展。脉沉涩居多，舌质淡微胖，苔薄。治宜祛风化湿，散寒通络，方选独活寄生汤加减。药用独活、川芎、当归、赤芍各10g，丹参、鸡血藤、伸筋草各15～30g，黄芪、党参各15g，川牛膝、细辛、桑枝各6g，桑寄生12g。

方释：方用黄芪、党参、当归、川芎益气活血，扶正固本；丹参、赤芍、鸡血藤活血通痹；桑枝、桑寄生、独活、伸筋草、细辛、牛膝温阳散寒，通痹软皮。

2.阳虚血瘀证 病程日久，局部损害僵硬或者麻木，其范围呈散在性。既可呈斑块状又可为带条状，伴有畏寒怕冷，指端轻微冰冷或肿胀或苍白，脉象沉细无力，舌淡，苔薄。治宜益气温阳，活血通络。方选桂枝黄芪五物汤加减。药用黄芪30g，桂枝、赤芍、桑枝、甲珠各10g，丹参、益母草、活血藤、五加皮、桃仁各12g，干姜6g，生地黄15g。

方释：方用黄芪、桂枝、干姜益气温阳；桑枝、甲珠、五加皮祛风散寒；益母草、丹参、活血藤、桃仁、熟地黄、赤芍养血活血，化瘀通络。

（二）外治法

1.搽药法 选用正红花油（成药），外涂局部，略加按摩，每日1～2次。常可收到促使皮损缩小和变软的效果。

2.熏洗法 取透骨草30g，桂枝15g，红花10g；或用制草乌15g，川椒10g，桂枝10g，艾叶12g；或用黄药子250g，加水适量，先熏后洗，每晚临睡前1次。

3.贴膏法 取桃、柳、桑、槐、榆树枝各一尺，乳香、没药、羌活、千年健、三七、鸡内金各15g，用香油500ml煎开，纳以上诸药，炸至焦黄，去药渣，趁热加入黄丹250g。用法：将药膏加温后视皮损范围贴之，每日1次。

二、系统性硬皮病

系统性硬皮病是一种较为少见的疾病。Medsger统计其发病率为每百万居民中每年有2.7个患者。女性发病率较高，为男性的2～5倍，多见于30～50岁妇女。由于本病常侵犯皮肤、消化道、肺、心、肾、骨及肌肉等多系统，所以临床表现复杂。现分述于下。

（1）前驱症状 在出现系统性硬皮病的皮肤及脏器病变症状之前，患者往往有雷诺现象或对称性手及手指皮肤无痛性水肿及（或）皮肤增厚，也可出现于面部及下肢，水肿初期为可凹性。部分患者常出现指关节及膝关节疼痛和僵硬感，与早期的类风湿关节炎相似。另一些患者以肌肉显著疼痛为首发症状，不易与多发性肌炎区别。还有些患者初期仅有不规则发热、食欲减退、疲乏无力。

①雷诺现象：这是由于指端血管痉挛所致。本病患者95％以上迟早会出现此现

象，开始时常因寒冷或情绪激动而发作。系统性硬皮病的初期 70%～80%患者以雷诺现象为首发症状，常较其他症状及体征早数月甚至数年发生。

②皮肤改变：硬化症 90%～95%有皮肤病变；有 5%以食管硬化为主，虽然系统性硬皮病时皮肤是最主要的靶器官，但皮肤损害不是诊断的惟一依据。一般将皮肤病变分为三期，即硬性肿胀期、硬化期及萎缩期。疾病初期手指局部皮肤红肿或虚肿（呈浅红色），无压痕而有绷紧感，继之皮肤发硬，发亮似香肠。后期皮下组织及肌肉萎缩，表面粗糙，皮包骨。手部病变可造成爪状变形，关节屈曲挛缩。面部受累时初为绷紧性肿胀，表情消失呈假面具样，鼻尖似鹰嘴，口唇变薄，出现放射状沟纹，口裂紧缩，发生张嘴困难及语言障碍。皮肤病变仅发生在手指或足趾者，称为指（趾）皮硬化症，可保持数年无变化。指（趾）末端的皮肤及皮下常有钙盐沉积，并可发生局部溃疡或坏死。皮肤及黏膜也可见到斑点状色素脱失或片状白斑。

（2）消化系统病变　整个消化系统均可累及，但以食管最突出。

①口腔：由于口腔周围组织受到侵犯，局部变薄，发硬。颞颌关节病变及口腔运动障碍致使咀嚼困难，舌质变硬及舌活动困难，以致讲话不清。其发生率各家统计不一，为 17%～66%。牙周膜增厚，齿峰消失，间隙增宽，牙齿松动，尤以磨牙更为显著。

②食管：有典型皮肤病变者约 90%伴有食管硬化症。病变多发生在食管下 1/2 或 2/3。食管黏膜变薄，常发生溃疡，固有层和黏膜下层胶原增多，肌层有不同程度的萎缩，并代之以瘢痕组织。在系统性硬皮病的内脏病变中以食管受累最早和最多见，初期患者常感到胸骨后烧灼痛，继之，在进固体食物时发生吞咽困难或阻塞感。吞咽困难主要是由于食管功能障碍，收缩力和蠕动减弱，平滑肌收缩不协调所致；后期由于平滑肌纤维化及 Auerbach 神经丛变性，致使责门关闭不全，胃液返流引起溃疡性食道炎及食管狭窄。

③胃及十二指肠：硬化症侵犯胃，使胃发生纤维病变，引起胃扩张。十二指肠受累则萎缩，张力过低。患者感到上腹胀满不适及消化不良。

④空肠：空肠多与十二指肠同时发病，平滑肌被胶原所替代，黏膜下及浆膜也有胶原沉积。淋巴管闭塞，动脉供血明显减少。患者主要表现为吸收不良综合征及腹痛，可有慢性腹泻或腹泻便秘交替，久之发生营养不良及明显消瘦。

⑤结肠：结肠受累的特征性改变是宽口方形副憩室形成，此为本病晚期肌萎缩所致。患者常有顽固性便秘。总之，消化硬化症以食管为最主要，胃肠硬化症几乎都同时存在食管病。

⑥硬化症性肝病：这是近年来才引起注意的硬化症性内脏损害。血清碱性磷酸酶增高，抗线粒体抗体阳性。肝活检为原发性胆汁性肝硬化。

（3）肺部病变　肺部病变在本病发生率上仅次于皮肤、末梢血管及食管而居第四位。在本病死亡原因上居第二位，仅次于肾脏。半数以上的系统性硬皮病患者迟早会发生肺部病变，早期无任何症状，肺功能测定可发现气体弥散障碍。继之，有活动后气短咳嗽，肺底出现啰音及心动过速，感染可使症状加重。此外，少数患者可发生胸膜炎及支气管扩张，但胸膜腔积液少见。

（4）心脏病变　进行性系统性硬化症常并发不同程度的心脏病变。心脏病的严重程度取决于心肌纤维化、肺纤维化及肺动脉高压的程度。心电图可见到 PR、QRS 及 QT 间期延长，ST 段及 T 波异常。超声心动图检查常可发现心包积液。此外，有少数患者发生心内膜炎（心瓣膜炎）导致慢性心瓣膜功能不全，如主动脉瓣膜功能不全。尚有少数患者由于冠状动脉间歇性痉挛，引起心绞痛发作，有人称之为心肌内雷诺现象。

（5）肾脏病变　Moore 和 Sheehan（1952 年）首先注意到进行性系统性硬化症病程中发生严重高血压，急进性肾功能衰竭，于数周内死于心力衰竭及尿毒症。以肾病变的三个特点（蛋白尿、高血压及氮血症）统计，有肾损害者占 45%，其中单项统计，蛋白尿为 36%，高血压为 24%，氮质血症为 19%，发生恶性高血压者占 7%。系统性硬皮病患者出现肾损害临床表现为一恶兆，系统性硬皮病累及肾脏，患者出现高血压及氮质血症者预后不良。肌肉、骨骼病变进行性系统性硬化症侵犯横纹肌，多见于四肢近端，很像皮肌炎或多发性肌炎。系统性硬皮病患者的关节疼痛常见，一般将其分为三类：①多关节痛：发生在指关节或四肢关节，为早期常见症状，无关节功能障碍。②多关节炎：症状与类风湿关节炎相似，以手指、腕及膝盖关节为常见。③假关节炎：主要是由于关节周围组织纤维化，致使关节变形，X 光检查时无关节本身病变。

（6）神经系统病变　系统性硬皮病患者较少发生神经病变，但可出现多神经根炎、多神经炎、脑膜脑炎、脑炎及脑血管硬化等病变，发生多种复杂症状及体征。通常以周围神经病变为多见，一般发生于系统性硬皮病病程在 10 年以上的患者。其中最多见的是三叉神经痛，尤其是面部硬皮病患者易发生。

（7）实验室检查　间接免疫荧光测定 ANA，阳性率不一，波动于 36% ~ 91% 之间，为斑点型和核仁型，以后一型多见。在系统性硬皮病中，抗 Scl-70 抗体阳性率为 34% ~ 40%，特异性高，是系统性硬皮病的标志抗体。有高 γ-球蛋白血症，IgG 增高，混合型冷球蛋白血症，30% ~ 50% 类风湿因子阳性，15% ~ 70% 系统性硬皮病检出循环免疫复合物。

此外，可有缺铁性贫血，血中嗜酸性白细胞常增多，尿中见蛋白、红细胞、管型、血沉增快，血中纤维蛋白原含量明显增加，血液凝固性增高等。甲皱壁皮肤毛细血管镜检查，大多数显示视野模糊，有水肿，血管祥数目显著减少，血管支明显扩张和弯曲，血流迟缓，大多数病例有出血。

（一）内治法

1. **风湿外袭证**　四肢或胸前皮肤发现片状或条状皮损，摸之坚硬如软骨，蜡样光滑，手捏不起，痛痒不显，舌质淡红，苔薄白，脉浮数，治宜祛风除湿，通络活血。方选蠲痹汤加减，药用酒当归、炒白芍、炙黄芪、羌活各 10g，海风藤、桑枝各 12g，地骨皮、红花、广木香、川芎、防风、细辛各 6g。

方释：方用当归、白芍、黄芪、川芎、红花益气活血；羌活、桑枝、防风、细辛、海风藤散寒祛湿，驱风软皮；广木香、地骨皮理气通痹。

2. 肾阳不足证 周身皮肤板硬，手足尤甚，面少表情，鼻尖耳薄，眼睑不合，口唇缩小，舌短难伸；伴有畏寒肢冷，面色㿠白，便溏溺清，腰酸膝软，女性月经不调，男子滑精阳痿；舌质淡红，舌体胖嫩，苔薄白，脉沉细无力。治宜温补肾阳，固卫和营。方选右归饮加减，药用熟地黄、山茱萸、制附子、黄芪各10g，当归、白术、鸡血藤、伸筋草各12g，桂枝、仙茅、巴戟天、青皮各6g。

方释：方用附子、山茱萸、黄芪、桂枝温阳散寒，益气补肾；当归、白术、鸡血藤、伸筋草补血通络，强筋壮骨；仙茅、巴戟天、青皮、熟地温阳益肾。

3. 寒邪外袭证 肢端皮肤发硬，肤色黯褐，指（趾）端青紫，口唇色沉，逢寒尤重；伴有关节疼痛，肤表少汗，毛发脱落；舌质淡红，苔薄白，脉弦紧。治宜温经散寒，调和营卫。方选阳和汤加减，药用麻黄、桂枝、赤芍各6g，熟地黄、鹿角胶、黄芪、羌活、独活各10g，丹参、鸡血藤各15g，炮姜、甘草、炒白芥子各4.5g。

方释：方用麻黄、桂枝、羌活、独活、炮姜、甘草温经散寒，通络活痹；熟地、鹿角胶、黄芪益气养血，温脾补肾；丹参、鸡血藤活血通络；白芥子散寒祛痰。

4. 血瘀经脉证 四肢皮肤板硬，麻木不仁，肢端冷紫，骨节肿痛；伴有面色黯晦，口干不欲饮，月经不调；舌质瘀斑或紫黯，脉细涩。治宜益气活血，通蠲痹。方选活络效灵丹加减，药用丹参30g，当归、鸡血藤、鬼箭羽各15g，黄芪、制乳香、制没药、党参各10g，广木香、青皮、赤芍、甲珠各6g。

方释：方用丹参、当归、鸡血藤、鬼箭羽、赤芍活血通络，治在经脉，有利于皮肤的软化；黄芪、党参、木香、陈皮益气温阳；乳香、没药、甲珠散瘀通络，治在孙脉，有助于肢端冷紫的缓解。

5. 久痹及肺证 皮痹迁延日久不愈，复感风寒，邪传于肺，轻者咳嗽，痰多稀白，形寒畏冷；重则喘咳痰鸣，胸闷短气；舌质淡红，苔白；脉紧。治宜温肺化痰。方选小青龙汤加减，药用炙麻黄、细辛、干姜、五味子各4.5g，姜半夏、茯苓、炒白芍、前胡、陈皮各10g，苏子、炙甘草各6g。

方释：方用麻黄、细辛、干姜散寒温肺；半夏、陈皮、茯苓、甘草、苏子祛湿化痰，降气平喘；五味子、前胡前者敛收肺气，治在虚，后者宣散肺气，治在实，两者同用，尤适用于虚实相兼证。

6. 胸阳不振证 四肢及至周身皮肤顽痹发硬，伴有心悸短气，心胸满闷，阳气不达肢端则肢端冷紫，舌质暗红，苔白，脉微细。治宜宣痹通阳，益气活络。方选生脉散加味，药用高丽参10g（另煎兑人），麦冬、茯神、炙甘草、当归各12g，五味子、红花、郁金、瓜蒌、薤白、苏梗、丹参各6g。

方释：方用高丽参、麦冬、五味子益气强心；苏梗、薤白、瓜蒌、郁金宣痹通阳；红花、丹参、当归活血通络。

7. 肺脾两虚证 周身皮肤痹硬，或者皮肤干枯、萎缩，伴有面色萎黄，倦怠乏力，纳食不振，进食困难，胃脘满闷，腹胀便溏；舌质淡红，苔白，脉濡弱。治宜甘温扶脾，培土生金。方选参苓白术散加减。高丽参10g（另煎兑人）、炒白术、茯苓、陈皮、炒扁豆各12g，丹参、山药各30g，炙甘草、砂仁（后下）、鸡内金、玫瑰花、干姜各6g。

方释：方用高丽参、茯苓、白术、山药、扁豆、干姜、甘草甘温扶脾，培土生金；陈皮、砂仁、玫瑰花理气止痛；鸡内金消食导滞。

加减法：心悸气短加红参、冬虫夏草；心悸气闷加服冠心苏合丸、宽胸丸、三七片；肢端青冷加红藤、姜黄、桑枝、桂枝；食少、呕吐、吞咽困难加刀豆子、竹茹、代赭石；皮肤浮肿加汉防己、苍术皮、冬瓜皮、扁豆皮；皮肤硬化加三棱、莪术、桃仁；皮肤萎缩加龟胶、鹿角胶；骨节疼痛加威灵仙、海风藤、络石藤、老鹳草、乌蛇、秦艽；肢冷畏寒，腰酸腿软加干姜、九香虫、制川乌、制草乌；指端疼痛，溃烂不收加制乳香、制没药、血竭；脾胃虚寒加肉豆蔻、干姜；腹胀便溏加广木香、厚朴、陈皮；腰酸遗精阳痿加巴戟天、仙灵脾、仙茅、肉苁蓉；月经不调加益母草、泽兰、紫石英；气虚乏力加孩儿参、太子参；食欲不振加鸡内金、山楂、谷麦芽；尿中蛋白加玉米须、大小蓟、土茯苓。

（二）外治法

皮损泛发，特别是以四肢较重时，选用透骨草30g，桂枝15g，红花10g；或用制草乌、艾叶各15g，川椒、桂枝各10g；或用黄药子250g，加水适量，煎汁，熏洗患处，然后选用红花酒，加温按摩患处，日2～3次，每次10～15分钟。

此外，还可选用药膏（取桃、柳、桑、槐、榆树枝各1尺，乳香、没药、羌活、千年健、三七、鸡内金各15g，香油500ml煎开，再将上药纳入，炸至焦黄，去药渣，趁热加入黄丹250g，收膏）外贴，日1次。

三、经验与体会

硬皮病病位在肺、脾、肾三脏，在治疗时，当以调治脾肾为主，活血通痹为辅，方中用黄芪、党参、白术、白芍、桂枝、制川草乌等甘温之品，益气助阳，补脾温肾。佐以丹参、赤芍、路路通、川芎、地龙之类活血通痹。在通痹之中，尤要重视通孙络之痹，避免大热大燥之类，恐其伤阴耗液，更不利于病情的缓解。

在寒冬季节，方中可适当加入高丽参、制附子、炙甘草等，有利于温阳通脉。有防止病情进一步恶化的效果。

此外，在指端、肘尖等处，防止擦伤溃破。若形成溃疡后，愈合十分困难。

湿疹辨证论治要旨

本病是由多种内外因素引起的一种具有明显渗出的皮肤炎症倾向反应，皮疹多样性，慢性期局限而有浸润和肥厚，瘙痒剧烈，易复发。

湿疹的发病原因很复杂，有内在因素与外在因素的相互作用，常是多方面的，外在因素如生活环境、气候条件等均可影响湿疹的发生。如日光、紫外线、寒冷、炎热、干燥、多汗、搔抓、摩擦以及各种动物皮毛、植物、化学物质等，有些日常生活用品如含有香脂等化妆品、肥皂、人造纤维等均可诱发湿疹。某些食物也能促使某些人湿疹加重。内在因素如慢性消化系统疾病、胃肠道功能性障碍、精神紧张、失眠、过劳、情绪变化等精神改变，感染病灶、新陈代谢障碍和内分泌功能失调等，均可导致加重湿疹的病情。

中医学对湿疹曾有过丰富的论述，其发病的原因主要有三个方面，一是六淫外邪客于肤表，特别是风、湿、热，一般而论风淫偏盛，多为皮损泛发，痒感明显；湿淫居多，病位多在下部，缠绵难愈；热淫炽盛，常为皮肤红肿，常致毒染。二是心脾肾三脏失调，致使体液代谢失常，湿热诸邪外扑于肤腠，心火偏亢，则焮红痒重；脾湿偏重，则浸渍糜烂；肾虚多为病程日久，但其又当分肾阴虚与肾阳虚，三是辛辣厚味，造成阴液亏损，或者湿热蕴结。

湿疹通常按病程、皮损、病因、部位四个方面分类。

一、按病程分类

①急性湿疹；②亚急性湿疹；③慢性湿疹。

二、按皮损性质分类

①红斑性湿疹；②丘疹性湿疹；③水疱性湿疹；④脓疱性湿疹；⑤糜烂渗出性湿疹；⑥结痂性湿疹；⑦脱屑性湿疹（营养缺乏性湿疹）；⑧皲裂性湿疹（家庭主妇性湿疹）；⑨钱币状湿疹；⑩泛发性湿疹。

三、按病因性质分类

①寻常性（真性）湿疹；②细菌性湿疹（传染性湿疹样皮炎）：其中包括创伤周围湿疹、脓疱性湿疹、须疮样湿疹；③真菌性湿疹（真菌疹）；④反射性湿疹（自家过敏性皮炎）：部分著作记载有痒疹性湿疹、神经性湿疹、焦虑性湿疹皆属此例；⑤脂溢性湿疹（脂溢性皮炎）；⑥汗疱性湿疹；⑦营养性湿疹；⑧职业性湿疹；⑨婴儿湿疹；⑩特应性皮炎（异位性湿疹、素质性湿疹、遗传性过敏性皮炎）；⑪静脉曲张性湿疹（瘀滞性皮炎）。

四、按发病部位分类

①头部湿疹；②面部湿疹；③乳头湿疹；④阴部湿疹；⑤肛周湿疹；⑥足部湿疹；⑦手部湿疹；⑧间擦部湿疹。

此外，还有按年龄而分，如成人湿疹、婴儿湿疹等。

（一）成人湿疹

成人湿疹的病因不外湿、热、风三者。

湿：湿从内生。如多饮茶、酒而生茶湿、酒湿；多食鱼腥海味、五辛发物而生湿热；多吃生冷水果，损伤脾阳而水湿内生。

热：心绪烦扰，神态不宁，心经有火，血热内生。

风：流水日久，伤阴耗血，或因湿热内蕴，复受外风，或因过食辛辣香燥之物，而使血燥生风。

按临床表现，概分为急性湿疹与慢性湿疹两类。

急性湿疹：皮损常有多形性的特征并同时见到红斑、丘疹、丘疱疹、小水疱，有时以某一皮肤损害为主。水疱可自行破溃，形成小点状的糜烂，渗液黏稠，干燥形成点状、透明、略黄的结痂。反复发作，范围逐渐扩大，因搔抓形成糜烂，滋水淋漓、浸淫成片，病情由轻到重。继发感染者，水疱成为脓疱，疱液混浊，结蜡黄色脓性痂片，引起附近臀核肿痛。

慢性湿疹：多由急性湿疹、亚急性湿疹反复发作转变而来。主要皮损为皮肤肥厚、粗糙、干燥、脱屑、皮纹增宽加深、色素沉着、苔藓样变明显。

伴有性情急躁、夜寐不安、头晕眼花、腰酸肢软等症状。

1. 内治法

（1）湿热型 皮损潮红、水疱、糜烂、流滋、边界弥漫，剧烈瘙痒，伴胸闷纳呆，大便干结，小溲黄赤，苔薄黄腻，脉滑数等。治宜清热利湿，方以萆薢渗湿汤合二妙丸加减：银花、连翘各 10g，丹皮、苦参、苍术、黄柏各 6g，萆薢、茯苓皮、茵陈各 12g，大黄、生甘草各 3g。

方释：方用银花、连翘、丹皮清热解毒；萆薢、茯苓皮、苍术、黄柏、茵陈清热利湿；苦参散风止痒；大黄、甘草化瘀通络。

加减法：发于上部或弥漫全身者，加桑叶、菊花、苍耳子、蝉蜕；去黄柏、茯苓皮；发于中部或肝经分布者加川牛膝、车前子；瘙痒甚加徐长卿、白鲜皮、地肤子；皮损嫩红灼热者加生地、赤芍、丹皮。

（2）血热型 皮损红斑、丘疹、抓痕、血痂，瘙痒剧烈，脱屑不多，常伴有口干舌红，脉细数，治宜凉血、清热、利湿。药用：鲜生地 12g；赤芍、丹皮、黄连、生山栀各 6g；白鲜皮、地肤子各 10g；豨莶草、苦参片、海桐皮、生甘草各 4.5g。

方释：方用生地、丹皮、赤芍凉血退斑；黄连、山栀清心泻火；白鲜皮、地肤子、豨莶草、苦参凉血解毒，散风止痒；海桐皮、甘草疏通经络，以助白鲜皮等止痒之力。

（3）湿阻型 皮损色暗，淡红或不红，水疱不多，但滋水浸淫，常伴有胃纳不香，饮食减少，面色萎黄，便溏溲少，苔白腻，脉濡滑等。治宜健脾除湿，方以除湿胃苓汤加减：苍术、白术、猪苓各 10g；茯苓、淮山药、生薏苡仁各 15g；车前草、泽泻、徐长卿、茵陈、陈皮各 12g。

方释：方用苍术、白术、山药、薏苡仁健脾除湿；猪苓、泽泻、茯苓清热利湿；徐长卿、陈皮、茵陈散风止痒。

加减法：胃纳不香者加藿香、佩兰；胸闷不适者加厚朴、枳壳；大便溏薄者加银花炭、黄芩炭；剧痒滋水过多者加滑石、苦参。

（4）血燥型　湿疹反复发作，病程缠绵，数年不愈；常有形体消瘦，苔薄舌淡、脉濡细。治宜养血祛风，清热化湿。药用：生地、当归、白芍、小胡麻、白鲜皮、地肤子各10g；萆薢、茯苓皮各12g；蛇床子、生甘草各4.5g。

方释：方用生地、当归、白芍、胡麻、甘草养血润燥；白鲜皮、地肤子、蛇床子除湿解毒止痒；萆薢、茯苓清热利湿。

加减法：瘙痒不能入眠加珍珠母、生牡蛎、夜交藤、酸枣仁；腰脊酸软加金毛狗脊、仙灵脾、菟丝子；口渴咽干加玄参、麦冬、石斛；皮损粗糙加丹参、鸡血藤、干地龙或乌梢蛇3g（研粉分2次吞服）；伴急性发作潮红灼热加地骨皮、赤芍、丹参、紫草。发于头面部者，加川芎、羌活、白芷；发于乳房、脐窝者加茵陈、王大黄、车前子；发于四肢者加桑枝、川牛膝、忍冬藤；发于小腿而青筋暴露，皮色乌黑者加泽兰、莪术、川牛膝。

2. 外治法

（1）急性湿疹　糜烂流滋较多者用10%黄柏溶液或蒲公英60g、野菊花15g煎汤待冷后湿敷。

红斑、丘疹、水疱，流滋不多者，用三黄洗剂外搽，1日5～6次；或用青黛散干扑，日用4～5次。

糜烂、脓疱、结痂时，用黄连油或青黛散麻油调搽，1日3次。

（2）亚急性湿疹　一般用三黄洗剂或青黛散麻油调搽均可，1日3次。

（3）慢性湿疹　青黛膏或皮脂膏外涂，伴有小腿青筋暴露者，另加用缠缚疗法。

3. 经验与体会

急性湿疹多为邪正相争阶段，内服药物宜用苦寒泻火、利湿止痒之剂，亚急性湿疹为正邪交织阶段，治宜清热泻火、扶脾化湿，或佐以散风止痒，或佐以滋阴除湿，或佐以活血止痒，其剂量的组成各持一半治之。慢性湿疹处于邪衰正虚阶段，治宜扶脾化湿或滋阴除湿为主，佐以散风止痒或熄风止痒。

外治法当本着两条原则，一是药物剂量由低浓度至高浓度，特别是婴儿、妇人以及在皮肤薄嫩处所，更应如此。二是湿对湿；干对干；前者言渗出糜烂时期，应湿敷为主，后者言肥厚或苔癣样变，当用糊膏为主。

（二）头部脂溢性湿疹

本病由脾胃湿热，蕴阻肤腠，循经上行于头面，兼之感受风热，两者相搏而成。

1. 内治法　头面连及颈项等处，可见红斑、丘疱，破皮滋水外溢，时结橘黄厚痂，自觉痒重，心烦口苦，小便短黄，舌质红，苔黄微腻。治宜清化湿热，疏风止痒。方用泻黄散加减：藿香、生石膏、生地、茵陈各15g；防风、荆芥、焦山栀、黄芩、赤茯苓各10g；蝉蜕、灯心、竹叶各4.5g，白茅根30g。

方释：方用藿香、茵陈、黄芩清热化湿；生石膏、山栀、灯心、竹叶清气退热；荆芥、防风散风止痒；白茅根、赤苓凉血退斑。

2. 外治法

（1）渗出和毒染阶段　山豆根水洗方，水煎取汁，外洗或湿敷，日1次。

（2）红斑、血疱疹和毒染阶段　祛湿散、湿疹散，选用一种，植物油调成糊状外涂。

3. 经验与体会

内服方药，当辨别湿热与风邪的孰轻孰重，湿热偏重则渗出较多，脂液腥臭，并结黄痂，法当除湿清热；风邪偏重，则鳞屑较多，搔之叠叠飞起，落之又生，治当滋阴润燥，熄风止痒。

外治诸方可抑制渗出，减轻痒感，有利于皮损的恢复。

（三）丘疹性湿疹

因心情急躁，心火内炽，以致血热生风，风窜肤表故而瘙痒无度。或者肝脾两经湿热，外受风邪，袭于皮肤，郁于肺经；或者风热郁火，日久血躁所致，诚如《医宗金鉴·外科心法要诀》所说："血风疮，此证由肝脾二经湿热，外受风邪，袭于皮肤，郁于肺经，致遍身生疮，形如粟米，瘙痒无度。抓破时津脂水浸淫成片，令人烦躁、口渴、瘙痒，日轻夜甚。"

风热郁于肺经，日久则血燥伤血，血虚而津少，肤失濡养而成。病变部位常发于下肢，严重时遍及全身。

1. 内治法

（1）血热风盛证　初起皮肤可见红色粟疹瘙痒无度，抓破津血，日轻夜重，夜不能寐，心烦口干，舌质红，苔薄，脉细弦数。治宜凉血清热，散风止痒。方选《金鉴》消风散加减：当归、防风、蝉蜕、苦参、荆芥各6g；生地、生石膏、牛蒡子各12g；苍术、胡麻、钩藤、徐长卿各10g；甘草、木通各3g。

方释：方用荆芥、防风、蝉蜕、牛蒡子疏风清热，风热从肤而散；钩藤、徐长卿、胡麻熄风止痒，虚风从内而熄；生地、当归养血润燥；生石膏清气分之热；苦参、苍术燥湿止痒。

（2）湿热风袭证　肤起红粟，搔后则津水津血外溢，自觉瘙痒颇重；兼见烦躁、口渴、二便不调；舌质红，苔薄黄，脉弦滑。治宜凉血祛风，渗湿止痒。方选凉血除湿汤加减：生地、忍冬藤、白鲜皮各15g；丹皮、赤芍、豨莶草、地肤子、茯苓皮各10g；赤小豆30g；连翘、海桐皮、生薏苡仁各12g。

方释：方用生地、丹皮、赤芍、连翘、赤小豆清心凉血，解毒退斑；忍冬藤、白鲜皮、地肤子、豨莶草通络散风，化湿止痒；薏苡仁、茯苓皮扶脾渗湿。

（3）血虚风燥证　皮肤干燥，糠秕状脱屑，部分因搔抓而留下皮下瘀斑，自觉瘙痒，日轻夜重，舌淡或舌紫有瘀斑，苔少，脉虚细。治宜养血祛风，润燥止痒。方选当归饮子加减：当归、熟地、白芍、白蒺藜各12g，何首乌、黄芪各15g，莲子心4.5g，荆芥、防风、川芎、蝉蜕各6g，生龙牡、山药、胡麻仁各30g。

方释：方用当归、熟地、白芍、川芎、山药、胡麻仁、首乌、黄芪养血润燥；防风、荆芥、白蒺藜、蝉蜕散风止痒；生龙牡重镇平肝以熄内风。

2. 外治法

（1）肤起红色粟疹，外涂苦参酒，或九华粉洗剂，日2次。

（2）皮肤干燥发痒时，外搽黑油膏，或润肌膏。日2次。

（3）滋水外溢，瘙痒不止，外用雄黄解毒散，柏油调搽，日1次。

3. 经验与体会　本病由风热、湿热、血热三者交感而成，在其治疗中应当分清，风热、血热、湿热三者孰轻孰重，一般而论，风热偏重，病在肺，治宜宣散；血热偏重，病在心，治宜凉血；湿热偏重，病在脾，治宜化湿。此外，在三者的治疗过程中，应牢记"治风先治血，血行风自灭"的古训。

外用药物视病情而定，丘疹为主时，用酒剂或洗剂；干燥发痒时用软膏；渗出痒重时用散剂油调。

（四）耳后间隙性湿疹

耳周乃肝、脾两经循经之处，肝与胆，脾与胃互为表里。由于饮食不节，多食鱼腥油腻发物，脾运失健，湿热上壅，循经而在耳部生疮。

1. 内治法

（1）湿热蕴肤证　起病较急，耳壳肿胀，水疱云集，破皮则滋水外溢，呈湿烂剧痒外观。伴口苦且干，大便秘结，小便短黄。舌质红，苔薄黄微腻，脉滑数。治宜清热凉血，祛湿止痒。方用龙胆泻肝汤加减。炒龙胆草、黄芩、车前子、炒丹皮、焦山栀各10g，生地30g，白茅根15g，六一散12g（荷叶包煎），柴胡、木通各6g。

方释：方用龙胆草、山栀、柴胡、黄芩、木通清泻肝胆湿热；生地、丹皮、白茅根清热凉血；车前子、六一散导热下行，以清六腑之热。

（2）阴虚血燥证　病久迁延及反复，耳褶缝裂开，鳞屑落之又生，自觉痛如刀割。伴见燥痒、口干、肤粗。舌质红少津，苔少，脉细数。治宜滋阴养血，润燥除湿。方用滋阴除湿汤加减：生地30g，玄参、当归各15g，丹参、茯苓、泽泻各12g，白鲜皮、地肤子、钩藤各10g，柴胡、炒白芍各6g。

方释：方用生地、玄参、当归、白芍、丹参养血润肤，滋阴润燥；茯苓、泽泻养血扶脾化湿；白鲜皮、钩藤、地肤子、柴胡化湿解毒，散风止痒。

2. 外治法

（1）急性渗出阶段　地榆15g、黄柏、蒲公英各10g，水煎服取汁，湿敷患处，日2～3次。

（2）皮损渗出减少，但还有轻微糜烂阶段　选用解毒丹，香油调成糊状，外涂。

（3）皮损渗出糜烂基本控制，仍有轻微糜烂时外涂地虎糊。

3. 经验与体会

病变部位在耳廓四周，其治疗当分虚实。实证，病程短，红斑、丘疱疹、渗出明显，痒感较重，治在肝、胆；方选龙胆泻肝汤或柴胡清肝饮之类；虚证，病程长，干燥、脱屑、肥厚，痒感时轻时重，治在脾、肾，方选滋阴除湿汤或知柏地黄汤之类。

（五）手足湿疹

脾胃虚弱，禀赋不耐，加之饮食不节，过多食入鱼腥发物，炙煿油腻之类食品，致使运化失职，湿热内蕴，浸淫四末而成。肤腠空虚，风湿外邪，乘虚而袭，风湿相搏于肤腠，遂成斯疾。《诸病源候论》说："病疮者，由肤腠虚，风湿之气，折于血气，结聚所生。多着手足间，递相对，如新生茱萸子，痛、痒，抓搔成疮，黄汁出，浸淫生长坼裂，时瘥时剧。"

脾胃有热，湿气少，风气多，耗血伤阴，肤失濡养，生风化燥而致。《外科真诠》说："无故掌心燥痒起皮，甚则枯裂微痛者，名掌心风，上脾胃有热，血燥生风，不能荣养皮肤而成。"

外因常接触水浆，居处卑湿，或者水中作业，均能导致湿气多，风气少，湿热互结，蕴化为毒，毒蚀肌肤而致黄白脓疱，相迭重生，自觉痒痛无时，时好时发，极其顽固。

1. 内治法

（1）湿热内蕴证　皮损以丘疹、丘疱疹和潜在性水疱为主，搔破则滋水外溢，甚则浸淫结痂。伴大便干燥，小便短黄，自觉痒重。舌质红，苔薄黄或黄腻，脉濡数。治宜清心渗湿。方用黄连解毒汤加减：炒黄连、焦山栀、桑枝各6g，炒黄芩、炒黄柏、白茅根各10g，生薏苡仁、山药、赤小豆各15g。

方释：方用黄连、黄芩、山栀、黄柏清热泻火，白茅根、山药、薏苡仁、赤小豆凉血化湿；桑枝既散风止痒，又引药直达病所。

（2）风湿相搏证　皮肤干燥皲裂，肥厚，状如苔藓，脱屑，或间有少量新起丘疹、水疱，自觉瘙痒或干痒不适，舌质淡红，苔少，脉细数。治宜祛风胜湿，佐以润燥止痒。方用祛风地黄丸加减：生熟地各15g，刺蒺藜12g，炒知母、枸杞子、桑椹子、钩藤、何首乌、防风、徐长卿、威灵仙各10g，菟丝子、独活、姜黄、桑枝、川牛膝各6g。

方释：方用生熟地、首乌、菟丝子、桑椹子、枸杞子滋阴润燥，刺蒺藜、钩藤、徐长卿、威灵仙、独活驱风止痒；桑枝、姜黄、川牛膝引药直达手足患处，以增药效。

（3）血虚风燥证　皮肤粗糙，时有鳞屑脱落，甚则干燥皲裂作痛，经久不愈，反复发作，自觉痒感时轻时重，舌质红，苔少或无苔，脉虚细且数。治宜养血润燥，滋阴除湿，方用滋阴除湿汤加减：生地15g，当归、沙参、黑料豆、何首乌、钩藤、山药各10g，丹参、白鲜皮、蛇床子各12g，茯苓皮、泽泻、桑枝各9g，赤小豆30g。

方释：方用生地、当归、丹参养血活血；沙参、首乌、黑料豆、山药滋阴润燥；钩藤、白鲜皮、蛇床子、桑枝散风止痒；茯苓皮、赤小豆、泽泻化湿清热。

（4）湿热化毒证　掌跖反复发起水疱，脓疱，常呈簇状出现，搔破则有津黄汁水外溢，皮损时轻时重，自觉痒痛相兼，舌质红，苔薄黄，脉濡数。治宜清热解毒，化湿止痒。方选野菊败毒汤加减：野菊花、半枝莲、莲子心、紫花地丁各12g，豨莶草、茯苓皮、银花、蛇舌草各15g，赤小豆30g，莲子心、焦山栀各6g。

方释：方用野菊花、半枝莲、紫花地丁、蛇舌草、银花清热解毒；莲子心、山栀、赤小豆清心解毒；茯苓皮、豨莶草化湿散风止痒。

2. 外治法

皮疹以丘疱疹、脓疱为主，选用路路通水洗剂，或用苍肤水洗剂，煎汁浸泡或

守拙杂谈

湿敷。

湿病疮选用青蛤散，植物油调搽，或用五石膏。

皮肤肥厚，选用薄肤膏；燥病疮选用黄连膏、润肌膏。

久病疮选用藜芦膏。

3. 经验与体会

本病的外治要分清干与湿，所谓干者，局部肥厚角化，皲裂疼痛。应在浸泡后外涂软膏。以软膏治疗为主；所谓湿者，局部渗出糜烂，剧烈瘙痒，应用药浸泡或湿敷，日数次，酌情外涂糊膏或软膏。以水洗剂为主。

内治当从心脾为主，痒重时，重在清心泻火；湿重时当宜扶脾燥湿，两者均应加引经药。其效更速。

（六）眼睑湿疹

饮食不节，过食辛辣或腥发之物，致使脾胃蕴热，复感风邪，引动内热，上攻于目，风热相搏，客于胞睑肌肤而致病。

1. 内治法

（1）脾经风热证　胞睑红赤，灼痒肿痛，起疱，渗出黏液。治宜清脾热，除风邪。方用除风清脾饮加减：连翘、防风、玄参、生地各 12g，黄芩、桔梗、荆芥、知母、赤芍各 10g，焦山栀、茺蔚子各 6g。

方释：方用连翘、玄参、生地、知母、黄芩养阴清热解毒；荆芥、防风、茺蔚子、桔梗疏风止痒；赤芍、山栀清心凉血。

（2）风热上攻证　眼睑红赤，干涩瘙痒，或焮痛难忍，局部溃烂。治宜清热解毒，疏风散邪。方用普济消毒饮加减：黄芩、玄参、板蓝根、生地、连翘各 12g；黄连、升麻、陈皮、马勃各 6g；炒牛蒡子、柴胡、赤芍各 10g。

方释：方用黄芩、板兰根、马勃、黄连、玄参清热解毒；生地、赤芍、连翘清心凉血；牛蒡子、柴胡、升麻疏风散血。

（3）湿热偏重证　眼睑肿胜于痒，溃破脓血而腥臭，痂壳湿秽堆积。治宜清热除湿。方用除湿汤加减：连翘、茯苓、防风、炒枳壳各 10g，滑石（包）15g，车前子（包）12g，黄连、木通、荆芥、甘草各 6g。

方释：方用连翘、黄连、木通、甘草清心解毒；荆芥、防风、枳壳疏风清热；木通、滑石、车前子清热利湿。

加减法：痒重，加苍耳子、蝉蜕、蛇蜕、地肤子；赤痛重，加赤芍、丹皮；溃烂脓血，加土茯苓、银花、蒲公英、紫花地丁。

2. 外治法

皮肤红赤干燥或虽烂而黏汁不多者；选用青黛与麻油调敷之。

黏水多，外敷滑石粉或精制炉甘石以除湿清热。

3. 经验与体会

内服方药，应从风、热、湿三邪人手，一般而论，眼睑宜浮痒重，药用疏风止痒为主；红赤疼痛，药用清热解毒为主；糜烂渗出，药用化湿清热，在具体应用中，应根据证候的轻重而选用诸药。

外用诸方药物，一要质地纯净，二要粉末极细，最好按传统水飞加工而成。避免局部刺激而加重病情。

（七）脐部湿疹

洗浴汗出，更衣不勤，或尿液秽浊，黏湿浸渍，或由局部瘙痒，抠抓不洁，久则湿热秽浊，侵袭肤表，酿成本病。

局部气化不及，湿水外渗，郁而化热，壅于脐周，出现红、肿、热、痛等病证。皮肤破损，复感邪毒，阻于脐窝，故见局部肿痛和发热等症。

1.内治法

（1）水湿浸渍证　脐带脱落后，脐孔湿润不干，甚至有汁液外渗，浸渍淹滞，脐孔周围可见稍红肿，自觉轻微瘙痒。治宜收敛燥湿法，方用芩连平胃散加减：黄连、陈皮、生甘草、厚朴各10g，苍术12g，防风、蝉蜕各6g，灯心3扎，琥珀4.5g。

方释：方用黄连、苍术、厚朴、陈皮、甘草苦辛燥湿；防风、蝉蜕疏风止痒；灯心、琥珀清心护心，防毒内陷。

（2）湿郁化火证　脐边溃烂，脐周红肿发热，甚则糜烂，脓水流溢，可闻及臭味。治宜清热解毒，敛疮生肌。方用清热利湿汤加减：炒龙胆草、焦山栀、黄芩、木通、炒丹皮各6g，赤芍、苍白术、车前子（包）各10g，银花、黄芪、茯苓、六一散（包煎）各12g，生地、赤小豆各15g。

方释：方用胆草、山栀、黄芩清肝泻火；丹皮、赤芍、生地、赤小豆凉血解毒；车前、六一散、木通清热利湿；黄芪、二术益气扶脾以固其本。

（3）邪热入里证　除局部红肿热痛加重外，可出现恶寒、发热、口干、便秘、溺赤、舌红苔黄等。治宜清热解毒，凉血和营。方用清热消毒散加减：炒黄连、炒山栀各6g，连翘、当归、防风、炒牛蒡子、甘草各10g，生地、银花、赤芍各12g，必要时加服犀黄丸，日2～3次，每次3g。

方释：方用黄芩、山栀、连翘清热解毒；防风、牛蒡子疏风止痒；生地、赤芍、当归凉血和营；银化、黄连解毒消肿。

2.外治法

局部用药应以干燥、洁净、敛液、生肌为主要原则。酌情选用螵蛸散、珠红散、去湿生肌散、龙骨散等，其用法既可干掺患处，又可植物油调成糊，外敷之。

3.经验与体会

脐部湿疹多由护理不当，或者水湿内侵，因此在按病情内服药的同时，还必须加强局部治疗，而局部治疗又当以收敛燥湿为主，避免外涂软膏之类。

（八）乳头湿疹

多因哺乳妇女素体热盛，七情内伤，肝阳化火或肝经蕴热，致使肝胆之火毒不得疏泄，发为本病。或哺乳妇女因乳头平坦，乳儿吸乳困难，强力吮乳，致使乳头发生破裂而染热毒；或因哺乳妇女无良好的卫生习惯，乳头经常遭受乳汁浸渍，发生糜烂致皲裂。

1. 内治法

（1）肝胆湿热证　乳头肤色潮红，丘疱疹渗出糜烂，或潮湿自觉刺痛难忍。舌红苔薄黄，脉弦数。治宜清肝化湿。方选龙胆泻肝汤加减：炒胆草、焦山栀、柴胡、木通各6g；生地、茯苓皮、赤芍、车前子、防风各10g，白鲜皮、钩藤、薏苡仁各12g，甘草3g。

方释：方用山栀、胆草、柴胡清泻肝胆湿热；生地、赤芍凉血退斑；车前、木通、茯苓皮、薏苡仁清利湿热；防风、钩藤、白鲜皮既疏风止痒，又除湿解毒。

（2）脾虚热燥证　乳晕及其周围干燥脱屑，时有乳头破裂或皲裂，自觉刺痛难忍，舌质淡红，脉濡细。治用扶脾润燥。方选益胃汤加减：北条参、天麦冬、石斛、玉竹、生地各12g，防风、蝉蜕、莲子心各6g，山药、赤小豆、炒扁豆各15g。

方释：方用沙参、二冬、石斛、玉竹、生地甘寒养胃，濡润肤腠；山药、扁豆、赤小豆扶脾润燥；蝉蜕、防风疏风止痒；莲子心清心解毒。

2. 外治法

渗出糜烂严重时，先用五倍子、吴茱萸各10g，蚕砂6g，水煎取汁，湿敷。待渗出减少后用蛋黄油外涂，直至病愈。

局部干燥脱屑刺痛时选用黄连膏外涂，日2～3次。

3. 经验与体会

乳晕及其乳头属肝胆经所主，内服方药初期当清肝泻火；后期则应滋阴柔肝。

外治药物应以温和、滋润、止痒为主，避免用大辛大热之品。否则，容易激惹皮肤，造成不良反应。

（九）外阴湿疹

肝循阴器，脾虚湿浊，循肝经所环部位；下注于外阴，浸淫湿痒俱生。

肾经亏虚，风热外邪乘虚而袭，致使外阴肤燥、干痒，甚则皲裂。

总之，外阴湿疹有虚有实，虚证在脾与肾；实证在外邪风热与湿浊，对此必须辨析精当。

1. 内治法

（1）肝脾湿热证　皮疹肥厚，浸润亦深，状如席纹，搔破则滋水渗出，甚则糜烂；自觉剧痒，并有越痒越腐，越腐越痒的趋势；脉濡细且数，舌质淡红，苔薄黄。治宜清肝扶脾，祛湿止痒法，方用知柏地黄汤加减：盐水炒黄柏、炒苍术、小茴香、炒丹皮各6g，生地、山萸肉、赤茯苓各12g，山药30g，炒杜仲、川续断、蛇床子各10g。

方释：方用黄柏、生地、丹皮养阴清热；苍术、赤苓、山药扶脾化湿；山萸肉、小茴、蛇床子、川续断、杜仲温阳补肾，散寒止痒。

（2）肾虚风袭证　皮损干燥、肥厚、粗糙、甚至皲裂，病程迁延日久，痒感日重夜轻，部分女性患者伴见大小阴唇萎缩或减色斑，男性患者则有阳事不举的现象。脉虚细，舌质淡红，苔少。治宜补虚益肾，熄风止痒。方用三才封髓丹加味：天冬、熟地各12g，玄参、黄柏、党参、茯神、炒苍术、炒杜仲各10g，砂仁（后下）、五味子、山萸肉各6g，山药、生龙牡各30g。

方释：方用天冬、熟地、玄参、五味子、党参、山药补脾益肾；杜仲、五味子、山萸肉、黄柏滋补肝肾；砂仁、苍术、生龙牡辛温扶阳，散寒止痒。

加减法：剧痒，夜难入睡加炒黄连、枣仁、合欢皮、钩藤；女性带下淋漓加椿根皮、金樱子、芡实、生龙牡；皮肤干燥、玻裂加地骨皮、枸杞子、桑椹子、何首乌、菟丝子。

2. 外治法

皮疹肥厚、剧痒，选用狼毒膏、苦参膏、五倍子膏、藜芦膏等，薄涂之。

3. 经验与体会

外阴湿疹治疗的重点在于肝肾，初期肝经湿热居多，方选龙胆泻肝汤加减。后期肾经亏虚为主，其选方当分阴阳，偏阴虚者方选麦味地黄汤，偏阳虚者方选右归饮加减。不论阴虚、阳虚均可加入熄风止痒之品，效果更好。

在治疗期间，除了禁忌辛辣酒味之外，还应当节制房事。临证中，部分患者不明此事，往往病情将愈又导致加重或复发。

（十）婴儿湿疹

本病是发生在 1～2 岁以下婴幼儿中，其发病与母亲食蛋白质食物、小儿消化功能障碍，以及食物性变应原敏感有密切关系。在孕乳阶段母亲过食鱼腥肥甘及辛辣炙煿等动风化热食物易导致本病。

1. 内治法

（1）湿热证　患儿多肥胖，好发于头面、颈项并延及他处，皮损以红斑、丘疹、水疱为主，脂水渗溢明显，继而结痂，瘙痒明显，大便干结，小便短黄，脉滑数。治宜清热化湿，滋阴止痒。方用泻黄散加减：藿香、炒黄柏、茯苓皮、炒黄芩各 6g，生石膏 10g，山药、防风、焦山栀各 4.5g，甘草梢 3g。

方释：方用藿香、茯苓、山药芳香化湿；生石膏、黄柏、黄芩、山栀清心泻火；防风、甘草疏风止痒。

（2）胎热证　患儿多瘦弱，常见于营养欠佳，面黄肌瘦一类小儿，皮损以大片红斑、丘疹为主，覆有油腻性鳞屑或痂皮，皮肤粗糙，瘙痒，搔抓则有少量鲜血外渗，或结血痂，部分合并消化不良，如吮乳后不久则吐出乳块，大便稀溏，或完谷不化，舌质淡红，苔少，脉缓。治宜清心导赤，扶脾育阴。方用三心导赤散加减：连翘心、山栀心各 3g；莲子心、生地、玄参、蝉蜕各 6g；山药、白术、炒白芍、炒二芽各 10g；甘草梢 4.5g；灯心 3 扎。

方释：方用莲子心、栀子心、灯心、连翘心清心导赤，解毒退热；蝉蜕散风止痒，生地、玄参、山药、白芍滋阴护液；白术、二芽、甘草健脾扶胃。

2. 外治法

皮疹以红斑、丘疹、水疱、渗出、糜烂等为主，选用生地榆、贯众各等份，煎汁，湿敷，然后选用青黛膏、地虎糊、黄艾油、文蛤散、青蛤散，植物油调成糊状，外涂。

皮疹以大片红斑为主，糠秕鳞屑亦多，剧痒，选用润肤膏、鹅黄膏、玉红膏等。

3. 经验与体会

婴幼儿服药十分困难，可由乳母代为饮之，通过乳汁，将其药性进入婴儿体内，同样可以达到治病的目的。

外治诸方除按皮肤科外用原则之外，尽量避免药物进入眼内和口腔，避免不良刺激。

（十一）特应性皮炎

本病是一种与遗传因素有关的慢性、复发性、瘙痒性炎症性皮肤病。典型的有如下特征：①易患哮喘、过敏性鼻炎、荨麻疹、湿疹等病的家族性倾向。②对异性蛋白过敏。③血清中 IgE 值高。④血液嗜酸性白细胞增多。

母体偏食五辛炙煿之物，或者分娩后又不戒口味，恣食动风发物，致使脾运失司，湿热内生，血浊与毒热，通过授乳而遗传于儿发病。

另外患儿素体禀赋不耐，加之喜食鱼腥海鲜、五辛发物，使之饮食不节，脾胃损伤所致。

总之先天不足，肝肾虚怯；后天失调，脾肺受损，脾损则生化乏源；肺损则卫外不固，易招外邪侵袭，初期阻于肤腠，燥痒不已，后期阴血耗损，肤粗如革。

1. 内治法

（1）胎热证　婴儿期为主，皮疹常在两颊发生红斑，密集针尖大丘疹、丘疱疹、水疱和渗出，渗液干涸则结橘黄色痂皮，痂剥又显露出潮红的糜烂面，舌质红苔少，指纹紫色。治宜清心导赤，护阴止痒，方用三心导赤散加减：连翘心、山栀心各 3g，莲子心、玄参、生地、赤茯苓各 6g，山药 10g，车前子（包）、沙参各 12g，木通 1.5g。

方释：方用连翘心、莲子心、山栀心清心解毒；玄参、生地、沙参滋阴护液；山药、赤苓、车前、木通化湿清热，解毒导赤。

（2）湿热证　儿童期为主，皮疹以针头大丘疹、丘疱疹和水疱为多见，部分融合成片，轻度浸润，并多集中在肘窝、腋窝等区域，自觉痒重，搔破渗血或渗液，舌质红，苔薄黄，脉濡数。治宜清热祛湿，扶正止痒。方用除湿胃苓汤加减：茯苓皮、炒黄柏、陈皮、苦参各 10g，猪苓、地肤子、白鲜皮、生黄芪各 12g，生薏苡仁、赤小豆各 15g，苍耳子、蝉蜕各 6g。

方释：方用陈皮、苦参、赤小豆、茯苓、猪苓燥湿清热；薏苡仁、黄芪益气扶脾，地肤子、白鲜皮、苍耳子、蝉蜕既除湿解毒，又散风止痒。

（3）血燥证　成人期为主，皮疹主要发生在肘、膝、颈等处，肥厚而呈苔藓样变，境界不明显，搔抓或摩擦刺激后有少量渗出或血痂，干燥，甚则干裂不适，夜间痒重，舌质淡红，苔少脉细数。治宜滋阴除湿，润燥止痒。方用滋阴除湿汤加减：当归、炒白芍、柴胡、黄芩各 6g，熟地、地骨皮、益母草各 15g，炒知母、泽泻、防风、何首乌、甘草各 10g。

方释：方用当归、白芍、熟地、首乌养血润燥；知母、地骨皮、黄芩、柴胡清解肤腠郁热；益母草、防风活血散风止痒。

加减法：渗液较多加汉防己、冬瓜皮、白茅根；剧痒加羌活、乌蛇、蝉蜕；合

172

并哮喘加五味子、款冬花、炒枳壳、山萸肉；合并过敏性鼻炎加辛夷花、蔓荆子、白芷；皮疹肥厚苔藓样变加赤石脂、丹参、鸡血藤、夜交藤。

2. 外治法

（1）婴儿期用青黛散、祛湿散、湿疹散、龟板散等，任选一种，植物油调成糊状，外涂。

（2）儿童期用黑油膏、藜芦膏、鹅黄膏、五石膏等，任选一种，外涂。

（3）成人期若有少量渗出时选用琥珀二乌糊膏，外涂；若干燥乃至皲裂时选用润肌膏加湿疹散调搽；若痒感颇重而无渗出则用布帛搽剂，日1～2次。

3. 经验与体会

临床按婴儿、青少年和成人三个时期治疗，婴儿期重在清解胎毒，治在心；少年期重在清理湿热，治在脾；成人期重在柔肝熄风，治在肝肾。

瘙痒是本病最重要和最痛苦的自觉症状，因此不论在何期，均应酌加熄风止痒和安神止痒之品。对于纯粹的散风止痒药应持慎重态度。

在内治法的同时，加用外治法，有利于病情的控制和皮损的恢复。

（十二）肛周湿疹

本病多由原患痔瘘或者蛲虫等疾，因瘙痒而用热水烫洗或外搽不当的药品，致使肛周发生湿疹样改变。

1. 内治法

（1）湿热证　肛门或阴器部瘙痒，搔破则致肛周皮肤湿烂，脉濡细而滑，舌质红，苔腻浊。治宜杀虫止痒，清化湿热。方选追虫丸加减。槟榔、雷丸、苦楝根皮各6g，使君子、陈皮、炒黄柏、炒龙胆草、茯苓各10g，炒枳壳12g，熟大黄4.5g（后下）。

方释：方用龙胆草、黄柏、茯苓清热化湿，槟榔、雷丸、苦楝根皮、使君子杀虫止痒；陈皮、枳壳、大黄理气通腑，湿热毒去，则痒感自除。

（2）脾虚证　患者面色苍白少华，肌肤消瘦，烦躁焦急，食欲失常，大便稀溏，肛周刺痒，夜间尤重，或者浸渍腐白，或者干裂疼痛，脉弦细，舌质淡红、苔少。治宜益气健脾，扶正止痒。方选四君子汤加味：砂仁（后下）、黄连各6g，陈皮、党参、白术、山药各12g，茯苓、神曲、莲子心、甘草各10g。

方释：方用参、苓、术、草、山药益气扶脾；陈皮、砂仁理气化湿；黄连、莲子心泻火解毒；神曲祛邪消食。脾气健运，则湿热可除。

（3）风燥证　肛周皮肤黏膜发红，干裂刺痒，抓痕明显，并有少量血痂，兼有口干喜饮，大便时干时清，脉象浮数，治宜疏风润燥，熄风止痒。方选养血润肤汤加减：当归、白芍、首乌、胡麻子、熟地各10g；钩藤、刺蒺藜各12g；黄芩、苦参各6g。

方释：方用当归、白芍、首乌、熟地滋阴润燥；钩藤、刺蒺藜熄风止痒；胡麻子润燥通便；黄芩、苦参清解热毒，燥湿止痒。

加减法：食呆食积加山楂、麦芽；反胃腹痛加鸡内金、莱菔子等；日久不愈加炒杜仲、小茴、沉香；心烦意乱加夜交藤、合欢皮。

2. 外治法

肛周湿烂时，采用楮桃叶、苦楝子、篇蓄叶、桃树叶、蛇床子、马齿苋等，任选 2 ～ 3 味，煎水取汁，湿敷患处。

肛周干燥、脱屑，瘙痒，采用胡粉散、雄黄散、槟榔粉、使君子粉、百部粉、鹤虱粉等，任选一种，植物油调膏，外涂肛门周围。

3. 经验与体会

本病以外治为主，在用药的过程中，要注意两个问题：一是外用所选药物以温和为好，二是所用剂型以水剂湿敷和软膏外涂相互配合而用，较为妥当。

内服诸方有一定的辅助作用，对于因脏腑功能失调尤不可少。

（十三）自体敏感性皮炎

自体敏感性皮炎，简称自敏性皮炎，可能系患者对自身病灶组织的多种变应原成分及治疗不当发生过敏反应而致泛发性急性皮肤炎症。常见的原发病灶有：湿疹、真菌感染病灶、外伤、溃疡等，多有局部处理不当史，而使病灶恶化。本病一般随原发病灶好转后，继发皮疹也随之消退。

本病以内因为主，不外心火、脾湿、肝风、由脏腑失调所致；外因为风与湿两邪较多。具体如下。

心主血脉，因心绪烦扰，五志不遂，则生热，郁久化火，伏于营血，使血热内生，热盛则生风，风扑于肤而致。

饮食不节：不戒口味，嗜饮茶酒，鱼腥海味，五辛膻气，动风发物，脾运失职，生湿化热，以致湿热内蕴，亦可由于多食生冷，损伤脾阳，水湿内生，脾虚心火相结而成。

肝风内生：一则可因湿热内蕴，外受于风而发；一则血热生风，或日久伤阴耗血，肝失血养，风从内生，风胜则燥所致。

总之，急性期多由风性数变，往来腠理则瘙痒；热性趋外，壅于体表则出现红色斑疹；湿性重浊，聚于肌肤则起水疱；又因湿性黏腻，恋结难除；慢性期则湿热久蕴于内而不化，日久则热伤营，渗水日久则伤阴，阴血耗伤则燥，症见皮损渐至肥厚、干燥、脱屑或皲裂。

1. 内治法

（1）风重于湿证　病变以上半身为重，丘疹色红，水疱少量，渗出不多，自觉瘙痒不止，舌红，苔薄白，脉弦滑。治宜祛风除湿。方选消风散加减：荆芥、苦参、蝉蜕、知母、甘草各 6g，防风、当归、苍术、炒牛蒡子各 10g，生地、生石膏、白鲜皮各 12g，木通 3g。

方释：方用荆芥、蝉蜕、防风、牛蒡子疏风止痒；苦参、苍术、石膏清热燥湿；知母、生地、甘草、木通清心凉血；白鲜皮、当归除湿止痒；风邪得散，热邪得清，湿邪得化，则痒感自除。

（2）热重于湿证　发病较急，皮肤焮红，灼热，上起红粟为多，水疱少，自觉心烦、口渴、瘙痒，小便短赤，大便秘结，舌质红，苔薄黄，脉滑数。治宜清热除湿。方选凉血除湿汤加减：生地、忍冬藤、白鲜皮、六一散（包）各15g，丹皮、赤芍、海桐皮、地肤子各10g，豨莶草、赤小豆各12g，莲子心6g。

方释：方用生地、丹皮、赤芍、赤小豆凉血清热，化湿止痒；忍冬藤、白鲜皮、豨莶草、海桐皮、地骨皮解毒除湿，散风止痒；莲子心、六一散清心导赤，热毒从小便而出，则肤痒自除。

（3）湿重于热证 病变主要发生于下半身，起水窠较多，皮色黯淡不红，搔破渗出，自觉瘙痒，纳谷不香，小便稀溏，身疲乏力，舌质淡红，苔薄白，脉细缓。治宜健脾利湿。方选除湿胃苓汤加减：苍术、陈皮、厚朴、炒枳壳各10g，生地、茯苓皮、车前子（包）、猪苓各12g，赤小豆、生薏苡仁、泽泻各15g，砂仁（后下）8g。

方释：方用苍术、陈皮、厚朴、枳壳、砂仁燥湿化浊；茯苓、车前、猪苓、薏苡仁、泽泻清热利湿；赤小豆、生地凉血除湿，湿去则热邪孤矣，痒感可除。

（4）湿热浸淫证 发病急，病程短，皮损形态繁多，诸如红斑、丘疹、水疱、糜烂、渗液等；伴有剧烈瘙痒，咽干，口不渴，或心烦口渴，便秘溲黄；舌质红，苔薄黄根微腻，脉滑数或弦滑。治宜清热利湿，消风止痒。方选龙胆泻肝汤加减。炒龙胆草、黄芩、柴胡、荆芥、蝉蜕各6g，生地、泽泻、白鲜皮各15g，车前子（包）、焦山栀、赤芍、防风各10g。

方释：方用龙胆草、黄芩、山栀、生地、赤芍清热凉血；泽泻、车前、白鲜皮化湿解毒；柴胡、荆芥、蝉蜕、防风疏风止痒。湿热并重，则应清热利湿，同时并举。

（5）脾虚湿阻证 病程较长，斑疹散在，呈浅红或黯红色，有少量水疱或丘疱疹，偶有少许脂水渗溢，自觉剧痒，脘腹不适，胃纳欠佳，面色萎黄，便溏溲少，舌质淡红，苔白腻或苔黄腻，脉沉濡弦滑。治宜健脾除湿。方选健脾除湿汤加减：茯苓皮、茵陈、生地各15g；白术、黄芩、焦山栀、炒枳壳、白鲜皮各12g，赤小豆30g，生薏苡仁、炒二芽各10g。

方释：方用白术、茯苓、薏苡仁、二芽扶脾化湿；黄芩、山栀、生地清解湿热；茵陈、白鲜皮、赤小豆、枳壳化湿清热。

（6）阴伤血燥证 病程缠绵，反复发作，皮损浸润肥厚，呈黯红或灰垢，皮肤粗糙，抓痕累累，结痂或鳞屑，或见少量渗水；伴见剧痒难以入睡，精神疲惫，咽干口渴；舌质红少津，苔薄或无苔，脉细滑或弦细。治宜滋阴养血，除湿止痒。方选滋阴除湿汤加减：生地30g，玄参、当归、丹参、蛇床子各10g；茯苓、泽泻、白鲜皮各12g，炒扁豆、山药、生薏苡仁各15g，益母草、徐长卿各9g。

方释：方用生地、玄参、山药、薏苡仁、扁豆、当归、丹参养阴护液，润燥止痒；白鲜皮、泽泻、蛇床子化湿止痒；益母草、徐长卿活血止痒。大凡病程迁久皆可用本方治之。

加减法：脘腹胀满者加厚朴、大腹皮、玫瑰花；胃纳欠佳加佩兰、炒二芽、鸡内金；咽干口渴加麦冬、玉竹、石斛；剧痒不止加乌蛇、威灵仙、徐长卿；瘙痒难眠加酸枣仁、夜交藤、生龙骨、生牡蛎；大便稀溏加扁豆、山药、仙灵脾；皮损呈苔藓样变加赤芍、桃仁、泽兰、丹参、地龙、皂刺、甲珠。

2.外治法

红斑、丘疹、水疱未破时，先用路路通方，煎汁湿敷，然后外涂湿疹一号膏，日2次。

若瘙痒剧烈，选用九华粉洗剂或蛇床子洗方，煎汁，外洗，日3~5次。

病程较久，皮肤肥厚而剧痒，可用止痒粉外扑患处，或用植物油调成糊状，外敷患处，日1~2次。

凡见糜烂、渗液时，选用马齿苋、生地榆各等量，煎汁，凉湿敷患处。日2~5次，每次15分钟。

皮损抓破化脓，伴见继发感染，选用青黛散油调成糊状，外涂，或外涂黄连膏。

皮损肥厚，层层脱皮，可选用湿毒膏、薄肤膏，外涂；皮损干燥、皲裂，可外涂狼毒膏，日1~2次。

3.经验与体会

本病在治疗的过程中，应当认真辨析风、湿、热、虚四个方面的临床特征：风邪为主则痒感偏重，治宜疏散；湿邪为主则浸淫糜烂，治宜清化；热邪为主则红肿痛痒，治宜解毒；虚证又分脾虚和阴虚，前者皮损干燥，治宜益气扶脾；后者燥痒，治宜养阴润燥。

外治方面，渗出糜烂以湿敷外洗为主，肥厚皲裂当以软膏润之。然其药物组成当以温和为好。特别是重金属类药物避免使用或少用。

（十四）传染性湿疹样皮炎

本病的发生是一种因感染性病灶所致自体敏感性皮肤炎症，特别是一些脓性渗液中，细菌或组织的化学物质，对皮肤发生致敏作用所致，与变态反应有关。多因湿热内蕴，外感风毒发为本病。因此，患者常与先天素质有关，特别是一些内热毒素偏盛的体质。

1.内治法

（1）湿热互结证　周身可见炎性丘疹、丘疱疹，部分渗出、糜烂，自觉痒重，伴有口苦、心烦、周身燥热、小便黄，脉象细数，舌边红，苔薄黄。治宜清热利湿，方选龙胆泻肝汤加减：龙胆草、山栀、黄芩、黄柏、柴胡各6g；生地15g；丹皮、车前子、赤茯苓、钩藤各10g；赤小豆30g。

方释：方用龙胆草、山栀、黄柏清肝泻火；车前、赤苓、赤小豆利湿清热；钩藤熄风止痒；黄芩、柴胡疏通表里，使内热得清，外邪得透，其痒自除。

（2）阴虚血燥证　病程迁延日久，或者复发，皮肤干燥脱屑，部分肥厚，状如苔藓，部分抓痕明显，结有血痂，自述痒感日轻夜重，夜寐欠安。脉象细数，舌红苔少，治宜滋阴润燥，熄风止痒。方选滋阴除湿汤加减：生地、首乌、白芍、钩藤各12g；珍珠母30g；夜交藤、茯神、女贞子、枸杞子、酸枣仁各10g；黄连、莲子心各3g。

方释：方用首乌、白芍、女贞子、枸杞、生地滋阴润燥；养血柔肝；钩藤、珍珠母重镇熄风以止痒；夜交藤、茯神、酸枣仁、莲子心、黄连清心泻火以安神。

2. 外治法

皮肤渗出、糜烂或者毒染有脓，选用马齿苋水洗剂湿敷。日2～3次。

皮肤干燥发痒时选用黄连膏薄薄外搽。日1～2次。

3. 经验与体会

本病初期以湿热为主，治宜清热化湿，解毒止痒，要求尽快控制渗出糜烂的皮损，后期常以反复发作为其特征，治宜滋阴除湿，扶脾固本。此时，止痒之品当用重镇之药为好，搜风类药物尽量少用。

（十五）瘀滞性皮炎

瘀滞性皮炎又称静脉曲张性湿疹，若伴有慢性小腿溃疡者，称为静脉曲张综合征。是由于下肢静脉曲张等病使下肢血液循环障碍，静脉瘀血导致毛细血管壁通透性增加，产生水肿、局部组织缺氧和营养不良、瘙痒等，再加上搔抓或外伤等刺激容易诱发本症。皮损易继发溃疡，常经久不愈，偶可发生癌变。

中医学认为脾胃湿热，循经下注，致使气血运行不畅，肤腠经络阻滞而成。或者外感毒邪，风湿毒气流注于胫膝之间，遂致毒热化生而成。病程日久，阴邪受损，肤腠失于濡养。

1. 内治法

（1）急性期　下肢可见水肿性红斑，丘疱疹，小水疱，轻微渗出、糜烂，严重时还会发生红肿灼热，脓水淋漓，伴有轻微发热，周身不适。脉象弦数，舌红苔黄腻，治宜清热化湿，和血解毒。方选三妙丸合五味消毒饮加减：苍术、黄柏、槟榔、当归各10g；丹参、泽兰、白鲜皮各12g，忍冬藤、蒲公英、紫花地丁各15g；川牛膝、青皮各6g；赤小豆30g。

方释：方用苍术、黄柏、槟榔清热燥湿；泽兰、丹参、牛膝、青皮、赤小豆理气和血，化瘀通络；忍冬藤、蒲公英、紫花地丁清热解毒；白鲜皮化湿止痒。

（2）慢性期　病程日久，皮肤干燥肥厚，粗糙脱屑，色素沉着明显，伴有轻重不等的痒感，脉象虚细；舌质淡红苔少，治宜滋肝补肾，通络止痒。方选桂附八味丸加减：肉桂3g；制附子6g；熟地、山茱萸、泽泻、茯苓各10g；甲珠4.5g；薏苡仁、忍冬藤、赤小豆各30g。

方释：方用桂、附温阳散寒，熟地、枣皮滋肾柔肝，泽泻、茯苓、薏苡仁利湿清热；忍冬藤、甲珠、赤小豆解毒化瘀。

2. 外治法

皮损渗出糜烂，毒染明显者，先用马齿苋水洗剂湿敷，日2～3次；待渗出控制后，用湿疹散植物油调成糊状外涂，日1～2次。

皮损略有干燥，或者脱屑，瘙痒时，选用湿疹膏、青黛膏外涂，日1～2次。

3. 经验与体会

因毒染而起者，应尽快控制病情，防其形成溃疡，延长病程。

本病日久难愈，必须在改善血液循环的同时，加强对局部疮面的处理，从而达到缩短病程的目的。

活血化瘀法在疑难杂证中的运用

在众多的致病因子中，瘀血是重要的病邪之一，特别是结缔组织病共有的临床表现：肤表瘀斑、关节痹痛、肢端青紫、舌暗红或瘀点、肝脾肿大、月经紊乱等，无不与血瘀有关，因此，活血化瘀法被列为重要治法之一。在具体应用中，我的体会是只要处理好 3 个方面的问题，将有利于疗效的提高。①理气与活血。气为血帅，气行则血行的千古名训，既指明了气行在前，血流在后的正常生理；又说明了血瘀之生首在气滞的病理机制，因而，言活血化瘀法必须深刻理解气是活血先导的内涵。我对结缔组织病呈现的瘀斑、结节、疼痛、肌肤甲错诸症，均按病变部位的不同，或者经络循行区域的差异，分别挑选理气药。②活血与化瘀。众所周知，纤维素样变性和纤维化等组织变异，在结缔组织病中，是比较普遍存在的病理现象，对此，若笼统投以活血化瘀药，疗效可能有所影响。因为活血与化瘀是两个既有联系又有区别的概念，笔者认为："活血"是言血液的流速；"化瘀"是言血液的黏稠度，故而，在疾病的初期，邪客于经的阶段，法当活血为主，但在活血药的选择中，我十分推崇藤类药的功效，诸如鸡血藤、红藤等；若病程旷久或后期阶段，瘀在孙络居多，特别是久治难愈的疼痛、肢端溃疡和皮肤板硬等症，非用化瘀或强有力的搜剔之品不可，否则，难以取效，这类药物如水蛭、地龙、蜈蚣、地鳖虫等。5 年前，一位男性血栓闭塞性脉管炎患者，痛如刀割，彻夜抱膝，痛苦呻吟不得卧。余视趾尖青紫冰冷，仅用蜈蚣 10 条，焙黄研极细末，分 5 包，每晚用黄酒送下 1 包。2 天疼减，3 天夜能入睡。由此可见，活血在经，多用藤类药；化瘀在孙络，多用善于走窜，散结攻毒的虫类药是至关重要的。③扶正与驱邪。瘀血又名旧血，离经之血，然而，瘀血其所以成为致病之邪，无不与虚有关，故而，虚在何处瘀血之症也就随之而变生，诚如王清任所说："元气既虚，必不达于血管，血管无气，必停留而瘀。"鉴于结缔组织病的各个时期，或者各个证型不同的阶段，均会出现程度不一的气、血、阴、阳 4 种虚损症候群，每一种症候又往往是虚实互见，但从本质上讲，虚是其矛盾的主要方面，所以，从气、血、阴、阳 4 个方面予以扶正，既能增强机体的抗病能力，又能提高活血化瘀的效应。大凡气虚者宜用黄芪、党参之类；血虚者宜用当归、白芍之类；阴虚者，宜用地黄、肉桂之类。只有根据病情不同，在扶正之中参合活血化瘀之药，使之培补元气与活血化瘀、扶正与驱邪有机地结合起来，才能达到正气充而邪气自尽的目的。

谈痤疮

一、痤疮的发生

痤疮在青年男女人群中，是最常见的一种皮肤病。随着生活水平的日益提高，不少青年人为之有碍于美容的痤疮而烦恼。痤疮是怎样发生的？已成为人们十分关注的话题。

迄今为止，准确而公认的病因仍在探索中。不过，通过大量的临床资料的积累和实验室的研究，对痤疮发生的研究有了许多新进展，归纳起来，不外乎内、外环境综合变化的结果。

内环境包括内分泌紊乱、免疫功能的降低、维生素和微量元素的缺乏等。不少的女性患者在月经来潮前，生长在口唇四周、下颌部位的痤疮明显加重或恶化，随着类固醇化学技术的深入发展，逐渐揭开了上述现象的奥秘。原来是睾酮在体内刺激皮脂腺的缘故，皮肤内的皮脂腺在睾酮的作用下，释放出 3β、6β 和 17β – 羟基类固醇脱氢酶，其中 17β – 羟基类固醇脱氢酶往往在皮脂腺边缘和毛囊短排泄管中，呈局限性小斑块沉积，这种特殊性的变化，常是导致痤疮发生的重要因素。现在还进一步证明了高雄激素妇女和卵巢功能障碍的女性，如初潮月经年龄提前在 12 岁、男性多毛症、闭经等，其痤疮的发生率较之正常女性要高得多。锌是维持人体正常生理功能必不可少的微量元素之一，青年发育期对锌的需求量增加，假若从平时饮食中对锌的摄入量不足，则会促使痤疮的发生与恶化，测定严重痤疮患者的血清锌，绝大多数是低水平，因此，适量而及时补充锌，就能较快地控制痤疮病情的不良进展。最近，有人采用原子吸收光谱、荧光测定法、外周微量全血培养法对 116 例痤疮进行研究，发现血清锌、维生素 A、维生素 E 等明显降低。

外环境主要是指细菌感染、毛囊结构异常等。自 1961 年有人在痤疮的皮肤损害中，发现厌氧粉刺棒状杆菌和凝固酶阴性的白色葡萄球菌后，细菌感染学说风行一时。多数人认为粉刺棒状杆菌在粉刺内的大量增殖，是引起痤疮炎性反应和结瘢的直接因素。凡痤疮患者在前额、面颊和胸背等区域，皆能见到许多典型的白头粉刺和黑头粉刺，目前解释这种症状的发生，主要是由于毛囊组织结构异常所造成，黑头粉刺是扩大的毛囊口被可以排出的片状角质蛋白物所填塞；白头粉刺则是毛囊口小，不能排出同样的片状角质蛋白物质于皮肤表面，故常变为炎性脓疱。

此外，还发现女孩子留有过长的刘海、胃肠功能的紊乱、精神长期紧张和不适当化妆品，都有可能导致痤疮的发生。

二、痤疮的种类

痤疮虽然是对生命并不构成威胁的小恙，但由于爱美是人之天性，一张俊俏的脸蛋上，冒出几颗不大不小的痤疮，实为憾事！

皮肤科专业医师对皮肤病的命名，多数是从皮肤损害形态入手，但是，这种命名方法，并不能囊括所有痤疮，因此，还应从地域、年龄、精神、药物及流行性多方面去考虑。

（1）在临床上以皮肤损害形态为主的痤疮占大多数。故称之为寻常性痤疮，它包括丘疹性痤疮（以针帽大小的炎性丘疹为主）、脓疱性痤疮（以绿豆大小的炎性丘疹、脓疱为主）、结节性痤疮（以淡红色或紫红色球形结节为主）、囊肿性痤疮（以大小不一的囊肿性包块为主）、萎缩性痤疮（脓肿、囊肿溃破后遗留凹陷性瘢痕等）、聚合性痤疮（脓疱、结节、囊肿、瘢痕等集簇丛生）、恶病质性痤疮（久病体质极度虚弱，脓肿、结节长久不愈，愈合缓慢）。

（2）发生在新生儿出生后数周至数月内的痤疮，又称婴儿痤疮（又名新生儿痤疮），半数患儿持续到 6 个月后，常获自愈，极少数也会拖延到 5 年以后才退。45 ~ 50 岁之间的中年男性，在前额或头皮处发生脓肿，溃后留下凹陷性瘢痕，所形成的坏死性痤疮，又名额部痤疮。

（3）热带地区在湿热季节，偶尔发生一种以脓肿、结节聚合为主的严重痤疮，叫热带痤疮。只有改变环境，才有治愈的可能性。

（4）有部分年龄在 21 ~ 35 岁之间的女性神经官能症患者，极端重视颜面的美观，只要发现微小的痤疮，就喜欢用手去挖抓或挤压，于是，在下颏、口鼻四周发生炎性丘疹、表皮剥脱等临床症状，这种痤疮叫人工痤疮，又名挖抓性痤疮，或称表皮剥脱性痤疮。另有少数工作繁忙而紧张的律师、政府官员等，在头皮的前缘区域发生数目不多的脓肿，破裂则外溢乳酪白色或黄色的分泌物，医学上称之为粟粒性坏死性痤疮。

（5）痤疮曾在世界上发生过几次较大范围的流行，1944 年在希腊妇女中流行过，1949 年在瑞士、1952 年在美国、以后又在日本、以色列等国家都发生过流行，医学家称这种痤疮为流行性痤疮，又名传染性毛囊角化症。分析流行的原因，可能与接触或食用含有氯化物为主的碳氢化合物饮食有关，特别是被污染的油脂、不纯净的发油等。

（6）药物进入人体后也能引起痤疮，如女性口服避孕药在 1 ~ 4 月的初期阶段，容易产生痤疮或者促使原患痤疮的加重或恶化；肌内注射维生素 B_{12}，通常在注射后的 8 ~ 12 天内，颜面区域也会发生痤疮，若停药 8 ~ 10 天则又会自然消失，诸如此类情况，皆称之药物痤疮。

此外，某些油性皮肤的人；不要用含粉、含油较多的乳剂来化妆。以免堵塞毛囊，影响皮脂腺的正常排泄。这种长期不适当化妆所发生的痤疮，称为化妆品性痤疮。

三、中医治疗痤疮十法

古往今来，中医学治疗痤疮的方法很多，现从临床实践出发，结合笔者的经验，归纳有 10 种主要疗法。

1. 辨证施治法　辨别皮肤形态和主要兼症，进而确定病位分型证治。①肺热型：

红色丘疹、丘疱疹和少许脓疱，彼此混杂而生。治宜宣清肺热法，方用枇杷清肺饮加减。药用：枇杷叶、焦山栀、连翘、赤芍、黄芩、炒丹皮、银花、红花、凌霄花等。②湿壅型：皮肤油腻感颇重，丘疱疹、脓疱和少量结节等多种皮疹，散在性丛生在面颊、下颏等部位。治宜化湿散结法，方用平胃散加减。药用：苍术、姜半夏、茯苓、陈皮、浙贝母、白花蛇舌草、桔梗、夏枯草等。③毒热型：丘疱疹和脓疱等皮疹，遍布在红彤的颜面上，时有少量黄稠脓液外溢。治宜清热解毒法，方用五味消毒饮加减。药用：蒲公英、银花、紫花地丁、白花蛇舌草、连翘、玄参、生石膏、桔梗、赤芍等。④血瘀型：在面部反复出现大小不一的结节、囊肿和瘢痕。治宜活血散结法，方用桃红四物汤加减。药用：桃仁、红花、归尾、赤芍、桔梗、蒲公英、虎杖、玄参、天龙等。⑤冲任失调型：女型患者常在下颏和口周区域，反复发生丘疹、丘疱疹和肿疱，经期前3~5天，上述皮疹明显加重，多数伴有月经不调史。治宜调理冲任法，方用二仙汤加减。药用：仙茅、黄柏、仙灵脾、生地黄、乌药、益母草、银花、白花蛇舌草、当归等。

2. 中药提炼剂 近些年来，用中药提炼剂治疗痤疮的报道，日益增多。如丹参酮（每片0.25g），每日3次，每次4片，连续服药2周，始见好转，6~8周见好，然后维持每日3~4片，无副作用，对寻常性痤疮、囊肿性痤疮的显效率分别为80%和83%。白花蛇舌草注射液2ml（内含相当于生药4g），肌内注射，每日1次，10~20天为1个疗程，治疗9例均获良效。

3. 单验方 多数是作者本人在临床应用多年、比较得心应手、药简效宏的验方。

如肖延龄氏肺风粉刺汤（桑白皮25g，当归、生地、丹皮、赤芍各15g，黄芩、桃仁、红花、茜草各10g），水煎服，每日1剂，经治60例，显效28例，痊愈27例。徐风声氏痤愈汤（荆芥、防风、黄芩、白芷、桔梗、浮萍、炒丹皮、皂刺各10g，首乌、苦参、土茯苓各20g，牛膝15g），若见脓疱或囊肿加银花20g，连翘10g；瘢痕加丹参10g。按方治疗50例，显效4例，痊愈44例。魏以伦氏消痤汤（生地、白花蛇舌草各15g，丹皮、赤芍、大青、草河车各15g，虎杖、枇杷叶、黄芩、桔梗、桑白皮、防风、白芷各10g，甘草6g），水煎服，每日1剂，配合外搽蛇胆霜，治疗374例，好转率71.1%，痊愈率20%。

4. 针刺疗法 取穴原则以循经取穴和局部取穴相结合。主穴：合谷、迎香、印堂；配穴：曲池、后路、劳宫。方法：常规消毒，每次取2~4个穴位，施平补平泻手法，留针30分钟；2天针刺1次，10~15次为1个疗程。

5. 耳针疗法 主穴：肺、肾；配穴：脓疱加刺心；皮肤油腻感重加刺脾；大便秘结加刺大肠；痛经加刺肝、内分泌。方法：局部严密消毒后，用5cm的毫针、快速刺入，以不穿过耳软骨为度。2日针刺1次，10~15次为1个疗程。

6. 挑刺穴法 首先在背脊区先用75%乙醇棉球消毒皮肤，后用三棱针顺背脊两侧旁开1.5寸，由肩至腰，每侧挑刺10~12个点，再用手指轻压，挤压鲜血少许，最后以消毒干棉球拭净。3~5天挑刺1次，8~10次为1个疗程。有效病例在第1疗程完成后，间隔半月，再进行第2疗程。

7. 放血疗法 凡见背部和臀部发生严重痤疮，如脓疱、结节和囊肿等聚合丛生时，可在委中穴处放血。方法：先用橡皮带束紧委中穴上方，常规消毒后，取消毒的三棱针点刺委中穴，放出鲜血 2 ~ 3 滴即可，放松橡皮带，消毒干棉球压迫之。7天放血 1 次，4 次为 1 个疗程。有效病例，在第 1 疗程完成后，间隔 1 个月后。再进行第 2 疗程。

8. 埋药疗法 常用中药王不留行，放在小块胶布中。埋贴在耳部的肺穴、内分泌、心穴、睾丸等穴，每日自己用手轻巧按压 3 ~ 5 次，每次持续 1 ~ 2 分钟。5 ~ 7天换 1 次，10 次为 1 个疗程。

9. 外治法 痤疮的外治法很多，一般而论，按病情需要选用恰当的外治法，是至关重要的。初期，少许炎性丘疹、粉刺和脱屑轻微时，选用蛇胆霜（蝮蛇的胆汁0.5ml，加入 500g 普通冷霜中，搅匀）外涂，每日 1 ~ 2 次；中期，以红斑、炎性丘疱疹、脓疱等为主，选用颠倒散（大黄、硫黄各等份，研极细粉末，和匀），临用时，取药粉少许，凉开水调成糊状，涂在患处，每日 1 ~ 2 次。还可用笔者验方月石散（飞甘石、梅片各 4.5g，黄丹、苏块各 3g，西月散 6g，研极细粉末），临睡时，取药粉少许，放在手心，用清水调成糊状，外涂患处，次日清晨，用水洗净。后期，以大小不等的结节、囊肿和瘢痕为主，选用赵炳南黑布膏（处方与制法，详见《赵炳南临床经验集》）贴敷，2 日换 1 次。

10. 湿敷洁面法 在痤疮的各个不同阶段，均可配合湿敷洁面法，不仅有利于皮疹的恢复，而且还会给美容嫩面带来好处。现就主要功效陈述如次：①清热解毒类：槐花、蒲公英、山豆根、蜀羊泉、菟丝子、草河车、大青等；②消肿散结类：芒硝、马齿苋、芫花、凌霄花、陈皮等；③减轻皮脂类：芦荟、地榆、虎杖、山楂、荷叶；④减轻色素沉着类：僵蚕、杏仁、天冬、冬瓜仁、白蔹、食醋、白扁豆衣等。按需要取上药若干，加水用小火煮沸取药汁。临睡前用纱布 6 ~ 8 层，蘸药汁呈饱和度，湿敷在脸部（留出眼、鼻、口空孔），持续 30 分钟，长期坚持，消痤嫩面效果尤佳。

四、痤疮的现代疗法

痤疮的现代疗法主要是指心理上和技术上两个主要方面。所谓心理上，要求医师对初诊患者应该用浅显易懂的语言，耐心地讲解痤疮发生的种种原因，并借助简明的绘图来说明痤疮发生的关键，从而，告诫患者作好长期合作的思想准备。所谓技术上，是指选择正确的治疗方法，为此，可将痤疮分炎症性和非炎症性两大类来施治。

炎症性痤疮的治疗，据当前临床实践归纳为下列 4 种方法：①抗生素疗法：目前用于治疗痤疮的抗生素有四环素、红霉素、氯林可霉素等，其中以四环素用之最为普遍。美国每年用于治疗痤疮的四环素，占该药总消耗量的 10%。四环素对红丘疹、脓疱、脓肿、硬节等炎症性皮肤损害，最为有效。不过，应当指出。长期应用四环素亦有一定的潜在性危险，如妊娠、肾功能衰退、慢性肝病等，均应列为禁忌。后来发现有部分中等和严重性痤疮的患者，口服四环素无效，于是改用氯林可霉素来治疗，有人报道，选择 60 例严重脓疱性痤疮和囊肿性痤疮，平均经过 3.8 个月的治疗，结果有效者 58 例，占 96.6%，且无不良反应。因此，多数人认为该药是治疗中等和严重痤疮最有希望的抗生素，同时，也是对四环素产生耐药性后最好的替换药。②局部剥脱疗法：凡用局部剥脱剂，均可以加速表浅炎症病变的消退，故对痤疮的治疗颇有裨益。常用的药物和疗法有：雷琐辛、水杨酸、硫黄、丙酮、摩擦剂、液氮喷雾以及冷拭、冷冻等。不过，上述表皮剥脱剂常能诱发鱼鳞病样皮疹，表现为皮肤干燥、脱皮，使之不能耐受更有效的治疗。③损害内注射疗法：凡见严重的脓肿性皮肤损害，经过抗生素常规治疗无效后，可酌情选用损害内注射疗法。具体方法：严密消毒后，先吸入 2% 普鲁卡因溶液 1ml，皮质类固醇激素（如泼尼松龙）1ml，充分混匀，轻巧地注射在损害内，1～2 次，脓液吸收，从而，减少切开引流的痛苦。④内外联合疗法：常用的首选药物有过氧化苯酰和维生素甲酸的内外联合治疗。实验证明：维生素甲酸能抑制滞留性角化过度，达到防止新的阻塞性和炎症性皮疹的形成。同时，还能使已被阻塞性皮疹变松，易被祛除。况且过氧化苯酰具有抗痤疮丙酸杆菌的作用，这对于炎症性痤疮的治疗，可要发挥重要的功效。

　　非炎症性痤疮的治疗：鉴于痤疮主要是阻塞性疾病，因而，非炎症性痤疮治疗的关键，在于祛除、防止或减少新的粉刺形成。维生素甲酸有预防粉刺形成，及消除存在粉刺的功效，其外用的浓度以 0.05% 为好。用法：开始阶段隔日晚上临睡前涂 1 次。2～3 周后，改为每晚涂 2 次。再过 2～3 周或更久的时间，则又恢复为每晚涂 1 次。并嘱患者在用药前 30 分钟，不要洗脸，以防水合作用而产生炎症反应。维生素甲从每日 30 万单位开始口服，逐渐递增给药，最多可达每日 50 万单位，一般经过 4～5 月的治疗后，如已达到治愈的效果，然后，再逐渐递减，每周减 10 万单位，连续治疗 6 个月就可以获得满意的效果。不过，应当重视维生素甲的副作用，如黏膜干燥、唇炎、皮肤干燥、红斑、瘙痒以及头痛、恶心、疲乏、情绪不稳、肌肉和骨骼疼痛等。

　　此外，口服硫酸锌，不仅疗效好，而且安全易行，副作用亦少。方法：硫酸锌片 0.2g，每日 2 次。在治疗的全过程中，要常测定血清锌，便于观察药物反应与病情变化的关系，血清锌浓度控制在 150μg% 以下。口服锌的副作用很少，但偶尔亦能发生胃肠反应，如食欲减退、恶心、呕吐、腹痛、腹泻等。静脉输入锌要掌握好注射速度，过快会引起大汗淋漓、心搏过速、体温降低和知觉迟钝等中毒症状。意外过量输入时，还会危及生命。

　　最近，有人用多种药物试治痤疮，如转移因子，每周皮下注射 2 次，不仅能消退原有皮疹，而且能使瘢痕疙瘩变平；鉴于氨苯砜具有类似磺胺嘧啶的抑菌作用，故有人用于治疗痤疮，竟然也获良效；安体舒通本来是利尿药，近来用之治疗重型痤疮，治愈率为 71.7%。分析奏效的原因，这种药物属合成的抗激素型利尿剂，而这种抗激素既能阻碍雄激素作用其受体，具有抑制皮脂腺生长与分泌的作用；又能抑制卵巢雄激素的分泌，从而减轻雄激素在外周的作用，使之皮脂腺的分泌减少，有利于痤疮的康复。

五、痤疮的饮食及其他

痤疮与其他许多疾病一样，应当重视饮食的调节，终生保持良好的饮食习惯。综合多数人的经验，痤疮患者对下列食品、饮料应列入慎食：①腊质食品：如乳酪、香肠、火腿、腊肉、巧克力等；②含脂肪多的食品：如牛油，牛奶，乳酪，牛、猪的肥肉部分，腌鱼，香肠，油煎食品等；③含糖分多的食品：如面包、米饭、点心、糖果等；④辛味佐料和饮料：如芥末、辣椒、胡椒、酒类等；⑤其他：诸如水生贝壳类动物、坚果、咖啡、冰琪淋等。但是，从食药同源论来说，因地制宜地摄入下列食物，或许有利于痤疮的康复。①改善血液微循环食物：如蜂蜜、麦芽、鲜酵母、山楂、香蕉、芹菜、黑木耳等；②增强皮肤抵抗力的食物：如动物肝脏、花生、冬菇、百合、薏苡仁等；③防止皮肤油腻的食物：如各类新鲜果汁、萝卜、蔬菜、蕃茄、胡萝卜、绿茶、黄瓜等；④具有抗感染的食物：如冬瓜、丝瓜、绿豆、赤小豆、葡萄、草莓等。总之，对含脂肪偏多的食品、甜味食品、淀粉类食品都要尽量少吃一些，而蔬菜、水果、草莓之类则应鼓励多吃一些，这是防治痤疮最重要的秘诀。

其次，痤疮患者要讲究洗脸与化妆的科学性。凡皮肤油腻感颇重的痤疮患者，可采用含有硫黄、来苏尔、石碳酸成分的药皂，因为这类肥皂不仅能涤除皮脂，而且还能抑制皮肤表面的细菌。方法：早、中、晚用温水，先轻洗 1 次，然后搽上药皂，轻巧地来回摩擦皮疹多的部位，继而保留湿敷 3 ~ 5 分钟。只要如此坚持下去，肯定是可以减轻痤疮的不良进展。倘若在清洗后感觉皮肤干燥不适，酌情选用水包油型的霜剂或乳剂涂之少许，就可避免此弊。如果患者自己动手做些简便有效的天然美容剂，是值得大力提倡与鼓励的。比如：临睡前，用 1000ml 温水，放入食醋 2 汤匙（约 50ml）搅匀，湿敷脸部 5 ~ 10 分钟，有减轻痤疮炎性反应和祛脂嫩面的功效；又如：临睡前洗净脸后，将切成薄片的新鲜黄瓜贴在脸上，保留 30 分钟揭去，再涂些柠檬汁或草莓汁，对于粉刺、脓疱和囊肿均有一定的抑制作用，有利于痤疮病情的康复和颜面容光的焕发。

千万注意，一定要克服用手去挤压丘疱疹、脓疱的不良习惯，因为这样做的结果，可以将毛囊的内容物挤入周围的表皮中，使本来没有炎症或炎症很轻的皮疹加重，进而转变为毁坏面容的瘢痕疙瘩；极个别还有可能诱发菌血症。

高温潮湿的季节与环境以及剧烈运动，往往促使皮脂腺分泌明显加强，炎症性痤疮的症状也会随之急骤恶化，因此，当痤疮病情处于进展状况，建议患者暂时停止足球、摔跤之类的运动是必要的。

针灸治疗皮肤病概要

一、寻常疣（附跖疣）

（一）概述

本病又名硬性疣。人类各种皮肤疣皆系乳头瘤病毒所引起，疣的发生既与直接或间接接触传染有关，又与机体免疫特别是细胞免疫的防御能力下降关系密切，如肾移植、恶性淋巴瘤、慢性淋巴性白血病及红斑狼疮患者疣的发病率增高。中医学依据皮疹形态不同，名称亦多，常见的命名有千日疮、枯筋箭、晦气疮、刺疾、竖头肉等。究其病因，多数认为肝热水涸，肾气不荣，致使精血匮乏而赘生疣目。

（二）诊断要点

①染上病毒后潜伏时间，由数月至一年不等，平均4个月发病；②病变可发生在人体的任何部位，但以手部、足部和头皮区域较多见，少数还会发生于唇、舌、鼻孔等特殊部位；③初起时仅是孤立的粟粒大至绿豆大半球形角质性结节，光滑、半透明、坚实，呈灰褐色、黄褐色，日久则逐渐增大，表面始变粗糙，甚则裂隙状如刺或莲蕊，碰破还会鲜血外溢，疼痛及继发感染；④皮疹数目多少不一，少则一个长期不变，多则数十乃至数百。

（三）施治方法

1. 毫针法

（1）直刺法　皮疹区常规消毒后，取0.5～1寸不锈钢毫针，在捏紧疣体基底部至苍白时，垂直快速刺入母疣中心部，快速捻转30次左右，迅即拔针，放血1～2滴，外盖消毒纱布，然后视病情演变，再分别在第4天、20天和35天各复刺1次。

（2）斜刺法　皮疹局部常规消毒后，取1寸毫针，离疣体基底部0.5cm处，呈15°角度斜刺之，对开各1针，2～3日刺1次，一般3～5次可望疣枯脱落。

2. 火针法　取天应穴（疣赘局部），消毒后，将特制火针在乙醇灯上烧红，对准疣赘迅速刺入，其深度以疣赘深度的2/3为宜，同时，避开大血管和神经干，通常刺后5～7日疣体脱落。

3. 耳针法　取肺、皮质腺、内分泌及相应区。方法：每次取2～3穴，交替应用，取0.5寸毫针刺入耳穴，以不透过耳软骨为度，留针10～30分钟，每日1次，10次为1个疗程。

4. 电针法　取母疣为主要刺激点，再按其经络分布的邻近腧穴为配穴。方法：前者用0.5寸毫针直刺；后者用1.5～2寸毫针刺至得气后，将"626"电疗机正极放夹主刺点；负极放夹配穴，其电流输入以患者能忍耐为宜，留针20～30分钟，1～2日针刺1次，7次为1个疗程。

5. 穴位注射法　取外关、曲池、足三里、三阴交。方法：每次取上、下肢各1穴，左右交叉选穴，常规消毒后，每穴推板蓝根注射液2ml，3～5日推注1次，7次为1个疗程。

6.艾灸法

（1）艾炷灸　取天应穴（疣赘局部）。方法：常规消毒后，取1%普鲁卡因注射液作局部麻醉，然后将花生米大艾炷放置于疣赘的顶端，点燃施灸，直至艾炷燃尽，除去艾灰，有齿镊子钳去疣体的残余部分，最后外涂2%龙胆紫溶液，外盖消毒纱布，通常一次见好，可与电灼相媲美，极少数疣赘较大较深，酌情再灸1次即愈。

（2）线香灸　取天应穴。方法：将点燃的线香（或者香烟）一端对准疣体的顶端，进行直接烧灼熏灸，患者对其热灼不能耐受时，可以上下左右移动，如此多次施灸直到疣体呈焦枯状为止，外盖消毒纱布，经过5～10日脱痂而愈。注意：灸后3～5日内灸处尽量避免着水，以防继发感染。

附：跖疣　系发生于足部的寻常疣，与外伤和摩擦及足多汗亦有一定的关系。耳针法、艾灸法：同上。此外，毫针法：取太溪、昆仑、足三里；穴位注射法：取太溪（双），方法和药物同上。

二、扁平疣

（一）概述

扁平疣又名青年扁平疣。主要侵犯青、少年，好发于颜面，影响美观，深受青年人群的普遍关注。中医学认为常因肝火偏亢，气血违和，复遭风热诸毒阻滞于肌肤而生。

（二）诊断要点

①病变好发于颜面、手背及前臂等处；②皮疹大多骤然出现，小至米粒，大到黄豆，呈扁平隆起丘疹，表面光滑、质硬，色泽淡褐或深褐，抓后则沿抓痕分布排列成条状；③病程慢性，时或突然自然消失，但亦可持续多年不愈，愈后不留瘢痕。

（三）施治方法

1.毫针法　取列缺、合谷、足三里。方法：施泻法，每日1次，留针30分钟，其间行针3～5次，10次为1个疗程。

2.耳针法　①取肝、皮质腺、肺；②取肺、神门、面颊、皮质下，内分泌、病变部位。方法：常规消毒后，取5分毫针直刺至软骨为度，留针15～30分钟，间日1次，10次为1个疗程。

3.揿针法　取耳穴肺、肾、皮质下、皮疹相应区域。方法：揿针（浸泡于75%乙醇溶液内，备用），钳子夹好揿针轻巧刺入上穴，外盖胶布固定，夏季多汗宜勤换，3日1次；冬天则1周换1次，5次为1个疗程。

4.耳压法　取耳穴肝、交感、面颊。方法：用中药王不留行粒附着在0.2cm^{2}胶布上，准确贴在穴位上，5～7日换1次，其间嘱患者每日用手轻揉胶布3～5次，每次1～3分钟，若有面部或耳廓胀痛或发热者，效果更好。7次为1个疗程。

5.放血法　取耳尖，轮1～轮6；方法：常规消毒后，取三棱针点刺。每次1穴，轮流放血，间日1次，5次为1个疗程。

6.火针法　皮损区消毒后，将火针在乙醇灯上烧红，迅疾点刺疣体使其炭化，通常在5～7日后疣体干涸脱落，即告痊愈。疣多时则要分次点刺之。

7. 穴位注射法　①取血海、风池，方法：用 10% 川芎注射液、10% 防风注射液两药混合，每穴各推注入 1.5ml，间日 1 次，7 次为 1 个疗程。②取骨空穴（大拇指第一、二节弯曲陷中），方法：常规消毒后，用维生素 B_{12} 500μg，两侧各推注入 0.5ml，间日 1 次，7 次为 1 个疗程。

三、疖与疖病

（一）概述

疖系一种急性化脓性毛囊和毛囊周围的感染；多发及反复发作者称为疖病。其致病菌主要为金黄色葡萄球菌，其次为白色葡萄球菌，皮肤擦伤、糜烂等均有利于细菌的侵入和繁殖；此外，患有贫血、慢性肾炎、营养不良、糖尿病，长期使用皮质类固醇激素以及免疫缺陷者，皆易并发疖。中医学对疖曾有明确的定义和描述，所谓疖者，浮赤无根脚，范围亦小，脓出自愈。多数发生在暑热之时，故称之"暑疖"、"热疖"、"疖毒"等；若反复发生于后项或头皮时，多因体虚湿重，顽毒难化，因而，将其命名为"发际疮"、"蝼蛄串"等。

（二）诊断要点

①病变多发于面、颈、臂及臀部等区域；②初起为毛囊性炎性丘疹，后渐增大，形成红色硬性结节；经 2～3 天，结节化脓坏死而成脓疡，破溃后脓液排出，肿胀和疼痛也随之减轻，在 1～2 周内结痂而愈。③常伴有发热、头痛和不适等全身症状，偶尔还能在附近区域扪及肿大的淋巴结；④疖生颜面区域时，忌用手挤，否则，有引起海绵窦血栓性静脉炎、败血症，甚至脑脓肿等的可能。⑤若见多发，且此起彼伏，经久不愈者，则为疖病。

（三）施治方法

1. 毫针法　主穴大椎、曲池、合谷、外关；配穴足三里、风池、委中、足临泣、丘墟、昆仑。方法：施泻法，不留针或留针 15～30 分钟，每日 1 次，7 次为 1 个疗程。

2. 点刺法　取主穴灵台；配穴：疖生颜面加刺合谷；背部加刺委中。方法：施泻法，2 日 1 次。灵台穴点刺放血少许，7 次为 1 个疗程。

3. 刺血法　常用穴：身柱、灵台、合谷、委中。方法：常规消毒后，用三棱针点刺放血少许，2～3 日 1 次，7 次为 1 个疗程。注意：体虚和孕妇慎用。

4. 耳针法　取枕部、神门、肾上腺、疖相应区域。方法：针刺后留针 30～60 分钟，每日 1 次，7 次为 1 个疗程。

5. 挑治法　先在肩胛下角和背部肩胛间，视找红色丘疹，状如针帽大小。方法：常规消毒后，用 9 号针尖或三棱针挑破丘疹。通常挑 2～3 次，每周 2 次。

6. 灸法

（1）局部灸　将艾条点燃后，放置于疖肿上施温和灸，灸至疖肿及其周围皮肤始觉微烫为宜，每日 1 次。注意：颜面和血管外露区域慎用。

（2）蟾蜍皮灸法　取蟾蜍皮一块，放置于疖肿上，艾炷点燃或点燃艾条熏灸蟾蜍皮，其温热感以耐受为宜，每日 1 次。未化脓者灸后无需处理；已化脓者灸后外敷油纱布，盖无菌敷料，胶布固定。

（3）温灸法　取艾条温灸曲池穴下2寸与尺骨小头后缘两个穴（左右各1穴），每次灸6～8分钟，每日灸1～2次。

7.灯火灸　主穴：古骑竹马（约当第十胸椎两侧各旁开5分处）。配穴：头部疖肿配角孙、瘈脉；腰部以上疖肿配三肩（肩井、肩中俞、肩外俞）；腰部以下疖肿配八髎（上、次、中、下髎）。方法：取灯心草一段，蘸麻油或茶油，点燃后对准穴位迅速灼灸，常能听到"啪"声，患者并不感到灼痛。灸后保持局部干燥清洁，大约在5天后灸处结痂脱落。

8.皮刺艾灸法　先用梅花针围绕疖肿四周，轻巧叩刺3～5圈，然后施以艾灸，使患者由灼痛感转至灼热感，终至舒适，方才停灸，每日1次，5次为1个疗程。

四、丹毒

（一）概述

丹毒系由A族β型溶血性链球菌侵入皮肤及皮下组织面引起的急性感染，亦有部分患者由血行感染而成。此外，营养不良、酗酒、丙种球蛋白缺陷以及肾性水肿，皆为本病的促发因素。

（二）诊断要点

①起病突然，常先有恶寒，发热（T39℃～41℃），头痛、口渴、恶心等症状；②局部皮肤鲜红肿胀，状如丹涂脂染，部分还会发生水疱或血疱，若以水疱为主，称之水疱性丹毒；若疱液演变为脓液，称之脓疱性丹毒；若患处皮肤迅即转变紫黑坏死，则称之坏死性丹毒；③病情严重时，还要提防发生败血症的可能，其先兆症状有高热、呕吐、谵妄、惊厥等。

（三）施治方法

1.毫针法　主穴：大椎、曲池、陷谷、委中；配穴：太阳、合谷、足三里。手法：施泻法，日1次，留针15～30分钟。

2.络刺法　消毒患处四周皮肤和暗红肿胀区域，取圆利针（或用28号5分毫针），围刺或梅花形点刺，缓慢出针，待乌黑血液溢出，每日或间日1次。

3.砭镰法　常规消毒后，用三棱针围绕红斑四周点刺，渗血少许，2～3日针1次，此法适用于下肢丹毒，但颜面丹毒禁用。

4.耳针法　取耳穴神门、肾上腺、皮质下、枕部。方法：毫针刺之，留针30～60分钟，每日1次。

5.梅花针疗法　下肢丹毒反复发作，局部漫肿日久不消时，采用梅花针轻巧即刺患处皮肤，直至轻微渗血为止，2日1次。

6.穴位注射法　主穴：地机、血海、三阴交、丰隆、太冲；配穴：阴陵泉、商丘、足三里、蠡沟；头面区域加翳风、头维、四白、合谷。方法：每次取3～5穴，分别推注银黄注射液（银花、黄芩）或当归注射液0.5～1ml，日1次。

五、瘰疬性皮肤结核

（一）概述

本病又名溶化性皮肤结核或皮肤腺病。主要是由淋巴结核或骨结核转移扩散至皮肤而成，临床上较为常见的往往是颈区淋巴结核波及到皮肤所产生的瘰疬性皮肤结核。

（二）诊断要点

①病者以儿童和青年为多见；②多数是先患颈区淋巴结核，或腋下、腹股沟及胸上部的淋巴结核；若患骨及关节结核，则以儿童多见，且在臀部始觉皮下结核；③最初仅为正常皮色的无痛性隆起，进而增大，彼此融合，高出皮面，皮色变为淡红；当结节发生干酪样变时，结节软化、破溃、形成瘘管，时有稀薄脓液自管口排出；④瘘管在皮下相通，皮肤坏死明显，边缘不整齐，愈合常留下凹凸不平的索状瘢痕，但有的瘢痕四周又发生新的皮下硬结、溃疡，若不治疗，往往多年不愈。

（三）施治方法

1.针挑法 取肺俞、膈俞、胆俞、脾俞、肾俞。方法：每次取 1～2 对穴，局部麻醉后采用三棱针刺入穴位的皮下 3～8mm，直至浅筋膜，施左右或上下划拨 3～5 次，以划断少许浅筋膜为目的，出针加盖消毒纱布，胶布固定，隔日 1 次，20 次为 1 个疗程。适用于结节期。

2.火针法 常规消毒结节处皮肤，将火针放置乙醇灯上烧红，迅即刺入结节或脓肿未溃处，其深度以结节大小的 2/3 为宜，每次可选刺 1～2 个病灶区，出针后外盖消毒纱布，2～4 次施火针 1 次。适用于结节期或脓肿未溃期。

3.割治法 取两臂三角肌下端，常规消毒和局部麻醉后，用消毒针刺入皮下约 3mm 深处，再作横行穿过，然后用手术刀沿针呈横行切口，对准伤口，外盖消毒纱布，包扎止血。适用于各种类型瘰疬性皮肤结核。

4.艾灸法

（1）直接灸 将艾炷直接放置在结节顶端，点燃灸之，每次 1 壮，每日视病情施 1～5 次不等。

（2）间接灸 在病灶区上放置一片生姜或蒜片，然后将艾炷放在姜或蒜片上，点燃灸之，每次灸 4～7 壮，日 1 次。

（3）悬灸 将点燃的艾条悬对于病灶区或穴位灸之，病灶灸 3 分钟，百劳灸 5 分钟，曲池、足三里各灸 5 分钟，以皮肤潮红为度，日 1 次。

5.梅花针法 取大椎、合谷、外关、三阴交、期门穴；后颈部、颌下部、患处。方法：施中度或重度刺激，其重点部位是后颈部、颌下部、患处、期门。日 1 次。

6.其他 嘱患者端坐，开口卷起舌头，使之充分显露舌下组织，按口腔科手术常规消毒和表面麻醉，将提钩刺入一侧舌下部分组织，深约 2mm，略向外拉钩，剪去钩起的组织，拭去残血，撒布冰硼散，闭口 3～5 分钟，最后用生理盐水漱口，至无出血为度。适用于颈部瘰疬性皮肤结核。

六、麻风

（一）概述

麻风是由麻风杆菌所引起的一种慢性传染病，主要侵犯皮肤和周围神经，对少数抵抗力较弱的患者，在晚期常能侵犯深部组织和内脏器官，严重者还会造成畸形或者残疾。临床上，通常依据机体免疫力的强弱，病菌和病理改变将麻风分为两型和两类，即瘤型、结核样型、未定类和界线类。针灸疗法对麻风反应和康复有一定的辅助作用。

（二）诊断要点

①自觉症状：病变区域的皮肤表现为知觉迟钝或麻木；②皮肤损害：多种多样，诸如浅色斑、色素斑、红斑、结节、疱疹、溃疡、萎缩、毛发脱落等，无汗或无知觉（包括痛觉、温觉、触觉等）。③神经损害：浅神经肿大变硬、疼痛，单侧或对称；④其他表现：五官方面的症状较为突出，如鼻、眼、喉；其次是生殖系统，男性的睾丸、附睾肿大或萎缩，性欲减退，胡须脱落，声音嘶哑，乳房胀大等；女性则月经紊乱或经闭等。

（三）施治方法

1. **毫针法** 口眼歪斜取主穴颊车、地仓、攒竹、阳白、四白。手法：地仓、颊车斜刺 1 ~ 2 寸，两针在皮下会合，左病针右，右病针左，间日 1 次，7 ~ 10 次为1 个疗程。手指拳曲如鸡爪取主穴阳溪、合谷、中渚、阳池、腕骨、后溪、神门、劳宫、大陵、太渊、鱼际。手法：手背各穴施补法，不留针；手掌各穴施泻法，留针10 ~ 15 分钟，每次取 3 ~ 5 穴，间日 1 次，7 ~ 10 次为 1 个疗程。麻风反应时肘间刺痛取极泉、小海、支正、养正、神门、后溪、天井、曲池、少商。手法：施泻法，留针 10 ~ 15 分钟，必要时加用电针，每日 1 ~ 2 次。

2. **穴位注射法** 常用穴有上星、曲池、内关、足三里、三阴交、阴陵泉。方法：每次选 2 ~ 3 穴，分别推入三黄液（黄连、黄芩、黄柏、山栀、丹皮、丹参各 12g，加水 900ml 浓缩至 300ml，制成灭菌注射液）0.3 ~ 0.4ml，每周 2 ~ 3 次，10 次为 1个疗程。适用于麻风反应时的高热或神经疼。

3. **割治法** 主穴公孙、涌泉、然谷、足三里、梁丘；配穴上肢配鱼际、曲池、手三里、内关、外关；下肢配承山、丰隆、阳陵泉、阴陵泉。方法：根据不同部位的神经痛，适当选择 1 ~ 2 个主穴与配穴，常规消毒后局部麻醉，切开皮肤 1 ~ 2cm作长形纵切口，用止血钳垂直插入切口内，行穴位刺激，自述酸麻胀后持续刺激10 ~ 15 分钟，然后向切口四周行扩散刺激，术后缝合包扎，每月施 2 次。

4. **针刺淋巴结法** 局部常规消毒后，将毫针刺入肿大的淋巴结中心，留针15 ~ 20 分钟，1 ~ 2 日针 1 次，适用于麻风反应及睾丸炎。

5. **刺血法** 取委中、尺泽。方法：常规消毒后，用三棱针点刺两穴静脉使之出血适量；每周 1 次。适用于高热或神经痛。

6. **电针法** 足下垂取环跳、委中、阴陵泉、阳陵泉、承山、解溪；手下垂取曲泽、曲池、少海、手三里、中渚、液门。方法：每次选 3 ~ 4 穴，针刺得气后通电30 ~ 50 分钟，间日 1 次，15 次为 1 个疗程。

7. **灸法** 凡见皮肤麻木，知觉迟钝，刺之无效时，可将艾炷直接灸患处，同时配合灸膈俞、血海。每日 1 次。

七、足癣和手癣

（一）概述

足癣和手癣是致病性皮肤丝状真菌在手足部位引起的皮肤病。足癣的患病率远较手癣为高，在我国南方尤为多见，特别是一些经常穿着胶鞋工种的人群，患病率高达80%以上，并常由足癣感染到手部而引起手癣，这两种癣有时占皮肤科门诊患者的20%以上。

（二）诊断要点

①患者多为成年人，并有夏季发作或加重，冬天减轻或症状消失的趋势；②临床上依据发病部位和皮疹不同，概分为五种类型：角化过度型（皮肤粗糙无汗，冬季皲裂，病变多在足跟、足跖、足旁）、丘疹鳞屑型（足跖可见弧状或环状小片鳞屑、红斑、丘疹）、水疱型（足跖、足缘群状或散发水疱，热天多见）、趾间糜烂型（好犯第三四趾间皮肤浸溃腐白，甚则红斑糜烂，奇痒难忍）、体癣型（常由丘疹鳞屑型、水疱型发展至足背，乃至相邻区域）；③手癣与足癣相似，白色念珠菌有时也可致指甲及甲沟感染。

（三）施治方法

1.毫针法 ①足癣取三阴交、照海；手癣取内关、合谷。方法：施泻法，日1次，7～10次为1个疗程。②取合谷、后溪、外关、中渚、八邪、曲池、足三里、三阴交。方法：施泻法，1～2日针1次，10次为1个疗程。

2.电针法 取双侧玉枕穴，进针后向下直刺4cm，达帽状腱膜的深度，加电针连续波，留针30～40分钟，日1次，10次为1个疗程。

3.穴位注射法 手癣取合谷、内关；足癣取三阴交、太溪。方法：取0.25%盐酸普鲁卡因溶液或50%当归注射液，常规消毒后，每穴各推注1ml，2日1次，7次为1个疗程。适用于趾（指）间糜烂型和水疱型。

4.其他 取承山或承山下5分处，进针2～3寸，施强刺激后不留针，针感放射到足趾尖端，效果更佳。适用于糜烂型和水疱型。

八、冻疮

（一）概述

冻疮是由于机体在较长的时间里，受到寒冷或潮湿的刺激后，使之局部血管痉挛，组织缺氧，细胞损伤所致的皮肤病。病程缓慢，气候转暖后自愈，但易复发。

（二）诊断要点

①患者主要是儿童、妇女或久坐少动以及在低温下频繁接触冷水、湿冷环境者；②病变好发于手背、手指、耳垂和面颊等处；③初起多呈局限性充血性红斑，形态大小不一，中期肤色由红变暗红，重证还会发生水疱或大疱，疱破则糜烂或溃疡；后期到气温升高溃疡方愈，遗留色素沉着性瘢痕；④自觉症状早期麻木，遇热则瘙痒或灼热感等。

（三）施治方法

1. 毫针法

（1）浅刺　常规消毒皮疹区域后，先在冻疮周围的穴位上浅刺，继而围绕冻疮四周的健康皮肤约距病变边缘0.2cm处，每隔0.2cm距离浅刺1针，方法是缓慢刺入，急出针，不出血。

（2）局部针刺　患处消毒后，在红肿中心进针，针尖斜向肢体远端，达到红肿边缘即可，施补法捻转提插，不留针，出针后可挤出血液少许，间日1次。

（3）邻近取穴　手区取阳池、阳溪、合谷、外关、中渚；足区取解溪、通谷、侠溪、公孙；耳区取阿是穴。方法：施平补平泻法，留针5～15分钟，间日1次。

2. 灸法

（1）直接灸　将艾条点燃，直接灸患处，施雀啄术，每次5～10分钟，1～2日1次。

（2）间接灸　鲜生姜切薄片（0.5cm厚度），放置冻疮上，点燃艾炷灸至皮疹区自觉有发热舒适感为止，每日1次，7次为1个疗程。若冻疮已溃烂，亦可施隔姜灸，间日1次，常有促进愈合的功效。

九、硬皮病

（一）概述

硬皮病系一种原因不明的慢性皮肤硬化性疾病，分限局性和系统性两大类，前者仅限局于皮肤，内脏一般不受侵犯，预后较好；后者除皮肤硬化广泛、雷诺征明显外，还伴有多系统的内脏受害，预后不定。中医学从本病的进展出发，多数认为属于"皮痹"与"虚劳"的范畴。

（二）诊断要点

1. 限局性硬皮病

（1）硬斑病　易发生在躯干、四肢、妇女乳房和颜面部位；开始为圆形或椭圆形、色泽淡红的硬斑块，数月至数年后，红色消退转变呈厚且硬的蜡色样光亮，其中央厚硬较为明显，晚期常能侵及皮下组织，使之收缩而下陷。

（2）点状硬斑病　易发生于前额、颈、肩，多数为数个点状垩白色斑点，其硬度较硬斑病要轻。

（3）泛发性硬斑病　多发生于30～50岁之间，男女发病之比为1：3，主要在躯干上部、乳房、腹部和上肢，初发仅为一块边缘淡紫色、中央象牙白色的硬化斑，逐渐扩大，数目增多，形成众多散在性硬斑；病变在手部则手指变细，挛缩呈半屈状；病变在面部则口唇变薄，口张不大，鼻尖变尖细；病变在头皮则会发生瘢痕性秃发；病变在胸前多数可引起呼吸困难。

（4）线状硬皮病　易发生于四肢，初起皮损类似硬斑病，不过呈长条状，病程稍久常会导致肌肉收缩，造成肢体挛缩和畸形。

2. 系统性硬皮病

（1）弥漫性系统性硬皮病　早期损害皮肤呈浮肿状，进而皮肤硬化，肤表光滑，呈象牙黄色或蜡黄色，晚期出现萎缩、变薄，色素沉着明显；伴多样内脏损伤，如消化道特别是食管病变最常见（75%）；肺病变40%～70%显示为肺功能不全；心脏病变包括心律不齐、心肌受损、心包积液，心动过速，心房纤颤等；肾脏很少出现症状，晚期也出现蛋白尿；骨与关节病变等。

（2）肢端硬化病　病前常有雷诺征，手指变细呈半屈状；内脏病变较轻微。但有少数病例可以转变为弥漫性系统性硬皮病。

（三）施治方法

1.**毫针法**　通常分三组，交替取用。①组：足三里、三阴交、血海、阳池、中脘、关元；②组：大椎、肾俞、命门、脾俞、中脘；③组：气海、关元、肺俞、膈俞、阳池。手法：平补平泻；每日1次，10次为1个疗程。

2.**围刺法**　常规消毒后，取毫针沿皮损四周斜刺皮下，施中等刺激，留针30分钟，其间捻转3～5次，隔日1次，15次为1个疗程。此法尤适用于硬斑病。

3.**耳针法**　取肺、内分泌、肾上腺、肝、脾。方法：毫针刺入以不透过软骨为度，留针30分钟；隔日1次，15次为1个疗程。

4.**梅花针法**　常规消毒后，梅花针轻巧叩刺皮损区，直至轻微出血为度，隔日1次，15次为1个疗程。此法适用于线状硬皮病和硬斑病。

5.**埋针法**　常规消毒后，在皮损区的上下左右各埋入揿针1枚，其针尖方向呈向心性安放，外用胶布固定，每隔3日更换1次，10次为1个疗程。

6.**灸法**

（1）直接灸　取大椎、肾俞；命门、脾俞；气海、血海；膈俞、肺俞。方法：每次取2～4穴，手执艾条点燃一端施雀啄法灸之，其热度以患者能够耐受为度，每日1次，每次15～30分钟。

（2）间接灸　先用鲜生姜片或药饼（附子、川乌、草乌、细辛、桂枝、乳香、没药各等份，研细末，加蜂蜜、葱水调匀，捏成药饼，阴干备用）贴在皮损上再放置艾炷点燃灸之，每次灸3～7壮，每日1次，15次为1个疗程。

7.**穴位注射法**　肺俞（双）、肾俞（双）、曲池（患肢）、外关（患侧）。方法：取胎盘组织液或维生素B_{12} 500μg与维生素B_1 100μg混合液，每穴各推入0.5～1ml，间日1次，10次为1个疗程。

十、红斑性肢痛症

（一）概述

红斑性肢痛症是一种阵发性血管扩张性疾病，其特征是手足温度增高，皮肤嫩红和烧灼性疼痛。原发性病理知之甚少，很可能是小动脉内血小板异常迅速集聚所引起；继发性多伴发神经系统或血管系统的器质性疾病，如真性红细胞增多症、血小板增多症、周围神经炎、骨髓炎、多发性硬化症、系统性红斑狼疮、糖尿病、高血压和类风湿关节炎等。

中医学仅在《冯氏锦囊秘录》、《疡医大全》两书中有过类似描述，多数医家认为属"热痛"或"血痹"的范畴。

（二）诊断要点、

①病者以中年或中年以上者居多，特发性者年龄偏轻些，男女均可发病，广州地区报道青年女性占 92.86%；②主要侵及手足，尤以两足最为多见，有时仅为一侧或某一部分；③发作时表现足底、足趾红、热、肿、痛，自诉有严重烧灼感，夜间入睡常因足部温度增高而发生剧痛；故而将足暴露在外或用冷水浸足，或将患肢抬高，疼痛可获得减轻或缓解；④长期持续发作则会导致瘀血，营养障碍，造成患处皮肤肥厚或萎缩、坏疽、甲变形、骨萎缩等；继发性者常随原患疾病的好坏而预后不同。

（三）施治方法

1.毫针法 ①循经取穴：主穴三阴交、太溪、太冲；配穴内庭、行间、解溪、丘墟、中封；偶尔病变发生在手部加刺曲池、合谷、阳溪、外关、阳池。手法：施泻法，留针 15 ~ 30 分钟，隔日 1 次，7 次为 1 个疗程。②邻近取穴：患肢井穴，针刺后放血少许；配穴用足三里，施补法，隔日 1 次，5 次为 1 个疗程。

2.温针法 主穴：三阴交、太冲；配穴：行间、足三里。方法：针刺得气后，施泻法，然后在针柄上燃烧拇指大艾绒一团，留针 15 ~ 30 分钟，任其燃尽，隔日 1 次，7 次为 1 个疗程。

3.耳针法 取耳穴肝、皮质下、内分泌。方法：常规消毒后，取毫针刺之，以不透过软骨为宜，留针 30 分钟，隔日 1 次，10 次为 1 个疗程。

4.穴位注射法 主穴：解溪、足三里；配穴：合谷、昆仑。方法：取维生素 B_1 和维生素 B_{12} 混合液，每穴推注 0.5 μg，每日 1 次，7 次为 1 个疗程。

十一、血栓闭塞性脉管炎

（一）概述

本病是由多种因素所引起的血管病变，主要表现为慢性复发性中、小动脉和静脉的节段性炎性疾患。过去曾认为几乎患者皆系男性，其实当今妇女患病约占 10%。

早在春秋战国时代，中医学对此病就有明确认识，称之为"脱疽"，并主张"其状赤黑，死不治；不赤黑，不死。不衰，急斩之，不则死矣"。说明后期腐烂、坏死、发黑，惟宜手术切除，否则不愈，这是极其宝贵的经验总结。

（二）诊断要点

①一般发于 25 ~ 40 岁的男性；②病变好发于下肢，尤其是左侧下肢；③初起患肢仅有疲劳、寒冷等感觉，继而出现肤色苍白、发绀和灼热刺痛；④足趾麻木、小腿肌肉疼痛、间歇性跛行、雷诺现象，进而发生溃疡或坏疽，且多为干性坏疽，夜间剧痛，影响睡眠。

（三）施治方法

1.毫针法

（1）循经取穴 下肢取环跳、三阴交透绝骨、足三里、阳陵泉透阴陵泉、解溪；上肢取曲池、外关、合谷、中渚。手法：平补平泻法，留针 20 ~ 30 分钟，每日 1 次，

10次为1个疗程。

（2）辨证取穴　寒湿型（早期）取内关、太渊、足三里、阳陵泉、三阴交、太溪。方法：热补法并施骑竹马灸；湿热型（中期）取穴同上，另加隔附片灸，三棱针挑刺委中、膀胱俞并拔火罐，隔日1次，7次为1个疗程；热毒型（晚期）治法同寒湿型，另加隔蒜灸冲阳、太溪，同时用艾条灸溃破疱面周围，每日1次，10次为1个疗程。

（3）对症取穴　下肢取环跳、三阴交、足三里、阳陵泉、解溪、太冲、飞扬、昆仑、京骨、大钟；上肢取曲池、外关透内关、肩髃、合谷。方法：每次交替取穴3～5个，施泻法，每日1～2次。留针30分钟。若肢冷感重时可针灸并施，同时灸涌泉穴5～10分钟。

（4）通络止痛法　取内关、委中、委阳。方法：平补平泻法，留针15分钟，其间捻转3～5次，每日1次，10次为1个疗程。

2. 耳针法　取内分泌、皮质下、手足敏感点。方法：针刺后留针30～60分钟，隔日1次，10次为1个疗程。

3. 粗针法　主穴：大椎透身柱，神道透至阳刚、命门。配穴：病变以拇趾为主，配足三里、伏兔、解溪；病变以食趾为主，配足三里、曲泉、太冲；病变以四趾为主配环跳、阳陵泉、悬钟；病变以小趾为主配殷门、承山、昆仑。方法：大椎透身柱，神道透至阳，均用粗针，留针5小时；命门拔火罐，3日1次；其他穴位施泻法，不留针，10次为1个疗程。

4. 穴位注射　足三里、三阴交。方法：取中麻二号方（洋金花、生草乌、川芎、当归）1～3毫升，氯丙嗪25～50mg，针刺得气后，缓慢推入，每日1次，对缓解剧烈疼痛颇效，痛感消失则停用。

5. 头针法　取感觉区、血管舒张区。方法：患肢与健肢交叉进行针刺，每日1次，留针30～60分钟。

6. 灸法　取患肢踝关节周围各穴，如复溜、太溪、中封、商丘、昆仑、光明、丘墟、照海、申脉等。方法：艾条点燃后灸之，每次灸至有舒适感为度，每日灸2～4次。

7. 穴位磁疗法　取患肢太冲、解溪、公孙、丘墟。方法：每穴用钐钴合金静磁片贴敷之，每日移动1次，15次为1个疗程。

十二、银屑病

（一）概述

银屑病俗称牛皮癣，是一种常见并易复发的慢性炎症性皮肤病。据全国银屑病科研协作组于1984年在我国的不同地区抽样调查，总患病率为0.123%；同时，还发现男性患者高于女性；城市患病率高于农村；北方患病率高于南方。在国外，有些地区自然人群中患病率可达3%，一般而论，银屑病以白种人居多，其次是黄种人，黑种人比较少见。银屑病的发病年龄以青壮年为主，有人曾统计，21～30岁者占58.6%。

中医学将本病划归于癣类，曾先后出现的病名有干癣、松花癣、白疕、银钱风等。

（二）诊断要点

临床上通常分寻常型银屑病和特殊型银屑病两大类。

1. 寻常型银屑病

（1）皮疹好发于头皮、四肢伸侧，尤其是肘、膝关节的伸面。

（2）初起仅见针帽至绿豆大小的暗红或鲜红色的疹斑，表面显示蜡样光亮，继而，斑疹扩大，上覆干燥而疏松的鳞屑，多层而易剥脱。状呈云母片。

（3）若将鳞屑完全刮去，其下可见一层红色半透明的湿润薄膜，再刮去薄膜则能见到散在而孤立的小出血点，呈露珠状或筛孔状，这种薄膜和点状出血现象，对确诊本病是重要的特征。

2. 特殊型银屑病

（1）红皮病型银屑病　又称银屑病剥脱性皮炎，约占银屑病的1.62%，多数是由寻常型银屑病治疗不当所引起。周身皮肤呈弥漫性红斑或暗红斑，脱屑较多，掌跖还能见到角化过度的破碎鳞屑；部分患者伴有体温升高，肝、肾损害等。

（2）脓疱型银屑病　分泛发性脓疱型银屑病和掌跖型银屑病两种。前者多见于中年人，起病急骤，周身性炎症性鳞屑，其上分布密集的小脓疱，当数目众多，互相融合，成批出现时，还会伴有高热、关节痛和肿胀，严重时关节腔还会积液，白细胞升高等；后者主要侵及掌跖，往往是对称性红斑，其上可见多个针帽至粟粒大小的脓疱，疱壁稍厚不易破溃，约经10日左右常能自行干枯，结褐色痂皮、指（趾）甲变形浑浊等。

（3）关节炎型银屑病　占银屑病1%～2.5%，好发于女性，多数是由寻常型银屑病久治不能控制，反复发作，症状恶化而转化，除典型的银屑病损害外，还伴有关节病变，近似类风湿关节炎。

（4）蛎壳状银屑病　好发部位同寻常型，只是损害呈灰褐或淡黄色，鳞屑堆积重叠成厚痂，外观有几个至十几个平行排列的微凹的深色环纹，颇似蛎壳。

（三）施治方法

1. 毫针法

（1）循经取穴法　主穴：足三里、曲池、合谷；配穴：病变在头面区域加刺合谷、阳池；病变在躯干、臀部和外阴区域加刺三阴交；下肢区域加刺阳陵泉。手法：泻法，2日1次，10次为1个疗程。甲组取大椎、肺俞（双）、膈俞（双）、督俞（双）、风池（双）；乙组取四神聪、曲池（双）、血海（双）、丰隆（双）、足三里（双）。手法：平补平泻，两组交替，每日用1组，留针15分钟，10次为1个疗程。

（2）部位取穴法　病变在上肢、头面部位主穴用曲池、支沟、风池、合谷；配穴血海、三阴交、迎香、素髎。病变在下肢部位，主穴取血海、三阴交，配穴支沟、曲池；病变泛发全身时，取大椎、曲池、合谷、血海、三阴交。手法：平补平泻，2日1次。10次为1个疗程。

2. 梅花针法　在病变局部及其周围常规刺激，重点刺激华佗夹脊、背穴、八髎穴和背部阳性反应物点。方法：中度刺激，局部皮疹肥厚严重时可重刺激，周围轻刺，皆以微渗血为度，每周 2 次，10 次为 1 个疗程。

3. 粗针法 取陶道透身柱穴，配穴血海、足三里、曲池。方法：用 1.2mm 直径粗针刺后留针 4 小时，毫针用泻法，2 日 1 次，10 次为 1 个疗程。

4. 割治法

（1）经穴法 主穴：大椎、阳溪。方法：局部常规消毒后，用手术刀尖在穴位上作十字切开，见血为止，然后将治癣一号 [麝香 1.5g、冰片、白胡椒、红砒各 3g，苍耳子（炒黄）6g，研极细末，瓶贮备用] 少许掺入创口，5 ~ 7 日 1 次，10 次为 1 个疗程。

（2）耳穴法 选用耳壳对耳轮下脚处。方法：常规消毒后，用锐刃在对耳轮下脚处垂直割 3 ~ 5 行纵形切口，深约 1mm，敷盖消毒干纱布，每次割双耳，间隔 4 ~ 7 天割治 1 次。

（3）耳静脉法 常规消毒后，认清耳廓背部横行小静脉。方法：先从耳廓背前中 1/3 或上 1/3 处作初次切口，然后由耳廓逐渐移向耳根部作纵行切开，切口长约 0.3 ~ 0.5cm，挤出血液少许，再掺敷少许碱粉，外盖无菌纱布，每周 1 次，4 次为 1 个疗程。

5. 刺血法 取委中。方法：先在委中穴按摩 10 余次，常规消毒后，取三棱针点刺委中穴，渗血 1 ~ 2 滴或皮下青紫为度，3 日 1 次，10 次为 1 个疗程。

6. 针刺拔罐法 主穴：大椎、陶道；配穴：肩胛冈（两侧肩胛冈中点），肩髃（主治上肢病变），肾俞（腰以下区域），血海、梁丘、阳陵泉（大腿以上区域），翳明（颈项病变），听宫（颜面病变），百会、四神聪（头部病变）。方法：常规消毒后，用三棱针或毫针点刺或泻法，随即闪火法拔罐于穴位上，每穴拔出 0.3 ~ 0.6ml 血为度，隔日 1 次，10 次为 1 个疗程。注意：头面部位穴不用火罐拔之。

7. 穴位注射法 主穴：肺俞、膈俞、督俞、曲池、血海。配穴：头部加风池；上肢加内关、四渎；下肢加足三里、三阴交、飞扬。方法：每次选主穴 2 ~ 3 穴；药物分别取当归注射液、维生素 B_{12}、盐酸异丙嗪，每穴推入 0.5 ~ 1ml，隔日 1 次，10 次为 1 个疗程。注意：肝、肾功能不全者少用或不用异丙嗪。

8. 灸法 取阿是穴（患处），按照艾炷隔蒜灸法操作。大蒜去皮，捣烂如泥敷贴在患处，其上放置艾炷，每间隔 1.5cm 处放 1 壮，然后依次点燃，以灸至局部热痒，乃至灼痛不能忍受为度，偶尔起水疱，1 ~ 3 日灸 1 次，10 次为 1 个疗程。

十三、慢性盘状红斑狼疮

（一）概述

慢性盘状红斑狼疮主要侵犯皮肤，一般不侵及内脏，很少伴见全身症状。临床上通常分限局型慢性盘状红斑狼疮和播散型盘状红斑狼疮两大类，特别是后者在遭受到某种因素的影响或刺激后，很可能转变为系统性红斑狼疮，不过，为数很少。中医文献虽无慢性盘状红斑狼疮的病名，但近代中医专家从毁坏面容的皮损特征出发，将其称之为"鬼脸疮"。

（二）诊断要点

①病变部位主要在面颊两侧、鼻背；次之耳廓和头皮以及手背、足趾等处。②

皮损初起仅为红色扁平丘疹，继而向四周扩展，周边轻度隆起呈边界清楚的不规则盘状，中央略浅稍微凹陷如狼咬之状，部分覆盖着难以刮掉的毛囊性鳞屑，若用刀撕揭鳞屑则能发现栓钉。③病程旷久，皮损渐愈则遗留减色斑、萎缩和外观凹陷，偶尔在唇、口腔黏膜呈灰白色斑块，形成糜烂、浅溃疡等。④伴有不同程度的瘙痒感和烧灼感；少数还会出现关节痛和轻度雷诺征等。

（三）施治方法

1.毫针法 取合谷、曲池、曲泽、迎香、四白。手法：平补平泻，留针60分钟，每隔15分钟捻转1次，每日针1次。

2.围刺法 先用生理盐水棉球擦净皮损区域，然后取26号毫针斜刺入皮损四周，施泻法，出针见血少许擦去，最后在中央针刺1针，促使针感向四周扩散，隔日1次，10次为1个疗程。

3.耳针法 取心、肝、神门、肺、肾上腺、脑穴。方法：毫针快速刺入，以不透过软骨为度，留针1～3小时，每隔3～4日针1次，10次为1疗程。

4.针挑法 大杼（双）、风门（双）、肺俞（双）。方法：常规消毒和局部麻醉后，用三棱针在穴位破皮约0.2cm，继用直圆针挑起肌筋膜，左右摆动以增强刺激，但不要将筋膜一下挑断，要逐渐依次把肌筋膜完全挑断后，外盖消毒纱布，并嘱患者当日不要洗澡，以防感染，每次挑1对穴位，间隔30～40天后再挑，4次为1个疗程。说明：上述3对穴位均已挑过，可在原穴位稍靠脊柱旁挑刺之。

5.穴位注射法 三叉神经每支取1穴。第一支取阳白；第二支取四白、巨髎、下关；第三支取颊车、大迎、承浆。配穴：合谷。方法：每次选取3个，交替选用，均为双侧；取0.25%普鲁卡因注射穴位有麻胀感时，推入1～3ml，然后在局部轻度按摩，使之药液扩散，隔日1次，10次为1个疗程。

十四、大动脉炎

（一）概述

大动脉炎又名无脉症、主动脉弓综合征、异型主动脉缩窄症、主动脉炎综合征等。其病变是主动脉及其附近的主要分支动脉的非特异性炎症，或由炎症所致瘢痕收缩引起管腔堵塞或狭窄，导致血流障碍，病变部位的器官组织缺血而产生的一系列综合征。

（二）诊断要点

①在皮肤或皮下可发现形如樱桃大小的结节，肤色红或正常，伴有疼痛或压痛；此外，还能见到紫癜、风团、水疱、脓疱和网状青斑之类。②常伴全身症状，如发热、乏力、关节疼等。③典型的脏腑病变：心血管经常有高血压、冠状动脉栓塞、心包炎、心包内出血等；肾血管易形成血栓、肾皮质梗阻和肾小球硬化；消化道症状以腹痛为主，偶尔引起肠坏疽、穿孔或腹内出血；神经系统既能见周围神经炎，又能侵犯中枢神经血管形成病变，诸如脑膜损害、脊髓病变、脑梗阻、偏瘫和痉挛；运动系统病变常有肌肉和骨痹痛等；眼底以高血压眼底变化为多。

（三）施治方法

1.毫针法 ①循经取穴：主穴内关、太渊、尺泽；配穴神门、风池、肩井。手法：施补法，1 日 1 次。②局部取穴：上肢取内关、太渊；配穴取曲池、合谷、通里、肩井；下肢取足三里、三阴交、阳陵泉、复溜；配穴太冲、承山。手法：施泻法，1日 1 次，留针 30 分钟，10 次为 1 个疗程。

2. 耳针法 主穴心、肝、肺、肾、交感；配穴相应部位。方法：每次取 2 ~ 4穴，双耳交替取用，针刺后留针 30 分钟，每日 1 次，7 次为 1 个疗程。

3. 头针法 取双侧运动区、血管舒缩区、言语区。方法：沿头皮横刺 1 ~ 1.5 寸，留针 15 ~ 30 分钟，其间，间歇捻转 5 ~ 10 次，每日 1 次，10 次为 1 个疗程。此法尤适用于肢体瘫痪和语言不清等重症。

4. 灸法 取穴：①大椎、身柱；②至阳、命门；③大杼（双）；④弯肓（双）；⑤膈俞（双）；⑥脾俞（双）；⑦胃俞（双）；⑧中脘、气海；⑨足三里（双）。方法：每次轮流灸治 1 组穴，每穴施中等灸炷 7 壮，间日 1 次，10 次为 1 个疗程。与此同时，施温针辅治之，具体取穴为风府、天柱（双）、风池（双）、百会、合谷（双）、太冲（双）。项部穴位在针柄上放置艾炷灸之。

十五、雷诺病

（一）概述

本病是由于间歇性小动脉痉挛所引起的一种周围血管疾病。两者的区别，前者系原发性，病因不明，病理上发现指（趾）动脉受累甚至完全性闭塞；后者属继发性，可以找到致病因素，指（趾）动脉正常，仅呈现血管痉挛。

（二）诊断要点

（1）病者好发于青年女性。

（2）病变部位以双侧肢体的末端居多，其次是足趾。

（3）通常分三期：①初期（缺血期）：皮肤苍白，手指凉冷、刺痛，知觉异常、麻木，手指发硬而不能自由屈侧；②中期（窒息期）：局部肿胀、发绀，肤色由青红转为深青色乃至呈黑褐色，伴有刺痛和跳动感；③缓解期：肤色变红，局部转温，跳动感增强，然后恢复正常。

（4）寒冷季节发作次数多，症状亦重。

（5）病情进展缓慢，常会延续多年，但到中年以后亦可缓解或减轻。

（三）施治方法

1. 毫针法

（1）局部取穴 分两组：①合谷、八邪、手三里、外关；八风、三阴交、足三里、绝骨；②中脘、关元、脾俞、肾俞。方法：两组穴轮流选用，间日 1 次，施补法，连续 30 次为 1 个疗程。

（2）对症取穴 病变在双手指取缺盆为主穴，配十宣穴；病变在拇指、示指加刺手五里；中指明显加内关；无名指、小指尤重时加刺小海；病变在双足趾取三阴交、照海为主穴，配十宣、环跳或秩边。方法：缺盆施雀啄术不留针；十宣单刺放血少许；其他穴施平补平泻法，留针 30 分钟，每日 1 次，15 次为 1 个疗程。

2. 温针法 手部取内关、尺泽；足部取三阴交、足三里。方法：针刺得气后，在针柄上安放艾炷 1 团（拇指大），点燃，任其烧完，每日 1 ~ 2 次，每次留针

10 ～ 15 分钟，15 次为 1 个疗程。

　　3. 穴位注射法　手部取内关；足部取三阴交。方法：针刺得气后，每穴各推入丹参注射液 2ml，间日 1 次，10 次为 1 个疗程。

　　4. 灸法　分两组：①大椎、至阳、命门、上脘、中脘；②足三里、膈俞、脾俞、胃俞、肾俞。方法：每次取①组穴位选灸两穴，②组穴位选灸 1 穴，间日 1 次，每次灸 7 ～ 9 壮。

　　5. 耳针法　取心、肾、皮质下、交感、内分泌。手法：取 5 分毫针刺入不透过软骨为度，留针 15 ～ 30 分钟，每日 1 次，15 次为 1 个疗程。

十六、肢端紫绀症

（一）概述

　　本病是一种以手足肢端青紫或紫绀，或苍白发凉、麻木为特征的血管性皮肤病。寒冷刺激，往往会导致病情的明显加重。中医学虽无确切病名，但从历代文献描述来看，很可能属于"四肢逆冷"症的范围。

（二）诊断要点

　　（1）病者以青少年女性居多。

　　（2）指（趾）端呈持续性青色、紫红色或苍白色，患处发硬、发凉、多汗，知觉迟钝。

　　（3）寒冷时加重。天暖时减轻。

　　（4）易伴发冻疮、网状青斑、小腿红绀病等。

（三）施治方法

　　1. 毫针法　下肢取复溜、申脉、厉兑；上肢取太渊、合谷、内关。方法：施补法，留针 30 分钟，每日 1 次，10 次为 1 个疗程。

　　2. 温针法　上肢取内关、曲池；下肢取三阴交、足三里。方法：针刺得气后，在针柄上放置艾炷 1 团，点燃任烧至灰烬，每日 1 次，10 次为 1 个疗程。

　　3. 耳针法　取交感、内分泌、肝、脾。方法：常规消毒，针刺后留针 30 分钟，每日 1 次，10 次为 1 个疗程。

　　4. 梅花针法　常规消毒后，在患处沿手、足六条经脉循行方向，施轻巧叩刺，直至皮下略有针尖样针痕为度，每日 1 次，10 次为 1 个疗程。

　　5. 穴位注射法　取膈俞、大肠俞、关元俞、小肠俞、次髎、伏兔。方法：取维生素 B_1、维生素 B_{12} 各 1 支混合液。每次选用两穴，分别推注于穴内，隔日 1 次，7 次为 1 个疗程。

　　6. 灸法　取肾俞、关元、大椎。方法：在每一个穴上放置新鲜生姜片 1 块，艾炷再放其上，点燃，烧尽易之，每次 5 ～ 7 壮，每日 1 ～ 2 次，10 次为 1 个疗程。

十七、股外侧皮神经炎

（一）概述

　　股外侧皮神经炎又名感觉异常性股痛症，又名罗特病，其特征主要为股外侧的皮肤感觉异常。中医学将本病称之"大腿痛"（承淡安语），亦有部分学者认为应属

"肌痹"、"皮痹"的范畴。

（二）诊断要点

①患者以 20 ～ 50 岁较胖的男性居多。②病者主要发生在股前外侧，尤其是股外侧下 2 /3 处更为多见。③患处自觉麻木、蚁走感，刺痛、烧灼感、发凉、出汗减少及沉重等，但以麻木最为多见，劳动或站立过久或步行过长，上述症状明显加重，休息后则缓解，偶尔见到轻度色素减退或加深，毫毛减少；单侧较多，双侧发病较少。

（三）施治方法

1. 毫针法

（1）邻近取穴法　主要取环跳、风市、中渎、阳陵泉。方法：施平补平泻法，间或施艾条灸治，每日 1 次，留针 30 分钟，10 次为 1 个疗程。

（2）局部取穴法　根据"以病患为腧"的原则，在皮肤感觉异常的区域内，每隔 1.5 寸为一针刺点，施较强的刺激法，针刺得气后留针 30 分钟，出针后再在局部施艾条温和灸 10 分钟，每日 1 次，7 次为 1 个疗程。

（3）天应穴　感觉异常的中央为主要天应穴，施直刺法，采用平补平泻手法，留针 20 分钟，隔日 1 次，10 次为 1 个疗程。

2. 穴位注射法　取穴：肾俞旁穴（肾俞穴外 0.5 ～ 1 寸处。相当于骶棘肌外缘）、股外上穴（在髂前上棘之下 4 ～ 5 寸处）、股外下穴（在髂前上棘至股骨外上踝连线的中、下 1、3 交点处）。方法：用 0.5％盐酸普鲁卡因溶液 1ml 内含维生素 B_{12} 100μg 混合液，针刺得气后，每穴推入 0.1 ～ 0.5ml，间日 1 次，3 次为 1 个疗程。

3. 梅花针法　常规消毒后，取梅花针在患处自上而下作 3 ～ 5 排纵行叩刺，频率为 80 ～ 120 次 /分，使局部皮肤轻微发红或渗血少许。叩刺后再施艾条温和灸 20 ～ 30 分钟，每日 1 次，5 次为 1 个疗程。

4. 针罐结合法　寻找阿是穴消毒后，取梅花针弹刺直至轻微出血。立即拔火罐，留罐 10 ～ 15 分钟，隔日 1 次，5 次为 1 个疗程。

5. 拔罐疗法　将浸透 95％乙醇的棉球点燃迅速扑向患处，顺着一个方向移动，反复数次，直至患处温热发红，每日 1 次，10 次为 1 个疗程。

十八、白癜风

（一）概述

白癜风是一种影响美容的减色性皮肤病，世界上所有的种族均可罹患斯疾。在美国估计不低于 1％。丹麦一个岛屿的调查，其患病率为 0.38％，男性为 0.36％，女性为 0.40％。我国公民患病率低于欧美，仅为 0.09％～ 0.15％。中医学称之"白驳风"、"白癜"，主张"施治宜早，否则因循日久，甚则延及遍身"（《医宗金鉴》语）。

（二）诊断要点

①患者多见于青年人，但儿童和老年人亦不少见。②皮疹通常发生在指背、腕、前臂、面、颈、生殖器及其邻近区域。③肤色完全脱落呈乳白色，大小和形态不一，有部分呈对称性或单侧分布，严重时还可泛发全身。④部分患者并发甲状腺疾患、恶性贫血、糖尿病、支气管哮喘、异位性皮炎及斑秃等，应予全面诊查。

（三）施治方法

1.毫针法

（1）辨证取穴　①气血违和证取血海、三阴交、足三里、曲池、风池。②肝肾不足证取肝俞、肾俞、命门、太冲、太溪、三阴交。③瘀血阻滞证取三阴交、血海、行间、风市、膈俞。方法：每次选3～4穴。肝肾不足证施泻法；气血违和证施平补平泻法；瘀血阻滞证施泻法。1～2日针1次，每次留针30分钟，15次为1个疗程。

（2）邻近取穴法　主穴：天应穴（皮损四边围刺）；配穴：病发头面区域配合谷、风池；病发腹部区域配中脘；病发胸部区域配膻中；病发上肢配曲池；病发下肢配血海、三阴交。方法：施平补平泻法，每日1次，留针30分钟，15次为1个疗程。

（3）针灸结合法　分3组取穴，1组侠白、白癜风穴；2组风池、曲池、合谷、气海、血海、足三里、三阴交；3组肺俞、心俞、膈俞、肝俞、脾俞、胃俞、肾俞、三阴交。方法：三组穴交替应用，每周针刺2次，施平补平泻法，留针30分钟，针后在患处施艾条灸，由外向内方向灸之，直至局部高度充血为度，每日1次，连续10次为1个疗程。

2.耳针法　取皮疹相应区域。配穴：内分泌、肾上腺、交感、枕部。方法：常规消毒后，针刺后留针30分钟，每周3次，连续15次为1个疗程。

3.耳压法　取主穴肾上腺、肺、内分泌、枕部、膈；配穴心、额、皮质下、交感、脑点、神门、病变区域（目1、目2、外鼻、面颊等）。方法：用油菜籽粘于胶布贴在穴位上，每日捏压数次，每次1分钟左右，虚证轻压，实证重压，持续5～7日换1次，10次为1个疗程。

4.梅花针法　皮疹区常规消毒后，用梅花针叩刺之，其边缘施强刺激；中心施弱刺激手法，隔日1次，10次为1个疗程。

5.刺血法　皮疹区常规消毒后，用三棱针呈梅花状点刺，然后以火罐拔出瘀血少许，3～5日施1次，7次为1个疗程。

6.灸法　取侠下穴（肱二头肌外侧缘中1/3与下交界稍上方陷中）。方法：先用三棱针点刺出血，每周1次，继而灸单侧白癜风穴（中指末节鱼腹下缘正中指间关节横纹稍上方陷中），每次灸3壮，但不要灸起水疱。每周1次，连续7次为1个疗程。（注：灸药处方：五倍子、桑叶、威灵仙、当归、川芎、白蔻仁各10g，石菖蒲、白芥子各30g，全蝎10g，共研细，备用）

7.其他方法　先用梅花针叩刺患处，微出血为度，接着用特定电磁波治疗器（重庆出产），辐射20分钟左右，每日1次，15次为1个疗程。

十九、黄褐斑

（一）概述

俗称"黑斑"、"肝斑"、"妊娠斑"等，其特征为颜面区域发生淡褐乃至深褐色斑片。中医学称之"面尘"，原意是指面色灰暗，如蒙上灰尘，洗之难尽。

（二）诊断要点

①本病好发于青壮年，而以肝病和妊娠3～5月的妇女尤为多见。②病变以面

颊、前额、鼻背、上唇等区域为主。③边缘清晰的淡褐色、深褐色乃至灰褐色斑片，肤表光滑无鳞屑，与此同时，还可能发现乳晕、外生殖器等部位的色素加深。④病程可持续数月或数年，甚至更长的时间。

（三）施治方法

1. 毫针法

（1）辨证取穴　①肝郁气滞，肝脾不和证：取穴三阴交、足三里、太冲；配穴阴陵泉、行间、肺俞、脾俞。方法：每次选 3 ~ 5 穴，施平补平泻法，留针 10 ~ 20 分钟，每日 1 次，10 次为 1 个疗程。②劳伤脾土，气血不荣证：取穴中脘、足三里、三阴交；配穴脾俞、上脘、下脘。方法：每次选 3 ~ 5 穴，施补法，留针 20 分钟，必要时加施艾灸，每日 1 次，连续 7 天为 1 个疗程。③肾水不足，本色外露证：取穴太溪、三阴交；配穴肾俞、阴陵泉。方法：每次选 3 ~ 4 穴，施补法，留针 30 分钟，每日 1 次，连续 7 天为 1 个疗程。

（2）邻近取穴　常在黄褐斑区域内取穴，主要取鱼腰、太阳、阳白、颧髎、地仓、下关等。方法：每次选 3 ~ 4 穴，施平补平泻法，留针 20 分钟，每日 1 次，连续 7 次为 1 个疗程。

2. 耳针法　取耳穴肾、肝、脾、内分泌；配穴前额区配上星、阳白；颧颊区配颊车、四白；鼻背区配印堂、迎香；上唇区配地仓。方法：施平补平泻法，留针 30 分钟，其间行针 3 ~ 5 次，2 ~ 3 天针刺 1 次，15 次为 1 个疗程。

3. 刺血法　取主穴热穴、疖肿穴、皮质下；配穴内分泌、脾、胃。方法：常规消毒后，用眼科 15 号手术刀划破表皮约 0.1cm，渗血少许，乙醇棉球拭净，压迫以防感染，每次 1 穴，15 次为 1 个疗程。

4. 拔罐法　取大椎、身柱、神道、至阳、筋缩、命门。方法：常规消毒后，取三棱针点刺穴后，立即用火罐拔之，经 5 ~ 10 分钟后去罐，用棉球将瘀血擦去，3 日 1 次，连续 7 次为 1 个疗程。

二十、血小板减少性紫癜

（一）概述

本病分原发性和继发性两大类，其临床特点主要有：皮肤、黏膜的瘀点、瘀斑，鼻衄和内脏出血等；实验室检查发现血小板减少，出血时间延长，束臂试验阳性等。中医学尚无确切性病名，现行部分医籍将本病划属于"葡萄疫"范畴，其实并非准确，按古籍描述类似坏血病，正因为如此，有学者又提出"紫斑"的病名。

（二）诊断要点

①原发性血小板减少性紫癜分急性和慢性两型，但以慢性型较为多见。急性期：少见，起病前常有感染史、皮肤瘀斑乃至血肿，呈泛发性倾向；鼻衄以及胃肠道、泌尿系统出血亦较常见，若颅内及脑膜出血则会危及生命。慢性期占 60% ~ 80%，病程数月至数年不等，下肢可见大小不一的瘀点、瘀斑，鼻、齿龈出血，女性伴有月经量过多。②继发性血小板减少性紫癜：主要由药物、感染、血液病等所引起的

血小板生成障碍，血小板过度破坏。总之，若发现下列征象则应考虑为继发性：a.病前有用药史；b.淋巴结肿大；c.脾肿大；d.发热；e.失血少而贫血重；f.血沉加快；g.骨髓穿刺有可能发现病因。

（三）施治方法

1.毫针法　①取膈俞、脾俞、血海、三阴交。方法：先针膈俞、脾俞，呈45°角向脊柱方向斜刺，快速进针，得气后留针5分钟，继而针血海、三阴交，得气后留针30分钟，每日1次，30次为1个疗程。②取夹脊胸11、胸7，血海、三阴交。方法：先针刺脊胸11、胸7，得气后留针5～8分钟，起针后再针刺血海、三阴交，施补法，留针20分钟。间日1次，15次为1个疗程。③取涌泉（双）。方法：常规消毒后，快速进针，施泻法，不留针，每日1次，15次为1个疗程。

2.耳穴压法　主穴脾、肝、胃；配穴肺、口、皮质下、三焦。方法：常规消毒按摩耳廓1分钟后，将王不留行粘在0.5cm×0.5cm的胶布上，再紧贴于耳穴上，并嘱患者每日自行按压耳穴3～5次，每次1分钟，隔日1次，两耳交替，15次为1个疗程。

3.穴位注射法　取膈俞（双）、血海（双）。方法：取维生素B_{12} 200～400μg，辅酶A 50单位，两药液混合，每穴推入药液的1/4剂量，1日1次，10次为1个疗程。

4.灸法　取八醪、腰阳关。方法：嘱患者俯卧，穴位表面涂少许石蜡油或凡士林，放置0.25cm厚姜片，其上放艾炷，点燃，使之被灸穴位区域保持适当的温热感，每日1次，每次45分钟，15次为1个疗程。

二十一、多汗症

（一）概述

多汗症系指皮肤出汗过多而言。临床分全身性多汗症和限局性多汗症两大类，前者多由某些药物、精神紧张、恐怖、焦虑以及某些疾病（甲状腺功能亢进、糖尿病等）引起；后者较为常见，特别是在高温环境中工作，更易出现多汗症。中医学载有手足汗、头汗、腋汗、阴汗和半身出汗等经验，对今人的治疗颇有启示。

（二）诊断要点

①多汗的区域主要在掌、跖、前额、腋窝、外阴等；②多汗严重时呈点滴状，情绪激动时尤为明显；③手掌多汗往往影响劳作；足蹠多汗则表皮浸渍腐白，散发恶臭，部分还会发生水疱、糜烂或角化过度，妨碍行走。

（三）施治方法

1.毫针法

（1）邻近取穴法　颜面多汗取翳明、风池。方法：施泻法，1日1次，10次为1个疗程。

（2）循经取穴法　鱼际、复溜、合谷、大椎。手法：施泻法，留针15分钟，1～2日1次。

（3）经验取穴法　鱼际、复溜。方法：施补法止汗；泻法出汗。1日1次，10次为1个疗程。

2. **耳针法** 取交感、皮质下、心、胃。方法：针后留针30分钟，其间行针5次，隔日1次，7～10次为1个疗程。

3. **穴位注射法** 掌多汗取内关、合谷；蹠多汗取三阴交、太溪。方法：常规消毒后，用0.25%普鲁卡因注射液，每穴推注1ml，隔日1次，7次为1个疗程。

二十二、酒渣鼻

（一）概述

酒渣鼻又称玫瑰痤疮。主要表现为颜面中部发生弥漫性潮红。伴发丘疹、脓疱、毛细血管扩张以及皮脂腺的过度增生肥大；病程旷久，不易治愈。中医学对其记载颇丰，主要病名有赤鼻、齇鼻疮、鼻准红、红鼻子、酒糟鼻等。

（二）诊断要点

①患者多为成年人，尤以女性偏多。②皮疹主要在颜面中部，如鼻尖、鼻翼，甚则波及到两颊、前额、眉间和下颏。③临床上通常分三期：红斑期患处呈弥漫性潮红，进食辛辣或精神紧张，红斑更为明显；丘疹脓疱期在红斑基础上，成批发生炎性丘疹，偶尔出现脓疱，抓破可见少量渗出液和黄痂，毛细血管扩张趋向加重；鼻赘期又名肥大期，病程旷久，鼻区结缔组织增殖，皮脂溢异常增多，致使鼻尖肥大，形成大小不等的结节状隆起，称之为鼻赘。其特点是鼻部皮肤的表面高低不平，皮脂腺口扩大，并能压挤出白色黏稠皮脂溢出，毛细血管显著扩张。

（三）施治方法

1. **毫针法** 主穴印堂、素髎、迎香、地仓、承浆、颧髎；配穴禾髎、大迎、合谷、曲池。手法：泻法，2～3日1次，留针30分钟，10次为1个疗程。

2. **耳针法** 取外鼻、肺、内分泌、肾上腺。方法：每次取2～3穴，轻微刺激，留针20分钟，每日1次，10次为1个疗程。

3. **穴位注射法** 取迎香（双）、印堂。方法：取0.25%～0.5%盐酸普鲁卡因注射液，每个穴位推注0.5ml，每日2～3次，10次为1个疗程。

4. **刺血法** 取迎香（双）、素髎、少商。方法：常规消毒后，用三棱针点刺，溢出少量血液，3日1次，7次为1个疗程。

5. **穴位充氧法** 分两组取穴：1组侠白、迎香；2组天府、鼻通。方法：每次选用1组穴，交替使用。鼻区穴充氧1～3ml，其他穴充氧3～5ml，隔日1次，10次为1个疗程。

6. **激光法** 取四白、素髎、迎香、颧髎。方法：用氦-氖激光器照射患处和穴位。每次10～15分钟，每日或隔日照射1次，10次为1个疗程。

二十三、外阴白斑病

（一）概述

又名女阴白斑病，是黏膜白斑病的一种。1961年提出将外阴白斑、白斑性外阴炎、硬化萎缩性苔藓、外阴干枯、原发性萎缩、神经性皮炎、白色角化病等均统称为"外阴营养不良"。尽管得到国际外阴病的认可，但后来又遭到部分人的异议。皮肤科强调临床形态与病理改变的紧密结合，尤其重视病理上有无上皮典型增生或癌变以及程度和范围，这对于指导治疗是非常重要的。中医学尚无明确病名，但从阴痒、阴肿、阴痛来看，应属妇人阴疮的范畴。

（二）诊断要点

①病者多为闭经期后的妇人。②病变部位以阴蒂、小阴唇和大阴唇内侧为主。③早期角化过度，浸润肥厚；后期呈增生性或萎缩性病变，伴有局部瘙痒，病程旷久则因瘙抓而继发湿疹样变。苔藓化、皲裂、溃疡和感染。④癌变的机会说法不一，病程超过10年，癌变约为50％；亦有说仅为2％，甚至更少。多数估计为2％～10％。

（三）施治方法

1.毫针法

（1）邻近取穴法　取曲骨、长强、天应穴（大、小阴唇）。手法：施泻法，大、小阴唇施沿皮刺，2日1次，10次为1个疗程。

（2）循经取穴法　取太溪、三阴交、会阴、天应穴。手法：施泻法，留针30分钟，隔日1次，10次为1个疗程。

（3）子午流注纳甲法　依据患者来应诊时间，针刺该时辰开穴，除开穴外，余者得气后再辨证行补泻手法，一般多用补法，疾刺不留针，每日1次。

2.耳针法　取神门、外生殖器、肺、内分泌。方法：针刺留针30分钟，隔日1次，10次为1疗程。与此同时。艾灸足三里（双）、三阴交（双），每次20～30分钟。

3.穴位注射法　取三阴交、阴廉、曲泉。方法：常规消毒，用5％地丁注射液，针刺得气后，每穴推注1.5～2.0ml，隔日1次，10次为1个疗程。

4.激光照穴法　取横骨、会阴、神门、血海。方法：GE-2型激光仪，每穴照射5分钟，1～2日1次，12次为1个疗程。

5.电针法　常规消毒皮损区，取毫针沿皮平刺，肥厚者针刺约0.3cm左右，留针20分钟，其间加"6.26"治疗机，隔日1次，10次为1个疗程。

6.药线灸法　先将元麻（黄麻）搓成如棉秆样粗细，浸入20％雄黄酒中8～10天，阴干，另加少许麝香、雄黄、艾绒，密闭备用。方法：取苦参、蛇床子各15g，黄柏、蝉蜕、荆芥各9g，蜂房、花椒各6g，加水煮沸，待温熏洗患处，取点燃药线快速点状触灼灸患处，待3～5分钟，隔日1次。注意：不要烧破皮肤。

二十四、复发性口疮

（一）概述

本病又称复发性阿弗他口腔炎。其特点是口腔黏膜反复发生圆形表浅性溃疡，既可单发，又可多发，偶尔也可以发生在生殖器部位的黏膜，常伴有剧痛，一般经过7～10天后渐趋减轻或自愈。中医学统称为"口疡"，多数认为与心脾热壅和气候变化有着密切关系。

（二）诊断要点

①表浅性溃疡通常发生在口腔黏膜，如舌体、颊黏膜和牙龈等处。②初起仅为粟粒大小的炎性丘疹，自觉烧灼和不适；继而形成表浅溃疡，日见扩大，呈圆形或椭圆形，边缘绕以红晕，溃疡表面覆盖黄白色纤维素性渗出物，此时溃疡剧痛，若

接触冷热酸甜咸和其他刺激性食品，痛感更剧。③溃疡经过 5 ～ 7 天后逐渐减轻，并有愈合趋势，不留瘢痕。④复发时间长短不一，严重时 10 ～ 14 日 1 次，多数在 2 ～ 3 月复发 1 次。

（三）施治方法

1. 毫针法 ①取承浆、合谷、人中、长强。手法：平补平泻，每日 1 次，留针 30 分钟，7 ～ 10 次为 1 个疗程。②取委中、后溪。手法：施泻法，留针 20 分钟，隔日 1 次，7 次为 1 个疗程。

2. 耳针法 取神门、心、肺、脾、胃、肝、肾、内分泌。方法：每次选 2 ～ 3 穴，针后留针 30 分钟，隔日 1 次，10 次为 1 个疗程。

二十五、玫瑰糠疹

（一）概述

本病是一种较为常见的炎症性皮肤病，其发病率为全部皮肤病的 1.31%。中医学称之"母子癣"或"风热疮"。

（二）诊断要点

①患者以青年与成年人居多，儿童与老年人少见。②初病常在胸、颈、腹、背或四肢可见 1 个较大的圆形或椭圆形、淡红色或黄褐色斑片，边缘微高起，上覆糠秕样鳞屑，此即为母斑。③母斑出现后，经 1 ～ 2 周，躯干及四肢近端相继有泛发性成批的皮损出现，两者相隔的时间，约 49% 在 7 天内；82% 在 14 天出现继发斑。④轻度或中度瘙痒，少数伴有剧烈瘙痒；部分还出现轻度头痛、低热、咽喉痛、嗜酸性白细胞与淋巴细胞稍增高。⑤有自限性，一般在 6 周皮损自行消退，遗留暂时性色素减退或色沉斑，1 次发病后多不再发，但也有 2.8% 的病例愈后复发。

（三）施治方法

1. 毫针法 主穴：合谷、风池、血海；配穴：大椎、曲池、足三里。方法：血热风燥证施泻法；血虚风燥施补法，每日 1 次，留针 30 分钟，其间行针 5 次。

2. 耳针法 取肺、心、肝、皮质下。方法：每日针刺 1 次，留针 30 分钟，连续 7 日为 1 个疗程。

3. 刺络拔罐法 取大椎穴，常规消毒后，拟用三棱针点刺，迅即加拔火罐，隔日 1 次，7 次为 1 个疗程。

二十六、痤疮

（一）概述

本病是一种毛囊、皮脂腺的慢性炎症，常伴有皮脂溢出，青春期过后，大多有减轻乃至自然痊愈的趋势。中医学对痤疮记载颇多，秦汉时期称之"痤"；隋唐时期称为"面疱"、"嗣面"；明清时期称之"肺风粉刺"、"粉疵"、"酒刺"、"谷嘴疮"等；民间俗称"青春粒"、"壮疙瘩"、"暗疮"等。

（二）诊断要点

①患者以青春期男女为主。②病变部位为皮脂腺丰富区域，如面、胸和背部等。③初起为淡黄色的圆锥形丘疹，若皮脂腺口闭塞成为非炎症性丘疹，如伴感染则为

炎症性丘疹，两者为主时称之为丘疹性痤疮；感染形成脓疱称为脓疱性痤疮；破溃或自行吸收，遗留色素沉着或留凹陷性瘢痕，称为萎缩性痤疮；大小不一的结节，埋于皮下或高出肤表时，呈淡红或暗红，称之结节性痤疮；结节破溃，愈合而形成肥厚性瘢痕，称为瘢痕性痤疮；部分呈囊肿，挤压时有血清或胶状分泌物溢出，称为囊肿性痤疮。④多数皮脂溢出明显，30岁后病情渐减乃至自愈。⑤特殊性痤疮还有聚合性痤疮、经前痤疮、坏死性痤疮、粟粒性坏死性痤疮等。

（三）施治方法

1. 毫针法

（1）辨证取穴　①肺经风热证取大椎、脾俞。②脾胃湿热证取足三里、合谷。③冲任失调证取三阴交、肾俞。④肾火偏亢证取关下（关元下5分，单穴）、邻宫（关下穴旁开2.5寸，双穴）、三阴交。

（2）邻近取穴　取太阳、攒竹、迎香、颧髎、印堂、颊车。

（3）循经与邻近取穴　曲池、合谷、迎香、攒竹。方法：据病情而分别施虚者补之，实者泻之，每日1次，10次为1个疗程。

2. 耳针法　处方①必用穴：肺（双）、肾（双）；辅助穴：脓疱加刺心；大便秘结加刺大肠；皮脂溢出明显加刺脾；伴痛经加刺肝、内分泌；皮疹发生区域的表面投影反应点。处方②主穴：肺（双），配穴神门、交感、内分泌、皮质下。处方③取耳前（热穴）、耳后（相当于降压沟）、内分泌、皮质下。处方④取耳轮1、耳轮2（双）、耳轮角（单）。方法：常规消毒，针刺留针30分钟，3日针刺1次，10次为1个疗程。

3. 刺血法　处方①取大椎、肺俞（双）。方法：常规消毒后，用三棱针点刺，挤出少许鲜血，然后用消毒干棉球拭净，3日1次，7次为1个疗程。处方②先在双侧耳轮，用三棱针点刺，挤出鲜血少许，并在一侧耳轮脚划破约0.3cm，渗血即可，立即埋入药粉（大蒜2，胡椒1）少许，3日1次，两耳交替埋药粉，10次为1个疗程。处方③1组取耳前（热穴）、耳后（相当于降压沟）；2组取内分泌、皮质下。方法：每次取1组穴，交替应用，常规消毒后用三棱针点刺出血，隔日1次，10次为1个疗程。

4. 挑刺法　背部寻找针帽大小的炎性丘疹或膀胱经的风门、肺俞、厥阴俞、心俞、膈俞、肝俞、胆俞、脾俞、胃俞、三焦俞、气海俞、肾俞。方法：每次选3～4穴（点），常规消毒后，三棱针点刺出血少许。2～3日1次。

5. 割治法　取耳穴肺为主穴，配神门、交感、内分泌、皮质下。方法：常规消毒后，尖手术刀将穴位表皮割破，渗血少许，敷上药粉（雄黄、冰片、硼酸、滑石粉各等份，研极细末），间日割治1次，10次为1个疗程。

6. 耳埋法　主穴：内分泌。方法：严密消毒后，取揿针1枚埋入，胶布固定，每日用手轻压10分钟，忌食辛辣、海鲜等，15日换埋另一侧。

7. 穴位注射法　消毒后抽取静脉血3ml，然后迅速注入足三里内，3日1次，7次为1疗程。

8.其他疗法

（1）针罐结合法　取大椎，先用三棱针点刺或梅花针叩刺微出血，立即在该穴加拔火罐，留10～15分钟起罐，消毒棉球拭去瘀血，3～5日1次，10次为1个疗程。

（2）针灸结合法　主穴：合谷、曲池、足三里、迎香、颧髎、地仓；配穴：颊车、阳白、三阴交、太冲、肺俞、膈俞、脾俞。方法：主穴中的四肢穴，直针得气留针；面部穴沿皮刺，留针20分钟，拔针后艾条灸10分钟，每周3次，20次为1个疗程。

二十七、斑秃

（一）概述

斑秃系一种头部突然发生的局限性斑状秃发，局部皮肤正常，无自觉症状。中医文献对斑秃早有叙述，特别是《诸病源候论》、《外科正宗》等对脱发既精又详，至今仍指导临床。

（二）诊断要点

①多见于青壮年男女。②发病突然或在无意中发现。头部的任何区域可见局限性圆形或椭圆形斑状脱发，其直径大小不一，可单独可多个。③随着病情进展，还会出现眉毛、胡须、腋毛、毳毛乃至阴毛相继脱落，称之全秃。④一般而论，对身体健康影响不明显，况且有部分患者可能自然康复。

（三）施治方法

1.毫针法

（1）辨证取穴　血虚证取肝俞、肾俞、足三里；施补法。血热证取风池、血海、足三里，施泻法。血瘀证取太冲、内关透外关、三阴交、膈俞，施泻法。

（2）邻近取穴　主穴百会、头维、生发穴（风池与风府连线的中点）；配穴翳风、上星、太阳、风池、鱼腰透丝竹空、安眠穴（合谷与三间连线的中点）。手法：实证施泻法，虚证施补法。

（3）循经取穴　主穴足三里、三阴交；配穴头维、足临泣、侠溪、昆仑、太冲、太溪。手法：实证施泻法；虚证施补法。

（4）围刺法　皮损区用32～35号毫针呈15°角度斜刺于四周，呈对称性，留针30分钟，每隔5分钟捻转1次，隔日1次。

2.头针法　选双侧足运感区，感觉区上3/5。每日1次，留针30～60分钟，10次为1个疗程。

3.耳针法　取肺、肾、交感。方法：常规消毒后，针刺不透过软骨，留针30分钟，每隔5分钟捻转1次，隔日针1次，10次为1个疗程。

4.梅花针法

（1）局部叩刺　在斑秃区的局部用梅花针，呈同心圆方向叩刺，直至微出血为度，每日或隔日1次。

（2）结合叩刺　取斑秃局部、脊柱及两侧阳性反应点、太渊、内关。方法：斑秃区施同心圆叩刺；背部循经自上而下叩刺两行；穴位重刺5～7下即可，隔日1次，15次为1个疗程。

（3）叩刺搽药　斑秃区先用梅花针叩刺至潮红或轻微渗血后，外搽旱莲草酊（旱莲草 20g，蒸 20 分钟候冷，放入 75% 乙醇 200ml，浸泡 2～3 日，去渣取汁）。

（4）电梅花针　先用电梅花针均匀密刺斑秃区、风池穴，然后叩刺脊柱两侧，每日或隔日 1 次，10 次为 1 个疗程。

5.穴位注射法　取肺俞、肾俞、魄户、血海。方法：每次取 1～2 穴，常规消毒后，吸当归注射液或维生素 B_{12}，针刺得气后推入药液 1～2ml，2～3 日 1 次，10 次为 1 个疗程。

6.割治法　耳廓、耳轮常规消毒后，用尖形手术刀割破双耳内分泌穴，其深度以不透过耳软骨为限，割后包扎，每周 1 次，连续割治 4 次为 1 个疗程。

7.针灸结合法　斑秃区先用梅花针叩刺至渗血少许，然后分别选艾条灸 10～15 分钟，或老姜片搽后再灸之，隔日 1 次，10 次为 1 个疗程。

针灸美容术

一、纠正斜视针刺术

正常人的眼球活动，是由眼球四周的六支肌肉所牵引，每支肌肉又是由神经联系直接受大脑中枢的控制，因此，眼球运动灵活自如。一旦某一支肌肉收缩力过强或过弱，无法与其他肌群保持平衡，或者麻痹而失去作用，均会导致眼珠牵引力失去平衡，这样，就会发生眼球偏向一侧的现象，医学上称之斜视，俗称"对眼"、"斗鸡眼"。这种疾病不仅影响人的面部容颜，而且，还常被人嘲笑而产生自卑心理。

斜视不仅影响外貌，而且经常斜视的一眼，其视力可明显减退，这是因为两眼视轴不平衡，平时视物总是使用不斜的那只眼，时间一长，斜视眼也因长时期没有使用，以致视觉功能减退而出现废用性弱视。儿童的视觉功能可塑性较大，为了既有益于美容，又有利于视力，斜视一定要及早从小治疗为好。

（一）毫针法

1.循经取穴法　主穴：正光 1（攒竹与鱼腰之间中点）、正光 2（丝竹空与鱼腰之间中点）；配穴：风池、内关、大椎、百会、肝俞、胆俞。

2.局部取穴　主穴：攒竹、瞳子髎、鱼腰、翳明、丝竹空。配穴：屈光不正加刺睛明；头痛加刺太阳。

3.辨病取穴　外斜视取攒竹为主穴；内斜视取瞳子髎为主穴；配穴：眉梢或丝竹空。方法：以上三类取穴，任选一类，施平补平泻，针刺得气留针 30 分钟，其间捻转 3～5 次，2 天 1 次，10 次为 1 个疗程。

（二）七星针法

取胸椎、腰椎两侧。方法：将七星针接在晶体管治疗仪上，并输入电流，其强度以患者能耐受为宜，由上而下叩刺之，第 1 行距脊柱旁开 1cm；第二行旁开 2cm；第 3 行旁开 3～4cm，力度以中等刺激为宜，2 天 1 次，15 次为 1 个疗程。

（三）指针法

取两侧正光穴。方法：患者端正坐取，以示指点压1～3分钟，然后围绕眼眶四周作旋转性轻柔2～3分钟，1天1次，15次为1个疗程。

（四）电针法

主穴：睛明、瞳子髎、球后；配穴：攒竹、承泣、肝俞、脾俞、肾俞。方法：针刺得气后，施泻法，针后留针30分钟，其针柄接通电流，频率和强度以患者能耐受最大刺激为度，待见效后，逐渐减少刺激强度和频率，1天1次，10次为1个疗程。

（五）综合疗法

主穴：四白、合谷、球后；配穴：内斜视加阳白透鱼腰；瞳子髎透丝竹空；外斜视加攒竹透睛明，四白透承注。方法：施平补平泻法，针刺得气后留针30分钟，每隔10分钟，刮针柄1次约半分钟；另在配穴每次取1～2穴贴敷马钱子片（制法：先将马钱子加水浸泡1.5小时，再加入适量绿豆，煮至绿豆开花，取马钱子趁热去皮，切片备用），外盖胶布固定，酌情保留12～24小时，1～2天针刺与贴敷1次，10次为1个疗程。

二、减肥针刺术

肥胖是指体内脂肪堆积过多，明显超过标准体重20%以上者。成年人的标准体重＝（身高－100）×0.9；儿童标准体重＝年龄×2＋8。

肥胖虽然可发生在任何年龄，但以40岁以上者居多，女性发病率尤高。一般而论，轻度肥胖（超过标准体重20%～30%），尚无临床症状出现；中度肥胖（超过标准体重31%～50%），常会出现呼吸短促，头晕头痛，容易疲乏等症状；重度肥胖（超过标准体重50%以上），轻者有胸闷气促，嗜睡懒散，严重时导致心功能衰竭，伴发冠心病、高血压病、糖尿病及胆石症等。

西医学对肥胖概分为单纯性和继发性两大类，但从发病机制而论，归纳为内因和外因，前者指人体内各种因素对脂肪代谢等调节失控所致，如遗传、神经、精神、物质代谢和内分泌失调等；后者主要指饮食不节制，平素贪食甘肥脂腻，加之又不好活动所引起。

人们或许注意到，东方与西方民族的差异性，表现肥胖的区域也不一样，东方民族的女性，肥胖多数集中在背部、胸乳部和腹股部。针灸对肥胖的治疗，以单纯性肥胖症为最佳适应证，对继发性肥胖症、体质性肥胖症之类疗效较差。

（一）毫针法

①取丰隆（双）。②取梁丘（双）、公孙（双）。③取大横、上脘、中脘、水分、三阴交。方法：以上三组，任选一组穴，然后辨证配穴：气虚湿滞、脾失健运（体倦、便溏、胖而松弛等）者，配内关、天枢、关元、列缺。胃强脾弱、湿热内蕴（食多，门臭，胖而结实）者，配曲池、支沟、四满、内庭、腹结。冲任失调，带脉不和（尿频，腰酸，月经量少，胖在臀腹区域）者，配支沟、中注、关元、带脉、血海、太溪。施平补平泻法，1天1次，留针30分钟，连续10次为1个疗程，停针5天后可再施第二疗程。

（二）耳针法

（1）辨证取穴法　中阳亢盛（体质肥胖，胃纳亢进，面赤声扬，舌质红，苔多黄腻，脉滑数有力），取脾、胃、饥点、肺、交感；痰湿阻滞（体型肥胖，嗜睡，易疲倦，纳差，口淡无味，女子月经少或闭经，男子阳痿，舌胖齿痕明显，脉沉缓或滑），取脾、三焦、内分泌、神门、肾上腺；血瘀阻络（体质肥胖，伴有胸胁疼、心悸，眩晕，舌质暗红或瘀斑，苔薄白，脉沉涩），取脾、心、肝、肺、皮质下、神门。

（2）经验取穴法　取肺、肾、脾、内分泌、饥点、三焦、大肠、腹、皮质下、直肠下段。

（3）特异取穴法　取左右上肺、下肺。方法：以上三组耳穴，任选一组，针刺后留针30分钟，其间行针3～5次，2天1次，15次为1个疗程。

（三）耳穴埋针法

①取肺、脾、胃、内分泌、神门。②取三焦、肺、内分泌；③取口、胃、肺、脾。④取口、零点。方法：以上四组任选一组或交换选用，常规消毒后，用揿针在耳穴上埋藏，后用胶布固定，3～5天换1次，7次为1个疗程。

（四）电针法

①取梁丘、公孙。②取带脉、水分、关元、丰隆。③取天枢、腹结、内庭。④取滑肉门、足三里、三阴交、大横、关元、气海、小脘、脾俞。⑤取耳穴胃、脾、口、胰、神门、饥点、内分泌。方法：以上5组穴任选1组，或交替使用，施泻法，针刺得气后，将G6805治疗仪联接在针柄上，采用连续波型，电流量以患者能耐受为度，持续15～30分钟，2天1次，15次为1个疗程。

（五）耳压法

（1）辨证取穴法　主穴：内分泌、肺、脑。食欲亢进加压饥点、渴点、脾、胃；嗜睡加压丘脑、神门；内分泌紊乱加压内分泌、丘脑、卵巢。

（2）经验取穴法　主穴：内分泌、神门；配穴：大肠、口、胃、肺、贲门、皮质下。方法：采用王不留行籽或加工好的半粒绿豆压在穴位上，外盖胶布固定,5～7天换1次。5次为1个疗程。

（六）灸法

主穴：阳池、三焦俞；配穴：地机、命门、三阴交、大椎。方法：每次选主穴、配穴各1～2个，艾灶高1cm；灶底直径0.8cm，隔姜灸，每次灸5～6壮,1天1次,1个月为1个疗程。

（七）穴位激光照射法

取肺、肾、脾、内分泌、饥点、三焦、大肠、腹、皮质下、直肠下段。方法：每次取3～5穴，每个穴照射4分钟，2天1次，15次为1个疗程。

（八）穴位注射法

取胃（双）。方法：用生理盐水或维生素B_1或维生素B_{12}，任选1种，每穴推注0.3～0.5ml，2～3天1次，5次为1个疗程。

（九）其他疗法

（1）耳穴加压环法　取胃（双）。方法：用塑料制耳穴弹力压环，尖端对准胃穴刺激，餐前或饥时加压10次，留环1～6周。

（2）磁珠金属贴压法　取耳穴口、食道、人中、中脘、气海。方法：先用U形针刺耳穴口、食道，再用弱磁珠贴压，辅加振器以使磁珠吸附在穴位上；另对体穴压弱磁珠，5～7天为1个疗程。

（3）手针法　取手掌上，示指正下方的胃、脾、大肠区，手背中央的胸腹区。方法：针刺或用指压或揉捏中等刺激，2天1次，10次为1个疗程。

（4）耳环形电极法　取饥点。方法：将耳环形电极的尖端，夹在饥点上，持续不断刺激，亦奏良效。

（5）U形针刺法　取耳穴口、食道、十二指肠、胃。方法：每次任选1穴，常规消毒，局部麻醉后，植入不锈钢U形针，连用3天抗生素，待局部无疼痛或其他反应时，每次进食前用手指轻压2～3分钟，或用振动器刺激10～30秒。

三、皱纹舒展针灸术

随着年龄的增长，皮肤也会随之发生一系列的变化，其中皱纹是人体老化在面部的首次信号。大多数人在30岁左右，前额呈现细微的皱纹；40岁左右则增多加深；50岁前额的抬头纹和眼角的鱼尾纹相继出现；60～70岁时，肌肉松弛，加上众多因素的影响，促使皱纹的沟状加深与扩张。但是，有些人正处于精力旺盛的青壮年时期，由于精神上的严重创伤，生活旅途的艰辛以及抽烟、慢性疾病，皆能在面部提前出现衰老性皱纹，显出未老先衰的外貌，影响面容，应予治疗。

（一）毫针法

1.循经取穴法　主穴合谷、足三里、血海、印堂、丝竹空、瞳子髎、迎香、地仓；配穴太阳、头维、下关、阳白、四白、颊车、承浆、翳风、阿是穴。方法：先针刺躯干和四肢部位穴位，然后针刺面部穴位，施平补平泻术，2天1次，15次为1个疗程。

2.局部取穴法　前额抬头纹取上星、阳白、鱼腰、印堂；眼角鱼尾纹取太阳、头维、瞳子髎、四白；口角放射纹取地仓、颊车、迎香、承浆。方法：施平补平泻法，留针30分钟，2天1次，15次为1个疗程。

（二）耳针法

取神门、肺、内分泌、卵巢（或睾丸）。方法：针刺或埋针，前者留针30分钟，2天1次；后者5～7天换1次，10～15次为1个疗程。

（三）耳压法

取内分泌、肺、卵巢（或睾丸）。方法：采用王不留行籽、金珠、银珠任选1种，对准穴位，外用胶布固定，5天换1次，15次为1个疗程。其间嘱患者每天轻巧按压约1分钟，以增强刺激，疗效更佳。

（四）电针法

主穴：上星、头维、太阳、地仓；配穴：膈俞、脾俞、肺俞、肾俞。方法：针刺得气后留针，接通电流以患者能耐受为度，2天1次，15次为1个疗程。

（五）指压法

取双侧头维、颧髎、地仓。方法：医者用大拇指按压上述穴位，当有酸麻胀痛感时，持续 1 ～ 3 分钟，然后在大鱼际轻巧揉按 1 ～ 3 分钟，每天早、晚各 1 次，15 天为 1 个疗程。

（六）激光照射穴位法

取阿是穴（皱纹局部）；方法：采用低功率氦-氖激光治疗仪，其输出端配上放大器，使光斑直接照射在皱纹局部，照射距离约 10cm。若皱纹范围较大时，可分区依次照射，每次 10 ～ 15 分钟，2 天 1 次，15 次为 1 个疗程。

（七）灸法

处方 1：肺俞、肝俞、脾俞、三阴交、肾俞、血海、合谷、曲池；处方 2：颧髎、颊车、下关、阳白、印堂、曲池；处方 3：神阙。方法：处方 1、2，采用直接灸，点燃艾条一端，对准施灸穴位，其温热感以患者能耐受为度，每穴灸 3 ～ 5 分钟，2 天 1 次，15 次为 1 个疗程。处方 3，采用间接灸，取 0.2 ～ 0.4cm 厚的生姜 1 片，其中心用针穿刺数孔，上置黄豆大艾炷，放在神阙穴上施灸，若患者感到灼热难忍时，可将姜片上下左右移动，反复操作，直到局部皮肤潮红为度，2 天 1 次，15 次为 1 个疗程。

四、眼周黑圈与眼睑浮肿针灸术

"眼睛是人类灵魂的窗口"。然而，习惯于晚睡觉的人群，通常出现眼周黑圈与眼睑浮肿，给人一种疲惫不堪的印象。

引起眼周黑圈和眼睑浮肿的原因很多，归纳其要有三：一是房劳过度，或产后失调，或多胎损元，或久病等，皆可导致肝肾虚亏，肝肾精血不能上注于目，故而，目光无神，眼周黧黑与浮肿。二是长期睡眠不足，精神疲乏，或过量食用冰冻饮食，进而影响血液循环，对体内过氧化酶的激化作用，促使黑色素细胞的活跃，故而，眼周肤色变黑或褐色加重。三是药物、病毒、肝脏病变等，均能促进血液趋向酸化，表现为眼周呈现暗黑或深褐色的色素沉着。

（一）毫针法

1. 循经取穴法　主穴：脾俞、肝俞、肾俞、三阴交；配穴：足三里、关元、曲池、血海。

2. 局部取穴法　上星、鱼腰、阳白、四白、瞳子髎、睛明。方法：施补法，针刺得气后留针 30 分钟，其间捻转 3 ～ 5 次，2 天 1 次，10 次为 1 个疗程。

（二）耳针法

取肾、子宫、神门、肝、脾、内分泌、肾上腺。方法：常规消毒后，针刺后留针 30 分钟，3 天 1 次。10 次为 1 个疗程。

（三）灸法

水分、脾俞、太白。方法：点燃艾条一端，在上述穴位区域施雀啄术灸之，每穴每次灸 5 分钟，1 天 1 次，10 次为 1 个疗程。

五、隆胸、丰乳针灸术

女性乳房具有柔和、绵软的触觉美及丰满而挺秀的线条美。正因为这样，在古代文人墨客的笔下，赞颂美人乳为"玉峰"、"留情岭"、"酥乳"等。

在通常的情况下，乳房的形态有三类：圆锥型、圆盘型、半球型。凡性格豁达的少女，乳房圆满均匀；反之，乳房干小或过早萎缩，这样，必然会给女性带来难以启齿的烦恼。

针灸术能够隆胸、丰乳吗？回答这个问题，首先要了解乳腺与内分泌的内在关系。一般而论，由于卵巢的发育和渐趋成熟，表现在 12 ~ 13 岁的女孩，乳房逐渐增大丰满，但其乳腺并不发达，乳腺叶之间的脂肪细胞量也少，触摸起来只有坚韧的感觉。随着月经的来潮，卵巢开始分泌卵泡素和孕酮，刺激乳腺组织使其增殖胀大，乳叶间结缔组织和脂肪细胞增多，乳房发育成均匀的圆锥形，体现出女性特有的魅力。当年龄步入 45 ~ 50 岁前后，卵巢功能减少乃至消失，乳腺也渐趋萎缩，脂肪沉积，乳房缩小，失去弹性而下垂。总之，乳房发育的全过程，应视为全身发育的缩影。

针刺隆胸、丰乳是有选择性的，主要是病后引起乳房下垂、少女乳房发育不良等，可望获得较好的疗效。

（一）毫针法

按三组取穴：①组主穴屋翳、乳根；配穴足三里、关元、气海；②组主穴膻中、乳根；配穴少泽、后溪、极泉、屋翳、膺窗；③组取天突、膻中、乳根。方法：每次取一组穴，轮换选用，针刺得气后施平补平泻法，留针 15 分钟；拔针后再施雀啄灸，每穴灸 5 分钟，1 天 1 次，15 次为 1 个疗程。

（二）耳针法

取胸点、乳腺点、卵巢、内分泌；方法：针刺得气后留针 30 分钟，2 天 1 次，15 次为 1 个疗程。此外，还可取上述穴，分别施用埋针法、耳压法等，亦有相同效果。

（三）灸法

取关元、肝俞；方法：将艾条点燃后，在穴位上施雀啄术灸，每穴灸 5 ~ 10 分钟，1 天 1 次，10 次为 1 个疗程。

性传播疾病的中医治疗举要

性传播疾病，过去叫做"花柳病"。建国后，党和政府采取断然措施，1964 年我国宣布基本消灭性病。但是，近年来，性病又重新出现并有逐年增加的趋势。据了解，我国性传播疾病的发患者数，每年均以 3 倍以上的速度递增，并呈蔓延态势。

严峻的事实表明，性病的防治刻不容缓。

一、淋病

淋病是淋菌性尿道炎的简称，该病由淋病双球菌引起，是一种以泌尿生殖器黏膜发生炎症为主要特征的最常见的性传播疾病，美国学者估计全世界感染此病的患者超过 2.5 亿。我国的淋病患者占性传播疾病的 80%～90%，居首位。

淋病几乎都是通过性交接触所引起的，男性高发年龄组为 20～24 岁；女性高发年龄组为 15～19 岁。此外，由于同性恋或异性乱交以及污染等因素，表现为咽喉淋病（性口淫）、直肠淋病、淋病性结膜炎（污染）等也不乏常见。这里，主要谈男性淋病和女性淋病的典型症状：①潜伏期：淋球菌进入尿道后，大致经过三个阶段，其一，侵入尿道 36 小时后，方能深入黏膜下层开始生长；其二，占有据点后，约在 36 小时内完成发育阶段；其三，部分淋球菌死亡，排出内毒素，从而引起组织对毒素的反应，开始出现症状。②男性淋病：在性交后 2～5 天发病，开始有排尿疼痛，继而出现淡黄色脓液从尿道口流出，尿道口红肿，发痒及轻微刺痛，阴茎勃起时刺痛明显，致使尿频、尿痛，排尿困难，行动不便，晨起可见脓痂堵塞尿道外口呈"糊口"现象；少数病例还会伴有微热、疲乏、两侧腹股沟淋巴结红肿，甚至化脓等全身症状。③女性淋病：包括尿道淋病及生殖道淋病两个方面，前者由于女性尿道短，故其尿道症状远不如男子明显和严重。仅以白带增多为主；后者因子宫黏膜易受淋菌侵犯，并通过脓性白带自阴道排泄而使阴道、尿道、前庭大腺相继发病，诸如排尿困难、外阴红肿、下腹痛等，10%～20% 女性可继发急性糜烂性宫颈炎、大前庭腺炎、子宫内膜炎、输卵管炎、不孕或宫外孕等。

中医学早在清代《杂病源流犀烛》一书中曾对本病详尽描述：其茎中如刀割火灼；窍端有秽物，如米泔，如粉糊，如疮脓，如目眵等等；对其治疗大法，张景岳曾说："有热者当辨心肾而清之；无热者当求脾肾而固之、举之。"张氏之论，可谓中医治疗的要核。

（一）内治法

分相火妄动和脾肾亏损两证而施治。

1.相火妄动证 尿浊如泔浆，或如脓涕。腥臭气味重；伴有头晕耳鸣，心悸多梦，咽干口渴，颧红盗汗，腰膝酸软，大便干结；脉细数；舌质红，苔薄。治宜滋阴降火，通淋利尿，方用知柏地黄汤加减。药用：炒知母、炒黄柏、炒丹皮各 6g，生地黄、山药、赤茯苓、泽泻各 12g，山萸肉、瞿麦、车前子（包）各 10g。

2.脾肾亏损证 病程较长或治疗不彻底而死灰复燃，小便时而发现少量黄稠脓性分泌物，或内裤可见污秽渍；伴有面色萎黄，纳谷不香，气短神疲，四肢不温，腰腿酸软；脉虚缓，舌质淡红，苔白滑。治宜健脾补肾，扶正固本，方用苓术菟丝丸加减。药用：茯苓、泽泻各 10g，白术、莲肉、山药、炒杜仲、枸杞子、山萸肉各 12g，菟丝子 15g，五味子、木通、琥珀各 6g，灯心 3 扎。

（二）针灸疗法

1. **毫针法**　取心俞、白环俞；方法：施平补平泻手法，针刺得气后留针30分钟，日1次。

2. **灸法**　取脾募、曲泉；方法：直接灸，每次持续5～10分钟；间接灸，可在生姜片上放置5～7壮。日1次。

（三）古今验方

1. **珍珠粉丸**　珍珠粉、黄柏各等份，研细末为丸，1次6g，日2次。

2. **心肾丸**　菟丝子、麦冬各60g，研细末炼蜜为丸，1次6～10g，日2次。

3. **散精汤**　刘寄奴、白术各30g，车前子（包）15g，黄柏1.5g，煎服。

4. **大分清饮**　茯苓、泽泻、木通、猪苓、山栀子、枳壳、车前子（包），煎服。

5. **五味子（炒赤）**　不拘多少，研细末水泛为丸，1次4.5～6g，日2次。

（四）防范措施

（1）加强道德伦理教育，禁止卖淫，普及群众性防治知识，提高自我监护能力。

（2）早期诊断，特别是60%女性和10%的男子感染淋病几乎无症状，给早期防治带来一定的难度，不过，及时做阴道子宫颈涂片，显得尤为重要。

（3）避免直接接触被淋球菌污染的毛巾等，使用阴茎套、隔膜、子宫帽或使用各种杀菌剂；或者性交后即刻排尿，清洗或冲洗外阴，可能有些防范作用。

（4）淋球菌的某些菌种产生了抗药性，已侵袭世界各国，导致青霉素治疗失败率正在逐渐增多，这给一些游医有了可乘之机，对此，建议找皮肤病专家咨询，将会得到科学的指导。

二、非淋菌性尿道炎

非淋菌性尿道炎，既有酷似淋病的临床表现，但在其分泌物检查或培养中又找不到淋病双球菌，而是由衣原体或支原体等引起的尿道炎症性疾病。

近些年来，非淋菌性尿道炎的发病率急骤上升，远远超过淋球菌感染，在美国，估计每年用于生殖器衣原体感染的经费超过10亿美元。我国的病例也在不断增加。剖析原因：一是多发于青年性旺盛期，可与淋病同时或交叉感染；二是对生殖器衣原体感染认识和快速诊断水平的提高，避免了误诊与漏诊。

非淋菌性尿道炎的病原体有多种，据文献报道，40%～50%由沙眼衣原体所致；30%由分解尿素到支原体；10%～20%由阴道滴虫、白色念珠菌、单纯疱疹病毒、大肠杆菌等。而易感上述各种病原体的人群，又以同性恋者、社会经济地位低微、性活跃的年轻人和性伴侣多者为主。

本病通过性接触传染，其潜伏期较淋病略长（1～3周），主要为尿频、尿急、尿痛、尿道口有脓性分泌物，症状多较轻微，甚至无症状，尤其女性患者更是如此。该病病情进展隐匿、缓慢，若经验不足或者缺乏衣原体、支原体的常规检验，会给诊断带来一些困难，造成漏诊和误诊。值得注意的是淋病与非淋菌性尿道炎是两种不同病原体所引起的尿道炎，两者可同时存在或先后发生，其临床症状相似而治疗方法不同，应予区别对待。

中医名著《类证治裁》首次提出溺浊病名，该书说："浊在便者，白色如泔，乃湿热内蕴，由过食肥甘辛热炙煿所致"；后世《医林集要》也说："过于色欲而得之，肾气不固。"据此而推论。小便混浊不清，溺时无尿道刺痛，前者为实证；后者为虚证，从而，说明湿热下注的实证、病位在脾胃；肾元亏损的虚证，病位在肾，为治疗奠定了理论基础。

（一）内治法

1.脾胃湿热 症见溺浊稀薄如米泔状，尿时茎中无涩痛感，仅有刺痒感觉；伴有胸脘满闷，口干口渴；脉滑数，舌质红，苔黄微腻。治宜清热利湿，通淋化浊，方用程氏萆薢分清饮加减。药用：川萆薢、炒黄柏、莲子心各6g，茯苓、白术、生地、车前子（包）各10g，丹参12g，石菖蒲、木通、甘草梢各4.5g。

2.肾元亏损 症见小便频数，时有水泔样分泌物溢出；伴有精神萎靡、面色㿠白，肢端冰冷不温，形寒怯冷；脉沉细无力，舌质淡红，常有齿痕，少苔；治宜温肾固涩，方用固真丸加减。药用：晚蚕蛾6g，肉苁蓉、益智仁、茯苓各12g，山药、菟丝子各15g，龙骨、鹿角胶（烊化）、莲肉、桑螵蛸各10g。

（二）针灸疗法

1.毫针法 主穴：肾俞、关元、三阴交；配穴：腰痛加气海、志室；食少、神倦加足三里、公孙、内关、神门；烦渴欲饮加大椎、太渊、丰隆；阳痿加阴陵泉。方法：实证施泻法；虚证施补法，日1次。

2.灸法 关元、太溪；艾卷点燃灸15～30分钟，间日1次。

（三）古今验方

（1）通灵散 益智仁、茯苓、白术各等份，研细末，每次6g，煎服。

（2）厚朴（姜汁灸）30g，茯苓3g，水酒各半，煎服。

（3）白果、莲肉、江米各15g，胡椒末30g，乌骨鸡1只，如常洗净，装入鸡内，煮熟，空心食之。

以上三方适用于实证。

（4）秘精丸 牡蛎、菟丝子、龙骨、五味子、韭子、茯苓、白石脂、桑螵蛸。

（5）四精丸 鹿茸、山药、肉苁蓉、茯苓。

以上二方适用于虚证。

（四）防范措施

（1）对感染本病的高危人群，如性活跃年轻人等，应进行性医学教育，指出其危害性：男性常并发附睾炎；女性可引起子宫颈炎、子宫内膜炎、盆腔炎，导致宫外孕、不育症、自发性流产、宫内死胎及新生儿死亡等。

（2）沙眼衣原体通过性接触而传播，新生儿通过产道约1/3可发生结膜炎；1/6可引起衣原体性肺炎，因此，应适时予以引流或剖腹产。

三、滴虫病

滴虫病是由阴道毛滴虫引起的一种性传播疾病。本病已成为仅次于阴道念珠菌病的性传播疾病。由于世界各地气候带和社会人群的不同，估计女性发病率为 10%～25%；男性为 12%～15%。

这里，要明确指出，目前已知毛滴虫达 100 多种，并不是都会侵犯人类，致病出现症状的仅有 3 种，阴道毛滴虫就是其中之。

阴道毛滴虫病在性关系混乱者和妓女中发病率最高，因此，性交是较多见的直接传染方式；另外，还有非性方式传播，诸如通过厕所坐位、浴室、脚盆、内衣、卫生巾等间接传染。这是因为毛滴虫对外界的不同环境有一定耐受性，就是在 25℃～42℃中仍然可以生长繁殖；即使是半干燥状态也可存活 6 个小时，故其脱离人体后还可传播于他人。

本病被感染后经过 4～28 天的潜伏期后，始见临床症状，女性的典型症状为阴道分泌物增多，呈泡沫状，有时系浆液性、脓性和乳酪样，散发恶臭；中度和重度患者在外阴、阴道部大腿内侧出现烧灼或瘙痒等刺激症状。因性而传染者，还会发现尿道炎、膀胱炎、宫膜炎、尿道旁腺和巴氏腺肿等。阴道检查可看到阴道黏膜和宫颈阴道部明显充血和出血点，呈具有特殊性的草莓样外观。男性症状比较轻微，主要有尿道内痒感和不适，排尿时加重；或有脓性分泌物，排尿困难，与淋病相似，这些症状是由尿道炎、膀胱炎、前列腺炎、附睾炎、龟头包皮炎等一种或数种炎症合并而引起的。

《女科经纶》说："妇人阴痒属脏虚虫蚀；亦属欲事不遂，积成湿热。"据此中医分湿热下注、脾虚湿重、阴虚燥热三证施治。

（一）内治法

1. **温热下注证**　阴部瘙痒，搔破则有少许渗出或轻微糜烂，部分还伴疼痛，黄色带下，挟有腥臭气味，兼有头晕少眠，胸胁苦满，小便短数，心烦易怒，口干且苦，脉弦数，舌质红，苔黄微腻，治宜清热利湿，兼以杀虫。方用龙胆泻肝汤合逍遥散加减。药用：炒龙胆草、柴胡、当归、丹皮、甘草各 6g，生地、车前子（包）、泽泻、赤茯苓各 12g，焦山栀、芦荟各 4.5g。

2. **脾虚湿重证**　阴内刺痒或痛痒相兼，带下淋漓；伴有肢体倦怠，小便赤涩，纳少失眠，口淡无味，时时口干；脉缓滑；舌尖红，苔薄白腻。治宜健脾利湿，清热和胃，方用归脾汤加减。药用：党参、白术、黄芪、当归各 10g，茯神、桂圆肉、白芍各 12g，酸枣仁、广木香、焦三仙、丹皮各 6g，生姜 3 片，大枣 5 枚。

3. **阴虚燥热证**　阴痒而干涩灼热；伴腰酸耳鸣，头晕眼花，口干咽燥；脉细数；舌质红，苔少。治宜滋阴降火，润燥止痒，方用坎离既济丸加减，药用：生地 15g，炒黄柏、丹皮、麦冬、五味子各 6g，何首乌、黄精、山药、钩藤各 12g，旱莲草、女贞子、益母草各 30g，柴胡 6g，茵陈 10g。

（二）外治法

阴道燉红，痒痛相兼时，选用青黄散（黄柏、青黛、蛤粉、白芷、雄黄、枯矾、冰片适量，研细末）；阴痒，带下多时，选用黄柏蛇床洗方（黄柏、苦参、百部、蛇床子）。

四、性病性淋巴肉芽肿

性病性淋巴肉芽肿，又名腹股沟淋巴肉芽肿。该病是通过性交途径而感染的系统性性传播疾病，属经典性病之一，过去，其发病频度次于淋病、梅毒、软下疳而居第四位，所以又称第四性病。

性病性淋巴肉芽肿在世界上分布广泛，主要流行于热带、亚热带地区，如亚洲、非洲和美国南部的某些地区。美国 1977 年报告发病率为 0.1/10 万～0.2/10 万，日本 1960～1980 年间仅见 4 例；英国 1983～1984 年报告 75 例。我国解放前北京收容的妓女中，有 28.7%的人患此病。据近年的医学情报，许多国家的发病率有所增高，我国也应提高警惕，增强防治措施。

本病的传播几乎完全与性行为有关，偶由接触患者分泌物或口交、肛交等引起。感染后 3～20 天发病，平均 10 天左右，亦有长达 5 周。发病可分三期：第一期为初疮，多在男性龟头或包皮上，女性的大阴唇、阴道或子宫颈处，出现无痛性浅表溃疡，开始为丘疹、疱疹，破溃出现糜烂，数天后愈合，不留瘢痕，常被忽视。第二期出现腹股沟横痃，一般在初疮后 1 周至 6 周（平均 3 周）内，病菌经淋巴管到达腹股沟淋巴结，单侧淋巴结肿大，渐融合一起并与周围皮肤组织粘连，继而中央软化，肤色暗红色，俗称横痃。自觉轻微胀痛、压痛或牵引痛，破溃外溢黄绿色稠脓和多个瘘管（俗称鱼口），难以愈合，常迁延数月不等。女性若外阴溃疡，更具破坏性，可导致外阴残缺或阴唇穿孔；若初疮发生在阴道内，淋巴引流到会阴和直肠下部淋巴结，形成脓肿、破溃。愈合后可发生痉挛性瘢痕，引起直肠狭窄，排便困难。第三期主要病变为外生殖器象皮肿或肛门内直肠狭窄。

（一）内治法

按病因和临床表现分淫毒内攻、湿热下注和余毒残留三个证型施治。

1. 淫毒内攻证 初发常在染毒后 10 天左右，腹股沟脊核肿大。其大小约如蚕豆至鸡卵，肤色正常或微红，自觉轻微胀痛、压痛或牵引痛，伴有发热，恶寒，困倦乏力，头痛及食少等全身症状，舌质红、苔少，脉细数，治宜疏散淫毒，方选透骨搜风散加减。透骨草（白花者更佳）10g，羌活、独活各 6g，牛膝、生芝麻、紫葡萄各 12g，六安茶、小黑豆、胡桃肉各 30g，炒槐角 15g，红枣 5 枚，白糖适量，煎服。

2. 湿热下注证 患处肿痛，或玉门掀肿作痛，或见丘疱疹、脓疱等；伴有憎寒壮热，小便涩滞，腹内急痛，或小腹痛闷；舌质红、苔薄黄，脉弦数，治宜清肝泻火，疏通气血，方选逍遥散加减。柴胡、丹皮、炒栀子各 6g，当归、白芍、茯苓、白术各 10g，川楝子、元胡、僵蚕、银花、天花粉、浙贝母各 12g，白茅根、赤小豆各 30g。

3. 余毒残留证 患处结肿逐渐软化，溃破后黄绿色脓液外溢，疮口站立则合，身曲又张，形如鱼口开合之状，迁延日久难以愈合；舌质淡红、苔少，脉细弱，治宜益气托毒，解毒敛疮，方选用芙蓉内托散加减。芙蓉花 6g，高丽参 4.5g（另煎兑入），当归、川芎、白芷、黄芪、连翘、杏仁各 10g，银花、茯苓、川牛膝各 12g。

加减法：小便涩滞加黄柏、瞿麦、琥珀；小腹牵引疼痛加青皮、血竭、制乳香、制没药；患处结块不化加䗪虫、全蝎、生牡蛎、皂刺，或服犀黄丸。

（二）外治法

结肿未溃时，选用如意金黄散，凡士林调膏外敷；化脓未溃，可适时抽脓或切开排脓，外掺五色灵药，盖琥珀膏；肛门或尿道狭窄时，应施手术疗法。

（三）古今验方

（1）山甲内消散　当归梢、甘草节、大黄各 10g，穿山甲（炒）、土木鳖各 3 个（片），僵蚕、黑牵牛各 3g。煎服。适用于初疮未成脓阶段。

（2）红药散瘀汤　当归尾、皂角刺、红花、苏木、僵蚕、连翘、石决明、穿山甲、乳香、贝母各 3g，大黄 10g，牵牛 6g。水、酒各半煎汁，空心服。适用于瘀精浊血凝结。

（3）通水丹　芫花（拣净）不拘多少，研细末，每次用 1.5g，放入去核的大枣内，空心嚼下，冷茶过口。适用于初疮体质壮实者。

（4）九头狮子草 3g，贝母 10g。煎服，适用于横痃。

（5）川贝母 10g，甘草 3g，无灰酒煎服，孕妇忌服，适用于妇人鱼口。

（四）防范措施

（1）鉴于本病常在经济水平低和性生活混乱者中多发，应加强这部分人群的性知识教育，提高自我保护意识和法制观念。

（2）凡预防性传播性疾病的一切措施，均适宜于本病的感染。

五、软下疳

软下疳是由杜克雷嗜血杆菌感染所致的一种性传播疾病，其发生频度仅次于淋病、梅毒而居"经典性病"的第三位。

本病流行于热带、亚热带地区，多数是发展中国家，如东南亚、非洲、中南美洲，但发达国家也有小的流行，1981 年英国报告 100 例，1982 年报告 137 例；美国年发病约为 1000 例左右。

性行为是软下疳最主要的感染途径，这种杜克雷嗜血杆菌通过性交破的表皮侵入人体，经过 2～5 天的潜伏期，在外生殖器处出现 1 个红色炎症性小丘疹等。男性通常在冠状沟，其次是龟头、包皮及系带；女性好发于大小阴唇、子宫颈、阴唇系带、阴蒂、尿道口。此外，非生殖器软下疳还可发生于肛门周围、会阴部、下腹、口唇、手指、大腿、乳房等部位。典型的表现为炎症性红斑、丘疹，很快形成脓疱，硬结不明显，逐渐增大变为脓肿，疱膜破溃后呈现 1～2cm 的浅在性溃疡。溃疡可为圆形、椭圆形；边缘不整齐，如锯齿状，或潜蚀状，或穿凿状，周围绕以炎性红晕；溃疡面可见污秽脓液，或覆盖黄白色脂样苔，剥去出血且疼痛；触之柔软，经 2～3 周或 1～2 月愈合，残留瘢痕。

软下疳除上述典型表现外，尚有特殊类型软下疳，如毛囊性软下疳（又名粟粒形软下疳）、隆起性软下疳、白喉样软下疳、坏疽性软下疳、侵蚀性软下疳、匐行性软下疳、混合性软下疳等。

中医文献称之"疳疮",系指发生于阴器下疳的统称。然而,据病变部位、形态等,提到的类似病名有:鸡嗉疳、蜡烛疳、鸡肫疳、瘙疳、斗精疮、臊疳、旋根疳、妒精疮等。不过,在明清时期,梅毒传入我国后,常与梅毒混为一谈,应予澄清。

(一)内治法

分淫火郁滞和肝经湿热两证施治。

1.淫火郁滞证 阴器暗红肿胀,继而结块渐生,腐烂渐作,脓水淋漓;自觉既痛又痒,小便淋沥,尿道刺痛,甚则黄浊败精;脉细数,舌质红,苔薄黄微干,治宜疏利肝肾邪火,方选清肝导滞汤加减。药用:篇蓄12g,瞿麦、黄柏、知母、芦荟、滑石各10g,甘草、焦山栀、炒胆草各6g,琥珀4.5g,白茅根30g。

2.肝经湿热证 阴器皮肿光亮,甚如水晶,皮破流水,肿痛日生,痒痛相兼,小便涩滞,口燥咽干;脉弦数,舌质红,苔薄黄且干,治宜清肝解毒,化湿清热方选龙胆泻肝汤加减。药用:炒龙胆草、木通、黄芩、焦山栀各6g,连翘、生地、车前子(包)、归尾各10g,赤茯苓、泽泻、麦冬、银花各12g。

(二)外治法

红肿流脓时,先用大豆甘草汤,煎汁、外洗,然后,选用儿茶散,外盖白玉膏;疳疮溃烂,以痛为主时,选用凤凰散;疳疮溃烂,以痒为主时,选用黑香散;溃烂愈合缓慢时,先用苦参或陈松萝茶,煎汁、外洗,后用圣粉散外搽或香油调成糊状外涂。

(三)古今验方

(1)二子清毒散 土茯苓240g,猪脂60g,杏仁(炒)、僵黄柏、知母各3g,芦荟、甘草各1.5g,灯心3扎。煎服。

(2)化淫消毒汤 白芍、银花各30g,当归、土茯苓各15g,炒山栀、苍术、青黛、生地各10g,生甘草3g,煎服。

(3)桃仁散 桃仁21粒(研烂),雄黄粉、白薇粉各6g,炙甘草1.5g。各研细,蘸鸡肝后,纳入阴户内,日3次,主治女性疳疮。

(四)防范措施

(1)加强伦理教育,加强法制教育,尤其对长期夫妻分居和未做包皮环切术的男性进行自我监护教育,避免因寻欢作乐而染本病。

(2)女性发病率低,一是女性此病病菌率高,但不发病,二是女性发生溃疡症状不明显,容易漏诊,因此,应加强娼妓的早期检查和治疗。

六、腹股沟肉芽肿

腹股沟肉芽肿,又名性病肉芽肿,或称多诺万病。主要是由于性交途径而感染的,侵犯皮肤和黏膜的一种慢性接触性传染病。

本病常发生在澳大利亚中部沙漠地带的土著居民中,印度、非洲的中部和西部、加勒比海呈小流行,以黑人发病为主;发病率以社会经济状况较低、性生活混乱的人群为高,多为20~40岁青壮年,男性为女性的3倍。

本病的潜伏期长短悬殊不一，一般为 2 天至 3 个月不等；病变部位有会阴部、生殖器、肛周、腹股沟等，偶见于四肢、鼻、唇。初发为坚硬的丘疹或结节，破溃后形成界限清楚的肉红色溃疡，流出恶臭的浆液性脓液，边缘隆起呈菜花状增生。因自身接种而蔓延扩散，既可见原溃疡周围的卫星样分布结节；又可引起内脏、眼、面、咽喉、胸腔的病变及关节炎、骨髓炎等。病情发展或快或慢，部分迁延数年或数十年，终致恶病质，继发感染而死亡。极少数可能伴发鳞状细胞癌。

（一）内治法

分湿热秽毒（实证）和肝脾亏损（虚证）施治。

1. 湿热秽毒证（实证） 外阴区域可见大小不一的丘疹、结节，破溃后恶臭的白色脓液外溢，舌质红，苔薄黄微腻，脉弦数，治宜清热化湿，解毒辟秽，方选龙胆泻肝汤加减。药用：炒龙胆草、焦山栀、当归、柴胡各 6g，忍冬藤、马鞭草、败酱草、鱼腥草、赤小豆各 30g，赤茯苓、生黄芪、白茅根、浙贝母各 12g，天龙 1 ~ 2 条。

2. 肝脾亏损证（虚证） 除局部溃破，日久不敛外，还会出现双目干涩、咽痛和关节疼等全身不适，舌质淡红，苔少或无苔，脉细弱，治宜养血柔肝、扶脾固本，方选生脉散加味。药用：沙参、山药、熟地、黄芪各 12 ~ 15g，麦冬、浙贝母、炒扁豆、当归、白芍、紫花地丁各 10g，连翘、丹参各 12g，五味子、琥珀、炙甘草各 6g。

（二）外治法

可参照性病性淋巴肉芽肿外治法处理。

（三）古今验方

（1）仙方活命饮　穿山甲、天花粉、甘草、乳香、白芷、赤芍、贝母、防风、皂刺、当归、陈皮、银花。适用于实证。

（2）托里透脓汤　人参、白术、穿山甲、白芷、升麻、甘草、当归、生黄芪、青皮、皂刺。适用于虚证。

（3）九龙丹　儿茶、血竭、乳香、没药、巴豆（不去油）、木香。炼蜜为丸如黑豆大，每服 9 丸，空心热酒 1 杯送下，大便行四五次方可吃稀粥。适用于体壮、结节日久不化者。

（四）防范措施

多数学者主张劝告患者，在性交后立即用肥皂和清水冲洗外生殖器，似能使感染的机率大为减少。

七、生殖器疱疹

生殖器疱疹是一个古老的疾病，早在公元 100 年左右，罗马医生海德突斯就描述这个病，直到 1967 年才被证实为单纯疱疹病毒引起。这种病是由单纯疱疹病毒感染所致的发生在泌尿生殖器官的一种性传播疾病。本病复发率高，危害严重，可导致不孕、流产、新生儿死亡等，故越来越受到人们的重视。

本病的感染近年来上升迅速，西方发达国家尤其明显。英国每年以 13% 的增长速度递增；美国从 1966 年到 1979 年发病率增加了 10 倍，大学生中的发病率可能比淋病高 10 倍。有人调查发现单纯疱疹病毒Ⅱ型抗体的阳性率，娼妓为 70％，而修女仅为 3％，说明性接触和本病关系密切。

原发性生殖器疱疹的潜伏期 2～7 天，平均 5 天；病变好发部位，男性为龟头、阴茎、尿道口、阴囊、大腿和臀部；女性为阴唇、子宫颈、外阴等处，而阴道黏膜受累较少。发病前或发病可见发热、头痛、颈项强直，或排尿困难和女性白带增多等，然后在上述区域有烧灼感或刺痛，随即出现红斑伴群集瘙痒的小丘疹、迅速变成小水疱，多个成群水疱变成脓疱，3～5 天后疱破形成糜烂或溃疡，终至结痂痊愈；原发性生殖器疱疹痊愈 1～4 个月复发，为复发性生殖器疱疹，其诱发因素包括发热、性交、月经来潮、精神刺激以及消化不良、气候寒冷等，损害和全身症状较轻。此外，孕妇感染后，可发生胎儿异常或死胎，其死亡率在 50％左右。女性复发性疱疹患者应定期检查，包括宫颈涂片，以排除早期宫颈癌的可能。

（一）内治法

1.肺胃蕴热证　外生殖器突然感觉灼热或刺痛，继而发现小如粟米，大如豆粒的丘疱疹，迅即疱液混浊，脓液少许外溢，自述口苦咽干，发热不适，纳谷不香，偶见小便混浊或大便秘结；舌质红，苔少，脉浮数，治宜清宣肺热，解毒止痛，方选解毒清热汤加减。药用：蒲公英、野菊花、大青叶各 30g，紫花地丁、蚤休、天花粉、青蒿各 15g，生地、黄芩、焦山栀、泽泻各 10g，柴胡、莲子心各 6g，灯心 3 扎。

2.气阴两虚证　疱疹反复发作，轻者每年 3～4 次，重者每月 1 次，自述心悸气短，肢体倦怠，嗜卧少言，口干目涩，夜寐欠安；舌质淡红，苔少或无苔，脉细弱，治宜益气养阴，扶正固本。方选四妙汤加味。药用：生黄芪、党参、白术、甘草、白芍各 10～12g，麦冬、天冬、玄参、石斛各 12g，山药、生地黄各 15g，炒杜仲、生薏苡仁各 30g。

（二）外治法

疱疹初期，仅有灼热或刺痛时，选用马齿苋水洗剂，煎汁，湿敷；若见糜烂时，选用青黛散，香油调搽，或外敷黄连膏。

（三）古今验方

（1）清肺抑火丸　黄芩 210g，黄柏、前胡各 60g，栀子、天花粉、桔梗各 120g，知母、苦参各 90g，大黄 180g，贝母 135g。研细，水泛为丸，日 2 次，1 次 6g。适用于初期和体质尚强者。

（2）黄连上清丸　黄连、黄芩、大黄、菊花、川芎、连翘。日 2 次。1 次 6～12g。

（四）防范措施

（1）鉴于本病常由性交传播，故应避免与活动性生殖器疱疹患者性接触；妊娠患妇应中止妊娠。

（2）既往曾患本病的孕妇，应在破水前行剖腹产，以减少传染给新生儿的机会。

（3）试用牛痘、卡介菌、脊髓灰白质炎等疫苗，以提高机体免疫力，可获得一定疗效。

八、传染性软疣

传染性软疣是痘病毒感染所引起的一种皮肤传染病。此病流行于世界各地，尤以温热潮湿地区和经济不发达国家为多。有人认为这可能由于：一是气候潮湿皮肤容易脱屑，促使痘病毒极易侵犯表皮细胞所致；二是生活贫困而居住拥挤，营养不良，抵抗力降低，易于招致病邪感染。鉴于这种疾病除了直接接触、间接接触传染外，还可通过性交接触而传播，故而也被列入性传播性疾病的范畴。

一般而论，主要见于儿童和青年，其中以学龄期儿童发病率最高，老年人患病极少。在儿童人群中主要通过接触患者的病变部位。或者因皮肤外伤，感受病毒或搔抓而传播，故而病变多数在躯干、面部和四肢等区域。若病变发生在肛门周围，多见于同性恋男性；若病变发生在成人下腹部、耻骨部位、生殖器及大腿内侧，多见于性接触，并且在这类性伴侣间的发病率最高。因为在性行为的过程中不仅直接接触病变处的病原体，而且由于摩擦、冲击等动作将会形成微小的人体感觉上不易察觉的皮肤、黏膜破损，痘病毒即可从这些微小伤口侵入皮肤导致感染而发病。

感染病毒潜伏 15 ~ 50 天，平均 1 个月左右发病，典型的皮肤损害为粟粒大小的半球形丘疹，逐渐增至豌豆大小，成为附于体表的一种良性赘生物，直径为0.2 ~ 0.5cm，表面光滑，有蜡样光泽，中央凹陷，状如脐窝；软疣顶端挑破可挤出乳酪样物质，叫做软疣小体。皮疹呈散在性或聚集分布，彼此不融合；少数呈斑块湿疹样变，称之软疣皮炎。

（一）内治法

疣呈播散倾向时，选用养血柔肝，解毒去疣，方选治疣汤加减。当归、赤芍、白芍、桃仁、白术、甲珠、何首乌各 10g，川芎、熟地、红花、甘草各 6g，板蓝根、夏枯草、马齿苋各 15g。

（二）外治法

皮损聚集一处时，可选用木贼汤加减，湿敷或浸浴之。木贼草、香附、板蓝根、山豆根各 30g，乌梅、五倍子、明矾各 15g。

（三）火针法

取阿是穴（疣体）；方法：局部消毒后，采用烧红的火针快速点刺疣体顶部，使之炭化，外涂 2% 龙胆紫溶液。疣体多者可分批针刺之。

（四）刺血法

取隐白（双）、大敦（双）、少商（双）；方法：采用三棱针点刺，使之自然出血为度，2 日 1 次，5 次为 1 个疗程。

（五）古今验方

（1）麻杏薏甘汤　炙麻黄 6g，杏仁 10g，生薏苡仁 30g，甘草 10g。

（2）祛疣汤　代赭石、生牡蛎、灵磁石各 15g，桃仁、红花、陈皮、赤芍各 10g，珍珠母 30g。

（3）马齿苋解毒汤　马齿苋、大青叶、紫草、败酱草各 15g，黄连、酸枣仁各10g，煅龙牡（或磁石）各 30g。

（六）防范措施

（1）注意个人卫生，洁身自重，不可行为越轨，不应与有性病或性生活混乱者有性接触。

（2）用淋浴为好，勿用盆浴；不用患者用过的衣物、毛巾、浴巾等。

（3）家庭成员或夫妻有一人患病则应与健康人隔离，分开盥洗用具及淋浴。

九、淫肠综合征

淫肠综合征主要是通过同性恋的直肠性交，以及口淫或性乱行为等传染的流行性疾病，其特征有发热、腹痛、腹泻、里急后重及排泄含有黏液及脓血的稀粪便等。终年均有发生，但多流行于夏秋季节。人群对本病有普遍易感性，尤以青壮年发病率较高。

本综合征最常见的病原菌有三：沙门菌属、志贺菌属和弯曲杆菌。主要传染途径是通过粪便——经口入胃传染，其次是肛交、口淫等性接触传染。由于致病菌的不同，临床表现也不尽相同。

（1）沙门菌属感染　起病较急，潜伏期4～24小时，畏寒，发热（38℃～39℃）持续2～4天；继而腹痛，恶心呕吐，腹泻20～30次／日，呈深黄或草绿色水样便，偶带脓血或血性便，恶臭；严重时引起脱水，酸中毒及休克。

（2）志贺菌属感染　起病急，潜伏期1～2天，畏寒，发热，体温在39℃以上，恶心呕吐，腹痛、腹泻，日10余次或数十次，初为黄稀粪便，后见黏液及脓血，里急后重；下腹压痛明显；重症则是高热不退，严重吐泻，显著脱水，酸中毒，低血钾，血压下降等。

（3）弯曲杆菌感染　骤起腹泻，日3～4次或多达20余次，初为水样稀便，继有黏液或脓血黏液便，少数血便；腹痛剧烈、呈痉挛绞痛；可发热38℃以上，或不发热；常伴呕吐、乏力、嗳气；少数病程稽延，间歇腹泻，持续2～3周。

（一）内治法

依据腹痛、腹泻的不同，分湿阻气机、毒热侵肠、湿热互结三证施治。

1. 湿阻气机证　起病较急，恶寒发热，泻下稀薄，日数次或20～30次不等；伴恶臭；脉滑数；舌质红，苔薄黄或黄腻，治宜清热化湿，宣畅气机，方选芍药汤合藿香正气散加减（沙门菌属感染）。药用：当归、白芍、甘草、姜半夏、白术各10g，黄芩、藿香、厚朴各12g，黄连、广木香各6g，赤苓15g。

2. 毒热侵肠证　起病急，腹痛、腹泻，日十余次或数十次。痢下脓血或白冻，便后里急后重，伴肠鸣或见神昏、谵语、惊厥、抽搐；或见面色苍白、四肢厥冷、呼吸喘促等；脉滑数，舌质红绛，苔黄或黄燥，治宜清热解毒，行气泄热，方选白头翁汤合木香槟榔丸（志贺菌感染）。药用：白头翁、黄柏、秦皮、广木香各10g，黄连、香附、白芍、甘草各6g，熟大黄4.5g，马齿苋15g。

3. 湿热互结证　骤起腹泻，初为水泻，继为黏液或脓血便，腹痛剧烈，伴有发热，但热势不高，兼见呕吐，神疲乏力，嗳气；舌质红、苔薄黄；脉濡数，治宜清化湿热，宣畅气机，方选藿香正气散加碱（弯曲杆菌感染）。药用：藿香15g，厚朴、枳壳、苏叶、法半夏、炒白术、葛根各 10g，黄芩、黄连各 6g，茯苓、车前子（包）各 12g。

（二）古今验方

（1）芍药柏皮汤　芍药、黄柏、当归、黄连。适用于湿热痢。

（2）地榆芍药汤　苍术、地榆、卷柏、芍药。适用于泄痢脓血。

（3）治痢散　葛根、陈茶、苦参、麦芽、山楂、赤芍、陈皮、厚朴、黄连。

（三）防范措施

（1）加强性知识、性传播疾病的宣教，增强自我防范意识，禁止性乱，不搞肛交、口淫等性乱活动，阻止传染蔓延。

（2）隔离患者，对急性发作的患者应予住院隔离治疗。

（3）加强粪便管理，防止污染水源和食物。

十、阴虱病

阴虱病是由寄生于人体阴毛根部的虱子所引起的瘙痒性皮肤病，常因性交或性接触而传染，因此，列入性传播疾病。

本病好发于 15 ～ 19 岁女性，其发病率与性伴侣变换的频度成正比；间接传播较为少见。

病变部位主要在阴毛、肛周附近，偶尔发生在腋毛等处。自觉剧烈瘙痒，搔抓后常会出现继发性抓痕、血痂和脓疱疹、毛囊炎、湿疹。患处附近可发现豌豆至指头大小的青色、深灰色斑疹，不痛不痒，压之不褪色，这是因为阴虱吸血时，唾液进入人体血液而使血红蛋白变色的缘故，阴虱杀灭后，这种青斑还要持续数月。

（一）内治法

鉴于阴虱所致皮损多系皮肤潮红、丘疹、糜烂、渗液、脓疱、结脓痂等炎性症状，中医据此分热重证、湿重证两证施治。

1.热重证　发病急，阴毛局部可见叮咬的丘疹，或斑丘疹，局部肤色潮红焮热，轻度肿胀，抓痕，血痂，进而渗液等；伴有身热，心烦，口渴，小便短赤，大便秘结；脉弦数，舌质红、苔薄黄，治宜清热泻火，利湿杀虫，方选龙胆泻肝汤加减。药用：柴胡、黄芩、焦山栀、木通、甘草各 6g，车前子（包）、赤苓、银花、生地各 15g，丹皮、泽泻各 10g，百部 4.5g，滑石 30g（包）。

2.湿重证　发病慢，阴毛局部发现叮咬的斑丘疹，肤色微红，搔抓后渗液、糜烂严重；伴有食欲不振，身倦或肢软，大便稀溏；脉弦滑，舌质淡红、苔白腻，治宜健脾利湿，清热止痒，方选萆薢渗湿汤加减。药用：苍术、黄柏、丹皮、通草各 6g，薏苡仁、赤苓、滑石（包）各 15g，银花、连翘、泽泻、萆薢各 12g，白鲜皮、地肤子各 10g。

（二）外治法

剃除阴毛，或发现阴虱的腋毛、胸毛均应全部剃光，并焚烧之，然后用百部、马齿苋各 20g，苦参、在肤子、蛇床子、白鲜皮、野菊花各 15g，鹤虱 30g，煎汁，洗涤患处，继搽 50% 百部酊（百部 50g，70% 乙醇或白酒 50ml，滤汁备用），或用

10%～20%硫黄软膏外搽患处，日2次。

（三）古今验方

（1）芦柏地黄丸　芦荟、黄柏、熟地黄、山茱萸肉、丹皮、泽泻、茯苓、山药，内服。

（2）银杏无忧散　水银、轻粉、杏仁、芦荟、雄黄、狼毒、麝香，外搽。

（四）防范措施

（1）出差旅游时，不用公用浴巾，不穿别人内裤，尽量不与别人共用卧具。

（2）禁忌房事，与患者有性接触者均需检查，一旦确诊本病，应同时治疗。

（3）剃去阴毛，煮沸或熨烫内裤，保持被褥清洁，使阴虱无处藏匿。

十一、疥疮

疥疮是一个古老性皮肤病，早在1300年前《诸病源候论》一书中就有记载。由于本病是因疥虫所引起的具有高度传染的皮肤病，通常是经过共用患者的衣、巾、被褥等间接传染，但最主要是直接接触而传染，性行为为疥疮的传染提供了非常有利的条件，因此，将本病也列入性传播疾病之一。

据资料报告，本病呈大约每30年为一周期的大流行。第二次世界大战，本病在世界流行，20世纪50年代少见，60年代又进入新的爆发周期。1963年西欧发现大量患者，以后逐步向世界各地扩展，1967年，土耳其、越南；1968年马来西亚；1970年美国；1975年菲律宾都有较大范围的流行。我国在1973年先在广东发现，近十余年从城市向农村、牧区蔓延，几乎传遍全国。尽管具体原因尚未明确，但不良卫生、旅游频繁、性接触混乱肯定为其促发因素。

疥疮好发于皮肤的柔软部位，英人报告：皮损在手与腕部的为63%，肘部10%，胸部9%，生殖器4%；我国资料表明：指掌85%，腹部84%，股内侧63%，臀部60.3%，腕屈侧57.7%，外阴49.2%，腋部45.8%，肘屈侧38.4%，胸部23.5%。其次，皮损也有其特殊性，疥疮水疱的直径2～5mm高出皮面，基底多无炎症红斑，进而，可发现特殊隧道，长2～3mm，呈浅灰黑弧形或弯曲的线状，多在皱褶处。病程旷久，还可见到豆大的疥疮结节。自觉瘙痒，夜间尤剧，常因搔抓还会继发脓疱疮、毛囊炎、肾炎、糖尿病或红皮病等。

此外，由于体质和年龄及部位的不同，特殊型的疥疮虽不多见，但偶尔也可发现，如结节性疥疮、挪威疥疮、汗疱疹疥疮、老年疥疮、艾滋病和疥疮、荨麻疹和血管炎型疥疮等，临床时应予辨别。

（一）内治法

本病多宗外治，近些年来笔者发现部分患者专从外治，效果并不理想，适当加服中药治疗，常获卓越效应，为此，分脾经湿毒、肝经血热、肾经虚热三证施治。

1.脾经湿毒证　指（趾）间、少腹等处，可见丘疹、丘疱疹，甚则毒染成脓疱；自觉剧烈瘙痒，搔破流溢汁水、糜烂；伴有体倦乏力，脉虚数，舌质淡红、苔薄黄，治宜清化湿热，扶脾止痒，方选清热消毒散加减。药用：炒黄连、连翘、甘草各6g，当归、川芎、芍药、茯苓皮各10g，生地、银花、蒲公英各12g，焦山栀4.5g。

2. 肝经血热证 皮损主要集中在外阴或阴囊区域，初起仅见红色丘疱疹，日久则凝结成结节状，瘙痒，搔破则有少量鲜血外溢，伴有口苦口干；脉弦数，舌质暗红、少苔，治宜柔肝养血，熄风止痒，方选加味逍遥散六味丸。药用：醋柴胡、当归、丹皮、焦山栀、五味子各6g，熟地、白芍、泽泻、山茱萸各10g，山药、茯苓、钩藤各15g，皂刺12g。

3. 肾经虚热证 病程旷久，时愈时发，皮肤干痒，午后尤重；伴有耳鸣、头晕、虚烦等；脉虚细，苔少，舌质红，治宜滋阴降火，方选六味丸加减。药用：炒丹皮、泽泻、炒黄柏、炒知母各6g，山茱萸、白芍、生地黄、茯苓各10g，钩藤15g，徐长卿、生龙牡各30g。

（二）外治法

初起阶段丘见丘疹、丘疱疹和剧烈瘙痒时，先用苍耳子30g，苦参15g，甘草、银花、荆芥、防风各10g，煎汁，泡洗患处，然后外涂五龙膏（硫黄、白矾、白芷、吴茱萸、川椒各等份，油适量）。若见脓疱或糜烂时，先用荆芥、防风各12g，黄柏、苦参各30g，乌梅、五倍子、枯矾各15g，煎汁，外洗患处，后用脂调散（蛇床子、竹茹、草乌头、荆芥、花椒、苦参、雄黄、硫黄、明矾、猪脂）外涂。瘙痒旷久不愈时，选用本事方（白芜荑、槟榔、吴茱萸、硫黄、麻油）外搽，日1～2次，颇佳。

（三）古今验方

（1）秘传一擦光 蛇床子、苦参、芜荑各30g，枯矾36g，硫黄10g，轻粉、樟脑各6g，大枫子、川椒、雄黄各15g，研细末，调猪脂中，外涂。

（2）竹茹散 水银3g，好茶6g，竹茹10g，轻粉少许，研细末，麻油调匀，外涂。

（3）扫疥散 大黄、蛇床子、黄连、金毛狗脊、黄柏、苦参各15g，硫黄、水银各12g，轻粉、雄黄、黄丹各7.5g，大枫子（去壳）、木鳖子（去壳）各15g，猪脂调膏，外涂。

（四）防范措施

（1）积极治疗性伴侣、配偶及家属、密切接触者和集体宿舍的群体患者。

（2）煮沸消毒疥疮患者换下的被褥、床单、内衣裤等。

（3）长期出差住旅馆的人或曾与疥疮患者同住的人，应作预防性治疗。

十二、加特纳菌性阴道炎

加特纳菌性阴道炎是指传统的阴道嗜血杆菌性阴道炎。以往在阴道炎的检查中，凡未发现特异性病原（如滴虫、霉菌等）的均称之为非特异性阴道炎，其实，在这类非特异性阴道炎中，90%有阴道嗜血杆菌，故而，现在命名为加特纳氏菌性阴道炎。

本病既可通过性交接触而传播，又可经非性交方式而染疾，女性患者，其配偶的尿道中检测，90%能发现加特纳氏菌，因此，染上本病的生育年龄的妇女，其配偶也应列人防治之列。

初期仅感阴道灼热，外阴瘙痒，性生活时疼痛；随之发现白带增多，呈灰白色，质稀薄如泡沫状，同时，散发出鱼腥样臭味；性交后这种臭味加重，此为本病的主要特征。阴窥器检查：可见阴道黏膜充血、轻度水肿等炎症性反应，分泌物粘于阴道壁呈膜状，有光泽。胺试验：在分泌物中加 1 滴 10% KOH 后散发出鱼腥味者为阳性反应，可谓最简便的实验诊断。

（一）内治法

分湿毒下注、肝经湿热、虫淫侵蚀三证施治。

1.湿毒下注证 带下量多，质稀而薄，色如米泔而浑浊，气味秽臭如腐鱼；伴有外阴瘙痒，小便短赤；脉数或滑；舌质红，苔薄黄。治宜清热解毒，除湿止痒，方选止带方加减。药用：猪苓、茯苓、泽泻、赤芍各 12g，焦山栀、丹皮、连翘、川牛膝各 10g，蒲公英、忍冬藤、马鞭草各 15g，茵陈、车前子（包）、滑石各 30g。

2.肝经湿热证 带下淋漓，连绵不断。性交或性交后，带下量更多，质粘味臭亦更重；兼有胸乳胀闷不舒，头晕目眩，口舌咽干；脉弦滑，舌质红，苔黄腻。治宜清肝泻火，利湿解毒，方选逍遥散加减。药用：柴胡、白芍、焦山栀、甘草各 10g，茯苓、钩藤、椿根皮各 12g，橘核、川楝子各 15g，茵陈、忍冬藤、土茯苓各 30g，绿萼梅、炒黄柏各 6g。

3.虫淫侵蚀症 外阴剧烈瘙痒，状如虫窜，使之坐卧不安，心烦易怒；带下呈泡沫状；伴有口苦，夜寐欠安；脉弦数；舌质红、苔黄腻。治宜杀虫止痒，化湿解毒，方选萆薢渗湿汤加减。药用：萆薢、泽泻、滑石、苍术各 10g，薏苡仁、白鲜皮、赤茯苓各 15g，炒黄柏、炒丹皮、车前子（包）、通草、莲子心、鹤虱各 6g，琥珀 4.5g（冲下）。

（二）外治法

外阴瘙痒为主者，选用溻痒方（鹤虱、苦参、灵仙、归尾、蛇床子、狼毒、猪胆）；外阴略有红肿，白带多，臭味重者，选用验方马齿苋方（透骨草、马齿苋各 15g，蒲公英、地丁、防风、独活、艾叶各 10g，甘草 6g）煎汁，熏洗患处。

（三）古今验方

（1）龙胆泻肝汤　生地 15g，泽泻、黄芩、当归、炒龙胆草各 10g，木通、黑栀仁、甘草各 6g，生甘草 3g，灯心草 3 扎，车前子（包）12g。

（2）经心录方　艾叶、防风、大戟各等分，研细末，取 5～10g，包裹于纱布中，塞于阴道中，2 日 1 次。适用于阴痒较重者。

（3）保龄洗剂　百部、马齿苋各 20g，苦参、地肤子、蛇床子、白鲜皮、千里光、野菊花各 15g，鹤虱 30g。煎汁，坐浴或洗涤患处。

（四）防范措施

（1）夫妻中一方患病，其配偶应同时接受治疗，治疗期间应避免性交。

（2）尽量避免使用公共浴盆或坐式便桶；洗涤外阴用的浴盆、毛巾等物品应专人专用。

十三、梅毒

梅毒是由梅毒螺旋体通过直接（90% 以上为性交）或间接、胎传而引起的性传播疾病。

梅毒起源于北美洲。哥伦布发现新大陆时，他的船员染上梅毒，1493年返回西班牙后将本病带回欧洲大陆，先后在法国、意大利流行，1497年蔓延整个欧洲。1498年由船员或商人传入印度，大约1505年又经印度传入我国广东，1510年传入日本。

这种疾病呈慢性和进行性发展，若不进行驱梅治疗，其病变由局部向全身播散，潜伏3～5年后转变为慢性坏死性病变。破坏机体的各个重要器官，最后造成重要器官的功能衰竭而死亡。

梅毒的发病年龄以性行为活跃的青年人居多，男女高峰发病年龄为20～24岁，男性比例在近年内有增多的趋势，显然与嫖娼和男性同性恋有关。

本病依据传染途径和临床表现的不同，分为后天梅毒（获得性梅毒）和先天梅毒（胎传梅毒）两个类型。后天梅毒又根据感染时间、临床症状、传染性等，分为一二三期及潜伏梅毒（隐性梅毒）。一二期合称早期梅毒，多在感染后2～4年内发生，传染性强；三期又称晚期梅毒，多在感染后2～4年后发生，一般无传染性。隐性梅毒无各期临床症状或消退后脑脊液阴性而梅毒血清反应阳性。

（1）一期梅毒　硬下疳，90%以上发生在生殖器区域，如男性的冠状沟、龟头、包皮；女性的大阴唇、小阴唇、阴蒂、阴道前庭、子宫颈等。男子同性恋还可发生在直肠、肛门附近。非性交接触者，唇、舌、咽、乳头、眼等也可出现硬下疳损害。腹股沟浅淋巴结内侧群肿大，形如蚕豆至鸽卵大，互不粘连，推之可移动，此为梅毒横痃。

（2）二期梅毒　梅毒螺旋体经淋巴管及血液传播全身，累及皮肤黏膜、眼、骨关节和内脏，如斑疹性梅毒疹；扁平湿疣；梅毒性脱发；梅毒性指（趾）甲改变；梅毒性鼻炎、咽炎、喉炎；黏膜斑；淋巴结病变；骨骼病变；眼病变；肝病变，10%发生梅毒性肝炎；神经病变，按性质可分梅毒性脑膜炎、脑血管梅毒和脑膜血管梅毒等。

（3）三期梅毒　近20多年极少见，只有未经治疗的25%～35%的二期转为三期，绝大部分在二期治愈，故而，临床症状较之二期有很大的差异。主要有结节性梅毒疹、肉芽肿样梅毒疹、树胶肿和近关节结节等。

（4）潜伏梅毒　由于免疫力的不同，潜伏时间短者3～6个月，长者十几年或几十年不等。常会影响青少年发育，继发其他疾病。

（5）妊娠梅毒　是后天梅毒的一个特殊时间，对胎儿传染性很大，50%以上流产和早产，早产中95%以上为死婴，足月儿中45%为死婴。

（6）先天梅毒（胎传梅毒）　指患梅毒孕妇体内的梅毒螺旋体，通过母血或胎盘绒毛的渗透和弥散作用，经胎盘沿脐带静脉周围淋巴间隙或血流而浸入胎儿体内。临床症状归纳有：斑疹、斑丘疹、丘疹、水疱和脓疱；不均匀性脱发；鼻中隔毁坏、梅毒性指炎；肝、脾肿大（40%肝大，90%脾肿大）。晚期还会出现皮肤黏膜损害；眼、神经损害；发育畸形和鞍鼻、何秦森齿、军刀腿等。

梅毒治疗应争取早期和规范化，首选足量的抗生素，配合医生完成整个治疗过程，否则可能出现严重的后果。西医治疗参见国际卫生组织（1984年）推荐的梅毒治疗方案。与此同时，采用中医辨证与辨病结合的原则，予以辅助治疗，更有利于患者的康复。

（一）内治法

按临床主症，结合梅毒分期及侵犯器官，分毒热内蕴、毒发肤腠、毒腐肌骨、毒犯心脾、毒侵经络、肝肾亏损六证施治。

1. 毒热内蕴证 起病较急，患处焮红肿胀，溃烂成疮。脓汁腥臭，大便秘结，小便淋涩；脉弦数，舌质红，苔薄黄。治宜泻火解毒，方选黄连解毒汤合五味消毒饮（一期梅毒）。药用：黄连、焦山栀各10g，银花、野菊花、蒲公英、紫花地丁各30g，土茯苓、炒槐花各15g。

2. 毒发肤腠证 周身可见多形性皮损，如斑丘疹、玫瑰疹、溃疡疹等；伴有全身不适、微痒、乏力、咽痛、头痛、骨节酸痛等；脉细数，舌质淡红，苔少。治宜托毒外出，消瘀止痛，方选桔梗解毒汤加减（二期梅毒）。药用：土茯苓30~60g，黄芪、芍药、大黄、甘草各5g，桔梗、玄参、威灵仙、川芎各10g。

3. 毒腐肌骨证 树胶样肿；肤生大小不一的杨梅结毒；唇缺、鼻塌、腭穿，破溃则腐臭不堪；脉虚细，舌质淡，苔少。治宜解毒化瘀，扶正固本，方选化毒散加减（三期梅毒——树胶肿）。药用：大黄、归尾、僵蚕、山慈菇各10g，党参、黄芪、浙贝母各12g，桃仁、琥珀各6g，银花、甘草各15g，金头蜈蚣一条。

4. 毒犯心脾证 心悸不安、怔忡、健忘、失眠，面色无华，神疲气短，食少倦怠，头晕目眩；脉细缓无力；舌质淡红、苔薄白。治宜补血养心，扶脾安神，方选归脾汤加减（三期梅毒——心血管梅毒）。药用：黄芪、党参、白术、生地黄各12g，当归、龙眼肉、炙甘草、广木香、远志各10g，茯神、枣仁各15g，丹参、石菖蒲、川芎各6g。

5. 毒侵经络证 头痛，颈背强直，肢体酸重，或见手足挛急，甚则角弓反张；脉弦数，舌质暗红，苔黄微腻。治宜涤痰熄风，护阴通络，方选蠲痹消毒散加减（三期梅毒——神经梅毒）。药用：葛根、姜黄、羌活、独活、石菖蒲各6g，陈皮、法半夏、贝母、郁金、僵蚕各10g，当归、丹参：川芎各12g，土茯苓、生地黄、生白芍各15g，全蝎4.5g。

6. 肝肾亏损证 病程旷久，肢体痿软无力，腰脊酸软，不能久立，目眩发落，咽干耳鸣；舌质红，少苔或无苔；脉细数。治宜滋补肝肾，添精益髓，方选刘氏地黄饮子加减（三期梅毒——脊髓痨）。药用：熟地黄、巴戟天、肉苁蓉、黄柏各12g，山药、山茱萸、龟板（先煎）各15g，陈皮、白芍、怀牛膝、熟附子各10g，五味子6g。

（二）外治法

疳疮初起，选用鹅黄散（《医宗金鉴·外科》）、金螺散（《疡医大全》）；二期梅毒疹选用翠云散（《外科心法》）、五宝霜（《怀德堂方》）；此外，毒存鼻咽时选用通鼻散（《外科心法》）等。

（三）古今验方

1.**解毒天浆散** 天花粉、防风、防己、皂角刺、白鲜皮、连翘、川芎、当归、风藤、木瓜、银花、蝉蜕、薏苡仁、甘草、土茯苓。适用于筋骨疼痛，不问新久。

2.**归灵汤** 川芎、当归、白芍、熟地、薏苡仁、木瓜、防己、天花粉、银花、白鲜皮、人参、白术、甘草、威灵仙。适用元气虚弱阶段。

3.**土茯苓合剂** 土茯苓、马齿苋各 60g，银花 30g，蒲公英 15g，甘草 6g。

4.**七宝丹** 土茯苓、蝉蜕、银花、僵蚕、甘草、皂角刺、杏仁；伴关节炎时加独活、牛膝、海桐皮、桂枝、忍冬藤。

（四）防范措施

（1）坚决取缔暗娼，建立卖淫妇女及嫖娼男子的收容机构，切断传染源。

（2）早期梅毒在治疗期间应禁止性生活；心血管及神经梅毒应随访终生。

（3）建立及健全性病防治机构，及时掌握流行动态、传染来源、影响因素等，这对于消灭梅毒将是一项坚固的基础。

验方撷菁

一、温阳和血汤

1.**组成** 黄芪 15g，桂枝 6g，干姜 3g，丹参 30g，炙甘草 6g，当归 12g。

2.**功效** 益气活血，温经散寒。主治冬季寒冷性皮肤病、寒冷性荨麻疹、局限性硬皮症、冻疮、网状青斑、多形红斑、冬季皮肤瘙痒症等。

3.**治验** 余姓，19 岁，男，大学在读。初诊日期：1987 年 12 月 18 日，患网状青斑两年余。就诊时，大腿内侧可见斑块状青紫斑呈网状分布，色泽暗红，压之褪色，有轻微疼痛，每逢冬季则皮损加重。证属寒袭肌肤，阻滞经络而致。治宜益气温阳，活血通络。守上方连续服用 20 剂后，诸症悉平，大腿皮损恢复正常。

4.**按语** 本方以黄芪桂枝五物汤为基础而变通。虚寒之证多为阳气外虚，用黄芪益气，助桂枝、干姜温通之力；丹参、当归，补血和血；炙甘草益气健脾，既帮桂姜驱除内寒，又助归参温阳和血。共同达到益气温阳、和血通络之功。

二、清热四心汤

1.**组成** 栀子心 g，莲子心 6g，连翘心 6g，灯心 3 扎，生地 10g，淡竹叶 10g，木通 1.5g，生甘草 6g，车前子草 10g，蝉蜕 6g，赤小豆 15g，黄芩 3g。

2.**功效** 清胎热，去湿毒。主治婴儿湿疹等。

3.**治验** 舒某，女性，1 岁半，初诊日期：1984 年 2 月 28 日。其母代叙：从出生两月后，便在颜面、前胸及背后出现大片红斑。并在其红斑上出现丘疹、渗液和痂皮，部分融合成片，痒甚。多次求治于中西药物，均未根治。来我院就诊后，给予清热四心汤加减服用12剂后，皮损干燥，红斑逐渐消退，又服用20余剂，皮损见好90%，改用健脾之剂以善后，又进10余剂，诸症全除，皮损恢复正常。追踪3月，未见复发。

4. 按语　本方立意清胎热，除湿毒。方中用四心药清热健脾解毒，配以生地、车前、竹叶、赤小豆甘寒淡渗除湿，少佐木通、黄芩，既取上清肺热，下给出路之利，又有防止苦寒伐胃之弊；用蝉蜕祛风宣透，引药达表。在临床上治疗婴儿湿疹，是一首不可多得的良方。

三、连翘大青汤

1. 组成　银花、连翘、绿豆衣、生地黄各12g，大青叶、牛蒡子各9g，丹皮、甘草各6g，荆芥、薄荷各3g。

2. 功效　宣肺泄热，清营透疹。主治毒性红斑。

3. 治验　施某，女性，15岁，发热3天，同时在皮肤上出现大片红斑，急诊入院。体温39℃，急性病容，心率112次/分，全身可见大片红斑，相互融合成片，状如地图，咽弓充血，扁桃体Ⅱ°肿大，脉浮数，舌边红，苔少。实验室检查：白细胞$15×10^9$/L，中性粒细胞0.68，淋巴细胞0.32。证属风热郁于肺经不宣，邪热初窜营分血络，治以宣肺泄热，清营解毒。治以上方加山豆根、蝉蜕各6g。2天后，体温下降至36.5℃，红斑消退许多，仅有轻微咳嗽，步上方去丹皮、生地黄，加桔梗6g，又进4剂，咳嗽、红斑诸症俱平。又留院观察3天，痊愈而出院。

4. 按语　毒性红斑相当于中医学的诸物中毒症。由于毒热蕴结，郁而为斑，外透皮肤。方中银花、连翘、大青叶、绿豆衣清热解毒；牛蒡子、荆芥、薄荷透邪外出；生地、丹皮凉血驱邪，诸药合用，热毒得解，红斑得退而获全愈。

四、益气助阳汤

1. 组成　炙麻黄、炒白芥子、甲珠、当归、肉桂各10g，羌活、独活、鹿角胶各12g，黄芪18g，太子参15g，川续断、狗脊各10g。

2. 功效　益气助阳，填精补髓。主治成人硬肿症。

3. 治验　杨某，女性，48岁，于1980年始觉颈项俯仰活动不便，继而漫肿发硬，并逐渐向背部发展。就诊时，颈项、前胸及背部皮肤肿胀僵硬，光滑如蜡所涂，肤色呈淡褐色，上肢举手梳头颇感困难，周身软弱乏力，嗜睡，畏寒，难以进行家务和劳动。脉沉细，尺部沉伏，舌质淡白，微胖嫩，苔薄白。病理活检报告：成人硬肿症。治用上方加味服用20剂后，感颈部肿胀、紧张感有明显改善，上肢抬举轻便，全身如绳所缚的感觉基本消失，疲惫、畏寒等症均有减轻。继续服用全鹿丸，1日2次，1次6g，用以巩固治疗。1年后追访，上述症状完全消失，已能参加农业生产。

4. 按语　"风寒湿三气杂至，合而为痹"。本病的发生，内因气血两虚，肾阳不足，卫外不固；外因风寒湿邪乘虚侵袭，阻于经络肌表血脉之间。因考虑到，"痹证初起，若骤用参、芪、归、地，则气郁滞邪不散，当用行痹流气类药物"（《医学入门》）。用麻黄、当归、肉桂、黄芪、太子参、鹿角胶益气温阳，羌活、独活、甲珠、川续断、狗脊祛风湿而通经络，这样可使气血充足，内以补肾，外以散邪，力量更专，药到病除。

五、加味白虎汤

1. 组成　生石膏 15 ~ 30g（另包先煎），知母 6 ~ 9g，粳米 9 ~ 12g，甘草 6g，沙参 12g，绿豆壳 15g，竹叶 9g，灯心 1 扎。

2. 功效　清气泄热，护肤止痒。主治夏季皮炎。

3. 治验　胡某，男性，37 岁，1986 年 7 月 8 日初诊。皮肤丘疹发痒 1 周。躯干四肢可见密集的针尖状丘疹，色淡红，压之褪色，抓破结有血痂，自觉灼热刺痒，口渴喜饮，舌质微红，苔薄黄，脉浮数。证属暑热之邪，阻于肌肤，外透于表，发为本病。治以清暑泻热，白虎汤加味。宗上方加减服药 12 剂，丘疹基本消退，瘙痒消失，临床获愈。

4. 按语　白虎汤方义，根据汪讱庵解释："热淫于内，以苦发之。故以知母为苦寒为君，热则伤气，必以甘寒为助，故以石膏为臣，津液内烁，故以甘草，粳米甘平益气为之使，不致伤胃也。"今于方中加用沙参、绿豆衣清心益气，加灯心、竹叶甘渗淡利以泻心火，一主达热出表，一主淡渗清里，共奏清气泄热、护肤止痒之功。

六、温阳通痹汤

1. 组成　黄芪、山药、赤芍各 12 ~ 15g，党参、当归、丹参、茯苓各 9 ~ 12g，白术、陈皮、制川草乌各 6 ~ 9g，路路通、炙甘草各 9g。

2. 功效　温阳通痹。主治弥漫性系统性硬皮症（皮痹疽）。

3. 治验　雷某，女性，42 岁。1979 年 6 月 1 日初诊。患者自 1974 年冬天起，始觉皮肤麻木紧张，继而如绳所缚，曾在院外确诊为弥漫性系统性硬皮症。就诊时，颜面皮肤光亮，如蜡所涂，口张不大，舌体活动受阻，鼻翼缩小变尖；表情淡漠，躯干和四肢皮肤硬化，难以用手捏起，指端冰冷，伸屈不利。病情是冬季加重，大便清稀，偶有完谷不化，脉象沉细，双尺尤甚，舌质淡白，少苔。给予上方加桂枝 6g，1 日 1 剂，水煎服，连续服用 3 个月后，全身皮肤柔软，紧张感完全消失，损害区有毫毛生长及出汗现象，嗣后又在门诊坚持 1 周服药 5 剂，共经 10 个月治疗，皮肤及内脏诸症明显改善，上班工作。

4. 按语　弥漫性系统性硬皮症属于中医的虚劳及痹证范畴。其病位病机主要在肺、脾、肾三脏。肺主气属卫，合皮毛而润泽肌肤，肺气虚损则短气乏力，毛失润泽肌肤甲错，硬化。脾主肌肉为生化之源，五脏六腑、四肢百骸皆以赖养，脾气虚亏，运化无权，气血虚少，故腹胀、便溏。肾主藏精，不宜泄露，久病失养，"穷必及肾"，表现为脉沉细，舌质淡白。

在治疗时，当以调治脾肾为主，活血通痹为辅。药用黄芪、党参、白术、当归、桂枝、制川草乌等甘温之品，益气助阳，补脾温肾，佐以丹参、赤芍、路路通、川芎等活血通痹，在通痹之中尤以重视通孙络之痹的迫切。全方配合，扬长避短，各施其性，确收良效。

七、大青薏仁汤

1.组成 紫贝齿、生赭石、生龙骨、生牡蛎、生薏苡仁各30g，马齿苋、大青叶、丹参各15g，归尾、赤芍、升麻各9g。前2次水煎内服，第3次煎汁外洗患处。

2.功效 平肝潜阳，解毒铲疣。主治扁平疣、寻常疣、疣赘。

3.治验 张某，男性，41岁，于1981年3月在面颊右侧和前额部出现丘疹，高于皮肤，表面粗糙，状似谷壳，曾在市某医院诊断为寻常疣，并用电灼治疗。1个月后，原发部位又有寻常疣生长且数目增多，并向头颈部蔓延。就诊时，大小不等寻常疣28个，证属多发性寻常疣，系由肝虚血燥，复感外邪，血不荣筋，赘生疣目。治用平肝解毒，活血软坚。给予上方加味治疗。5剂后，疣体微有发痒，周围呈炎性红晕，似有萎缩趋向，又宗上方加桃仁、乌梅各6g，连服45剂，头面、颈项部疣体全部脱落，仅留减色斑而已。

4.按语 多发性寻常疣是由病毒所致的皮肤病，中医学称之为"疣目"、"枯筋箭"、"千日疮"、"瘊子"等，其发病原因为肝虚血燥，血不荣筋，又感外邪，郁于肌腠而赘生。处方中以平肝活血之品为主，紫贝齿、生龙牡、生赭石、生薏苡仁重镇潜阳，归尾、赤芍、丹参活血化瘀祛疣。大青叶为治疗病毒之佳品，在此用之，既取其解毒之力，又能配合薏苡仁共奏平肝铲疣之功。

八、首乌润燥止痒汤

1.组成 何首乌、生地黄、山药各12g，黄柏、五味子各6g，菟丝子、沙苑子、生龙牡各15g，茯苓9g。

2.功效 养阴润燥。主治老年性皮肤瘙痒症。

3.治验 徐某，男性，71岁。1976年始觉胫前皮肤瘙痒，继而痒感波及躯干部分，曾用钙剂治疗，病情未见控制。就诊时胫前和躯干可见线状抓痕，皮肤干燥，并有少量糠秕状脱屑及血痂，脉象细数，舌质暗红龟裂，苔薄。证属阴虚血燥，治宜养阴润肤，宗上方加刺蒺藜、玄参各9g，3剂后，痒感明显减轻，又进5剂而诸症痊愈。

4.按语 老年性皮肤瘙痒症其发病原因多是肝肾阴虚而生内热，热胜灼阴，肤失濡养，故皮肤干燥，鳞屑状如糠秕；热搏在肤，遇之风邪，则作瘙痒。方用何首乌、生地黄、沙苑子、黄柏之类养肝滋肾，辅以菟丝子补肾，五味子益心，茯苓化湿，山药健脾，生龙牡平肝。相互配伍，肝肾之虚得补，风邪之实得驱，邪去正复，痒感自除。

九、变通泻黄散

1.组成 藿香10g，佩兰10g，防风6g，焦山栀6g，生石膏10g，甘草6g，黄芩

6g，红花 6g，炒槐花 6g，升麻 6g。

2. 功效　清泻脾胃伏火。主治口周皮炎、多腔性胀溢性湿疹。

3. 治验　毛某，男性，37 岁。1987 年 11 月 18 日初诊。4 年来，在唇周及口唇上下反复发生红斑、丘疹、丘疱疹，伴有轻度瘙痒，时起时消。曾经口服过中西药物，尚未奏效。平素大便干结，常是两日一行，舌质红、苔薄白，脉弦数。证属脾胃火旺。治拟变通泻黄散，给予上方治疗（局部涂用硫黄霜）。5 剂药后，大便通畅，80% 的皮损明显消退，仅在鼻准部遗留轻微红斑。说明内热已除，但虚热未尽，宗原方去炒槐花，加青蒿 10g，再进 5 剂，诸症消失而告痊愈。

4. 按语　口为脾窍，脾为唇之外候，口疮及口周疾病，皆属脾火。脾胃之火，壅滞中焦，使其清阳不升，浊阴不降，发为口周皮炎，泻黄散一则可泻脾胃伏火，二则专疗口疮疾患，同时加用花类药物。取其轻清宣上，宣透脾肺之火，疗效更佳。

十、痤疮平

1. 组成　银花 15g，蒲公英 15g，虎杖 12g，山楂 12g，炒枳壳 10g，酒大黄 10g。

2. 功效　清热解毒、通腑祛脂。主要治疗痤疮、酒糟鼻。

3. 治验　苏某，女，18 岁，1987 年 10 月 18 日初诊。1 月前，在面部及胸背部出现红斑、丘疹、丘疱疹，部分还有脓疱和黑头粉刺。据叙在经期前，皮损似有加重趋势。面颊油脂较多，鼻旁尤甚。大便干结，3 ～ 4 日 1 行。证属寻常性痤疮，处以上方治之。先服 5 剂，大便通畅，面部未见新起皮损。又服 5 剂，部分红斑消退，脓疱已除。再服 5 剂，其病大势已去，仅遗留黑头粉刺。

4. 按语　痤疮平方经我们临床应用，收益非浅，尤其是治疗寻常性痤疮，效果尤为显著。本病的发生多为肺经郁热或脾胃热滞而致，见于青春发育期和皮脂腺分泌旺盛者。本方用银花、蒲公英，其意为清宣肺热，解毒抗感染；虎杖、山楂为祛脂要药；枳壳、酒大黄通腑泻热，一助银花、蒲公英泻肺热，二助山楂、虎杖祛油脂。因肺主皮毛又与大肠相表里，皮毛之疾，除宣泻肺热之处，必内清大肠，上宣下清，方可奏效。

十一、银花虎杖汤

1. 组成　银花 15g，虎杖 15g，丹参 15g，鸡血藤 15g，生地 10g，赤芍 10g，归尾 12g，炒槐花 12g，大青叶 9g，桔梗 6g。

2. 功效　清热解毒。主治银屑病。

3. 治验　李某，女性，29 岁，1980 年 1 月 2 日初诊。40 天前突然高热，咽喉红肿，经西药治疗后的第 20 天，臀、手臂部有绿豆大小的红色斑丘疹，上覆银白色鳞屑，继而漫延至躯干。曾用多种西药，病情未见控制。经活检确诊为银屑病，后内服银花虎杖汤 5 天，斑丘疹开始消退，鳞屑减少；20 天后躯干、面部皮损好转；又在原方中加炒杜仲、熟大黄，服药至 3 月 5 日，皮损完全消退而愈。

4. 按语　临床观察银屑病患者，虽致病之因有六淫、七情、饮食不洁等，但疾病初起，多为风邪袭入肺卫而致。该患者发病，初为外感，继之出现皮损，故在处方时，以银花、虎杖、大青叶为主宣泄外邪，清热解毒；配用生地、赤芍、炒槐花、丹参、鸡血藤活血，凉血，养血，以防该病深入有动血伤津之弊；桔梗在此既可疗咽消肿，又能透邪外达，可谓是一箭双雕。

十二、益气助阳汤

1. **组成**　炙麻黄、炒白芥子、甲珠、当归、肉桂各 10g，羌活、独活、鹿角胶各 12g，黄芪 18g，太子参 15g，川续断、狗脊各 10g。

2. **功效**　益气助阳，填精补髓。主治成人硬肿症。

3. **治验**　杨某，女性，48 岁，于 1980 年始觉颈项俯仰活动不便，继而漫肿发硬，并逐渐向背部发展。就诊时，颈项、前胸、背部皮肤肿胀僵硬，光滑如蜡所涂，肤色呈淡褐色，上肢举手梳头颇感困难，周身软弱乏力，嗜睡、畏寒、难以进行家务劳动。脉沉细，尺部伏，舌质淡白微胖嫩，苔薄白。病理活检诊断为成人硬肿症。

治用上方加味服用 20 剂后，感颈项肿胀及紧张感有明显改善，上肢抬举轻便，全身如绳所缚的感觉基本消失，疲惫畏寒症均有减轻。继续服用全鹿丸，1 日 2 次，每次 6g，用以巩固治疗。1 年后随访，上述症状完全消失，已能参加农业生产。

4. **按语**　风寒湿三气杂至，合而为痹。本病的发生，内因气血两虚，肾阳不足，卫不外固；外因风寒湿邪乘虚侵袭，阻于经络肌表血脉之间。因考虑到痹证初起，若骤用参、芪、归、地，则气郁滞面邪不散，当用行痹流气类药物。用麻黄、当归、太子参、鹿角胶益气温阳，羌活、独活、甲珠、川续断、狗脊祛风湿而通经络，这样可使气血充足，内以补肾，外以散邪，力量更专，药到病除。

附　方

1. 三黄洗剂（《中医外科学》）

大黄　黄柏　黄芩　苦参

2. 青黛散（《中医外科学讲义》）

青黛　石膏　滑石　黄柏

3. 青蛤散（《外科大成》）

蛤粉　煅石膏　轻粉　黄柏　青黛

4. 黄连油（《中医外科学》）

黄连　植物油

5. 黄连膏（《医宗金鉴》）

黄连　当归　黄柏　生地　姜黄　白蜡　麻油

6. 润肌膏（《外科正宗》）

当归　紫草　麻油　黄蜡

7. 祛湿散（《赵炳南临床经验集》）

川黄连　黄柏　黄芩　槟榔

8. 狼毒膏（《医宗金鉴》）

狼毒　槟榔　川椒　蛇床子　文蛤　硫黄　大枫子仁　五倍子　枯白矾　黄腊
猪胆汁　麻油

9. 珠红散（《皮肤病中医诊疗学》）

滑石　乳香　蛤粉　黄连　煅石膏　冰片

10. 养阴生肌散（《皮肤病中医治疗学》）

牛黄　麝香　青黛　煅石膏　儿茶　西月石　黄柏　龙胆草　薄荷

11. 胡核桃仁油（《中医外科学》）

胡桃仁

12. 苦参酒（《朱仁康临床经验集》）

苦参　百部　野菊花　凤眼草　樟脑

13. 龟板散（《市售成药》）

龟板　黄连　红粉

14. 鸡蛋黄油（《皮肤病中医诊疗学》）

鲜鸡蛋若干

15. 苍肤水洗剂（《皮肤病中医诊疗学》）

苍耳子　威灵仙　地肤子　艾叶　吴茱萸

16. 地虎糊（《皮肤病中医诊疗学》）

生地榆　虎杖

17. 布帛搽剂（《皮肤病中医诊疗学》）

川槿皮　枯矾　大黄　雄黄　天花粉　白芷　槟榔　草乌　樟脑　大枫子　杏仁　胡黄连

18. 龙骨散（《皮肤病中医治疗手册》）

龙骨　牡蛎　海螵蛸　雄黄　滑石　黄柏

19. 止痒扑粉（《皮肤病中医诊疗学》）

炉甘石　煅石膏　滑石粉　绿豆粉　梅片　樟脑

20. 五倍子膏（《朱仁康临床经验集》）

五倍子　黄柏　轻粉

21. 五石膏（《朱仁康临床经验集》）

青黛　黄柏　枯矾　蛤粉　煅石膏　滑石　凡士林　芝麻油

22. 马齿苋水洗剂（《皮肤病中医诊疗学》）

马齿苋若干

23. 山豆根洗方（《皮肤病中医诊疗学》）

山豆根　桑白皮　蔓荆子　五倍子　厚朴

24. 蛇床子洗方（《疡医大全》）

蛇床子　花椒　白矾

25. 黑油膏（《皮肤病中医诊疗学》）

煅石膏　枯矾　轻粉　煅龙骨　五倍子　寒水石　冰片　薄荷脑

26. 鹅黄膏（《外科正宗》）

煅石膏　炒黄柏　轻粉

27. 鹅黄散（《外科正宗》）

绿豆粉　滑石　黄柏　轻粉

28. 湿疹散（《皮肤病中医诊疗学》）

黄芩　煅石膏　寒水石　五倍子

29. 琥珀二乌糊膏（《皮肤病中医诊疗学》）

五倍子　琥珀、草乌　川乌　寒水石　冰片

30. 润肌膏（《朱仁康临床经验集》）

密陀僧　白及　轻粉　枯矾　凡士林

31. 藜芦膏（《薛立斋医案》）

藜芦　生猪脂

32. 路路通水洗剂（《皮肤病中医诊疗学》）

路路通　苍术　百部　艾叶　枯矾

33. 解毒丹（北京方）

青黛　黄柏　煅石膏

34. 螵蛸散（《外科证治全书》）

海螵蛸　人中白